AF464532

FLORE MEDICALE

FLORE
MÉDICALE

DÉCRITE

PAR MM. CHAUMETON, POIRET,
CHAMBERET

PEINTE

PAR Mme E. P....... ET PAR M. J. TURPIN

NOUVELLE PUBLICATION

TOME PREMIER.

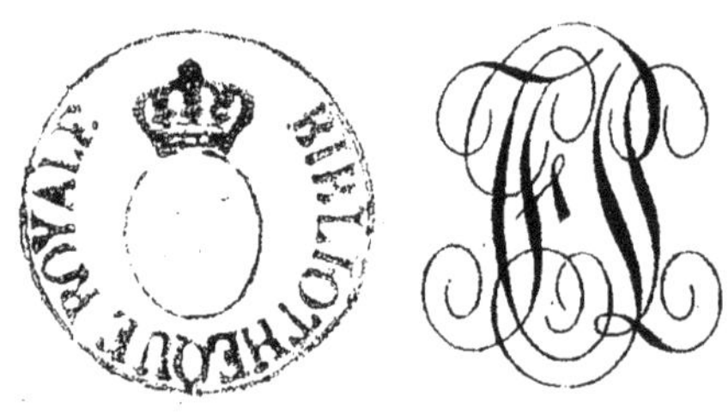

PARIS

IMPRIMERIE DE C. L. F. PANCKOUCKE

CHEVALIER DE L'ORDRE ROYAL DE LA LÉGION D'HONNEUR

RUE DES POITEVINS, N° 14

M DCCC XXXIII.

DISCOURS PRÉLIMINAIRE.

Si toutes les branches de l'histoire naturelle offrent un champ vaste et fertile aux méditations du philosophe, toutes ne présentent pas le même attrait. La minéralogie se compose de substances brutes, inanimées, dont l'étude est nécessairement froide et aride comme elles. La zoologie, au contraire, embrasse dans son immense domaine les corps doués éminemment de tous les attributs de la vie. L'homme lui-même, ce chef-d'œuvre de la création, fait partie du règne animal, que nous sommes tant intéressés à connaître. Mais combien de difficultés viennent arrêter nos pas! combien de dégoûts viennent attiédir notre zèle! Il faut presque sans cesse toucher, disséquer les cadavres; il faut respirer des miasmes putrides et dangereux : c'est au sein de la mort qu'on puise des lumières sur les phénomènes de la vie.

Aucun de ces obstacles n'environne l'étude de la botanique, et l'on peut dire à juste titre que cette science aimable offre, sous tous les rapports, à celui qui la cultive, une carrière semée de fleurs. La botanique réunit au degré le plus éminent l'utile et l'agréable. Représentez-vous en effet un pays absolument privé de végétaux : ce pays, quoique situé dans un climat tempéré, sous un ciel pur, ne sera jamais qu'un sol inhospitalier, une terre déserte qui attristera la vue, et dont tous les animaux s'éloigneront avec une sorte d'horreur. Mais recouvrez de plantes ce pays, et bientôt la scène sera complètement changée : ce sol inhospitalier va devenir un séjour plein de charmes; cette terre déserte va se peupler d'animaux de toute espèce, et l'homme industrieux y trouvera le moyen de satisfaire tous ses besoins.

Dans cette foule immense de végétaux répandus avec profusion à la surface du globe, les uns nous donnent des racines, des feuilles, des fruits, propres à assouvir notre faim, à étancher notre soif, à cicatriser nos blessures, à calmer nos souffrances; les autres nous fournissent un abri tutélaire contre l'intempérie des saisons; ceux-ci charment notre vue par les fleurs brillantes dont ils sont ornés; ceux-là exhalent un parfum délicieux. Quelques-uns, comme pour faire ombre au tableau, sont imprégnés de sucs corrosifs, laissent échapper des miasmes empoisonnés, menacent de la mort le téméraire qui oserait se reposer sous leur feuillage.

Ce n'est donc pas seulement la curiosité qui nous attire vers les plantes; l'intérêt de notre conservation nous impose la loi de les connaître. Aussi la botanique eut de tout temps des admirateurs, des historiens, et même des martyrs.

Parmi les naturalistes de l'antiquité dont les écrits sont parvenus jusqu'à nous, le premier est Théophraste, qui a tracé l'histoire des plantes peu nombreuses connues de son temps. Quatre siècles après parut Dioscorides, qui considéra principalement les végétaux sous le rapport de leurs vertus médicinales. Columella ne fait guère mention que de ceux qui appartiennent à l'agriculture, dont il établit le premier les principes et les règles; enfin le laborieux compilateur Pline essaya d'analyser tout ce qu'on avait écrit avant lui. Si l'étendue de ses connaissances eût égalé son zèle, si une critique éclairée eût présidé à la rédaction de son *Histoire du monde*, nous possèderions l'Encyclopédie scientifique des Grecs et des Romains.

A des siècles de gloire succédèrent des siècles de honte. Toutes les connaissances humaines furent frappées d'un état de langueur, ou plutôt d'anéantissement. Si la botanique ne fut point à l'abri de ce coup fatal, on peut dire qu'une des premières elle se réveilla du long sommeil léthargique où elle avait été plongée; le nombre de ceux qui la cultivèrent s'accrut même d'une manière prodigieuse. On ne se borna point à étudier les plantes indigènes; on entreprit de longs voyages pour recueillir celles qui croissaient dans les pays lointains, et l'on rapporta de tous côtés une moisson abondante. Le domaine de Flore devint si vaste, qu'il fut désormais impossible à une seule personne de le parcourir tout entier. On sentit l'indispensable nécessité de coordonner cette foule d'objets confondus jusqu'alors. Conrad Gesner, André Césalpin et Fabio Colonna partagent l'honneur d'avoir débrouillé ce chaos, et marché les premiers d'un pas sûr dans une carrière que depuis ont si glorieusement parcourue

Tournefort, Linné, Adanson et Jussieu. Les avantages de cette distribution méthodique sont tels, qu'il est plus facile aujourd'hui de signaler un végétal au milieu de trente mille végétaux, qu'il ne l'était du temps de Théophraste, où le nombre des plantes connues ne s'élevait guère qu'à deux cents.

Tout l'empire de Flore étant ainsi divisé par familles, quelques-unes devinrent l'objet de prédilection de certains botanistes. Les cryptogames, quoique les moins brillantes, ont été cependant étudiées avec un soin extrême et une patience infatigable. Plumier, Bolton, Smith, ont fait des observations importantes sur les fougères; Dillen, Hedwig, Bridel, Necker, Swarz, Palisot de Bauvois, se sont plus spécialement occupés des mousses : Gmelin, Stackhouse, Hofmann, Dillwyn, Esper, Acharius, ont dirigé leurs recherches sur les algues; Michsli, Gleditsch, Tode, Batsch, Persoon, Bulliard, Paulet, ont fait des champignons l'objet de leur étude. Parmi ceux qui ont adopté la famille des graminées, la plus intéressante de toutes, on distingue Ray, Scheuchzer, Linné père et fils, Leers, Schreber, Kœler, Host. Diverses autres familles ont donné naissance à des monographies plus ou moins curieuses, plus ou moins utiles : telles sont celles de Le Francq de Berkhey sur les composées; de Morison sur les ombellifères; de Cranz sur les cruciformes; de Willemet sur les étoilées; de Medicus et de Cavanilles sur les monadelphes; de Decandolle sur les plantes grasses, etc.

La botanique doit ses principales richesses aux savans voyageurs qui ont publié le résultat de leurs herborisations souvent pénibles, et parfois pleines de dangers. Ceux-ci se sont attachés à faire connaître les plantes les plus rares; ceux-là ont décrit tous les végétaux des contrées qu'ils ont parcourues. Quelques-uns, sans franchir les limites de leur pays, ont également bien mérité de la science, en traçant la description des plantes exotiques conservées dans les herbiers ou cultivées dans nos jardins. Le Nouveau-Monde a été visité par une foule de naturalistes qui nous ont exposé le tableau de ses productions végétales : ici viennent se présenter les noms de Plumier, de Feuillée, de Sloane, de Clayton, de Catesby, de Hernandez, de Brown, de Fusée-Aublet, de Ruiz et Pavon, de Michaux, de Humboldt, de Tussac. Nous devons la connaissance des plantes d'Afrique à Prosper Alpin, à Burmann, à Shaw, à Thumberg, à Desfontaines, à Palisot de Beauvois, à Du Petit-Thouars. Celles d'Asie ont été décrites par Rheede, Buxhaum, Rumph, Tournefort, La Billardière, Willdenow. Le tableau des richesses végétales de l'Europe a souvent été tracé par des mains habiles; les royaumes, les provinces, les environs de plusieurs grandes villes, diverses montagnes, quelques villages même, ont eu leurs Flores particulières. C'est ainsi que les plantes d'Allemagne ont été décrites par Lœsel, Haller, Scopoli, Cranz, Jacquin, Pollich, Roth, Baumgarten, Schrader; celles de la Hongrie par Kitaibel; celles de la Russie par Ammann, Pallas; celles de la Suède par Palmberg, Linné, Palmstruch, Quensel; celles du Danemarck par OEder, Mueller, Vahl, Gunner, Rafn; celles de la Hollande par Bylandt, Van Royen, Gorter; celles de l'Angleterre par Turner, Petiver, Ray, Lightfoot, Hudson, Curtis, Withering, Smith; celles de l'Espagne par L'Écluse, Quer, Cavanilles; celles du Portugal par Grisley, Bouterweck; celles de l'Italie par Boccone, Tozzi, Seguier, Allioni, Cirillo; celles de la France par Garidel, Vaillant, Gauthier, Gérard, Durante, Lamarck, Bulliard, Villars, Thuillier, etc.

La botanique, je le répète, est un champ tellement vaste, qu'il ne pourrait être moissonné tout entier par le même individu; tandis que l'un esquisse l'histoire des végétaux, l'autre détermine les noms et les caractères distinctifs de chacun d'eux; celui-ci enseigne la manière de les cultiver; celui-là recherche leurs propriétés et leurs usages. Crescenzi, Olivier de Serres, Duhamel du Monceau, marchant sur les traces de Caton, de Varron, de Columella, répandirent une vive lumière sur la botanique agricole. Ehrhart, Arduini, Regnault, Bryants, Plenk, Bœhmer, s'occupèrent des plantes alimentaires et de celles qui sont employées dans les arts; Dambourney fixa plus particulièrement son attention sur celles qui peuvent communiquer aux étoffes de laine une teinture solide. Bulliard signala les plantes vénéneuses, et apprit les moyens de s'en garantir. Chomel, Buchwald, Blair, Bergius, Coste et Willemet, Lichtenstein, Gleditsch, Woodville, Decandolle, Bodard, Wauters, Burtin, publièrent des observations et des expériences pleines d'intérêt sur les substances médicamenteuses que le règne végétal fournit à l'art de guérir.

Il est peu de sciences qui réclament plus impérieusement que la botanique le secours de la peinture. Vainement chercherait-on à la remplacer par la description la plus exacte. Les mots techniques ne sont point à la portée du commun des lecteurs, et les savans eux-mêmes reconnaissent l'utilité de joindre au texte des figures dessinées d'après nature. La première tentative heureuse de ce genre est due à Othon Brunfels, qui donna en 1530 les images de deux cent trente-huit plantes gravées sur bois. M. Du Petit-Thouars affirme que la plupart n'ont pas été surpassées pour la parfaite ressemblance, la correction du dessin et la beauté de la gravure. Les planches en cuivre, généralement adoptées de nos jours, ont été pour la première fois mises en usage par Fabio Colonna. Mais il ne suffit pas, ce me semble, de représenter la forme et les dimensions d'un végétal; il faut, pour en donner une idée frappante, imiter les nuances variées sous lesquelles il se montre à nos regards : tel est le précieux avantage des figures enluminées ou coloriées, parmi lesquelles on distingue celles publiées par Elisabeth Blachwell, Ehret, Bulliard, Jacquin, Smith, Redouté, Decandolle.

Toutefois, il n'existe rien de supérieur, peut-être même rien d'égal en ce genre, à la magnifique collection de dessins de plantes sur vélin, commencée à Blois par Nicolas Robert; Louis XIV la fit continuer et déposer à la Bibliothèque du roi; depuis la révolution, on l'a transportée au Muséum d'histoire naturelle, où chaque année on l'augmente de douze dessins : elle est maintenant composée de soixante-six volumes in-folio. Joubert n'égala point son prédécesseur Robert, et fut surpassé par son successeur Aubriet. Celui-ci eut pour élève mademoiselle Basseporte, qui le remplaça : elle fut elle-même remplacée par M. le professeur Van Spaendonck, qui semble avoir porté l'art de peindre les fleurs à son plus haut degré de perfection.

Si la botanique a exercé le talent du peintre, elle a également enflammé la verve du poète : Walafrid Strabon, Cowley, Rapin, Lacroix, Vanière, Van Royen, Darvin, Castel, Delille, ont chanté en beaux vers les merveilles du règne végétal.

La plupart de ceux qui cultivent les sciences physiques négligent d'en étudier l'histoire. Il est aisé de prévoir les effets de cette négligence : on perd un temps infiniment précieux à la recherche de problèmes déjà résolus; on s'attire le reproche d'ignorant et de plagiaire en publiant comme nouvelles des découvertes faites depuis plusieurs siècles. Des esprits superficiels, des censeurs atrabilaires ont cependant osé qualifier de compilations fastidieuses des ouvrages dignes à plusieurs égards d'être rangés parmi les livres classiques. Ici viennent s'offrir les noms célèbres de Montalbani, de Seguier, de Haller, de Bœhmer, de Pulteney, de Sprengel, qui ont exposé l'origine, les progrès et l'état actuel de la botanique. Tous les amis de cette science forment des vœux pour que M. Du Petit-Thouars continue la biographie des botanistes; achevée sur le même plan, elle formera l'histoire la plus complète et la plus intéressante du règne végétal.

Après avoir légèrement effleuré les objets divers qui sont du ressort de la botanique, je dois dire un mot de la Flore médicale. Elle se compose essentiellement de deux parties, le texte et les planches. Je vais essayer de faire connaître la marche qu'on a suivie dans ce double travail.

Présenter dans un petit nombre de volumes, d'un format commode, la description exacte et la figure coloriée de toutes les plantes qui sont à la fois employées dans la médecine et dans les arts : tel est le but que nous nous sommes proposé. Un obstacle presque insurmontable semblait devoir entraver nos premiers pas. Il s'agissait de faire un choix raisonné dans cette foule prodigieuse de végétaux, tantôt accumulés sans discernement, tantôt vantés avec une exagération ridicule par les pharmacologistes anciens et modernes. Fallait-il insérer dans notre collection toutes les plantes regardées comme médicamenteuses par l'érudit Geoffroy? n'était-il pas préférable d'imiter la réserve du savant Linné? ne valait-il pas mieux puiser dans les Matières médicales plus modernes de Murray, de Spielmann, d'Alibert, de Hildenbrand, de Schwilgué, de Swediaur? Nous avons cru que le moyen de ne pas nous égarer, dans cette espèce de labyrinthe, consistait à prendre pour guide le dictionnaire des Sciences médicales. Ce grand ouvrage est regardé en quelque sorte comme le code de l'art de guérir, et les principaux articles de pharmacologie sont rédigés par des hommes doués d'un mérite éminent et d'une excellente judiciaire (MM. Alibert, Barbier, Biett, Guersent, Nysten et Virey). Mais, en décrivant les mêmes plantes, j'ai dû les envisager sous des rapports plus variés. Dans le Dictionnaire, tout doit tendre vers un seul point; tout doit, pour ainsi dire, être sacrifié à la thérapeutique : la Flore permet, exige même des considérations plus nombreuses. Ce qui dans le Dictionnaire serait un hors-d'œuvre, une digression oiseuse, devient une portion intégrante de la Flore. Je commence par donner une dénomination de chaque plante en grec, en latin, et dans les principales langues de l'Europe; je prends même parfois la liberté de créer des mots pour compléter la synonymie : tels sont le nom grec de l'agaric amadouvier, les dénominations italiennes, espagnoles, anglaises, allemandes, de plusieurs autres végétaux.

Je trace ensuite la description botanique de la plante, je recherche son étymologie, j'apprécie ses qualités physiques, j'assigne ses propriétés médicinales, j'indique ses principaux usages dans les arts; enfin, je termine par quelques détails plus ou moins propres à piquer la curiosité, à fixer l'attention.

Les planches seront sans contredit la partie la plus agréable de la Flore, et ne le cèderont point au texte en utilité. Le véritable port de chaque plante, sa racine, son feuillage, ses fleurs, sa fructification, seront dessinés par un pinceau tout à la fois exact et plein de grâce. Élève distinguée du célèbre Van Spaendonck, madame P...... se montrera constamment égale ou supérieure à ses illustres devancières, mademoiselle Merian, madame Blachwell et mademoiselle Basseporte.

M. Turpin n'aura pas de meilleur modèle à suivre que lui-même. Les figures tracées par cet excellent iconographe auront l'élégance et la correction presque inimitables qu'on admire dans les planches magnifiques dont il a orné la *Flore Parisienne* et le *Traité des arbres fruitiers*. Non moins savant botaniste que dessinateur habile, M. Turpin me fournira des remarques intéressantes, des observations curieuses, dont je m'empresserai d'enrichir le texte : mais j'aurai constamment soin de lui en assurer la propriété, en les signalant par la lettre initiale de son nom (T).

Si le rédacteur pouvait se flatter de remplir sa tâche aussi honorablement que le peintre, je placerais hardiment la *Flore Médicale* au rang des ouvrages les plus dignes de figurer dans une bibliothèque choisie, et de porter cette épigraphe, trop souvent prostituée :

Miscuit utile dulci,
Lectorem delectando pariterque monendo.

CHAUMETON.

1.

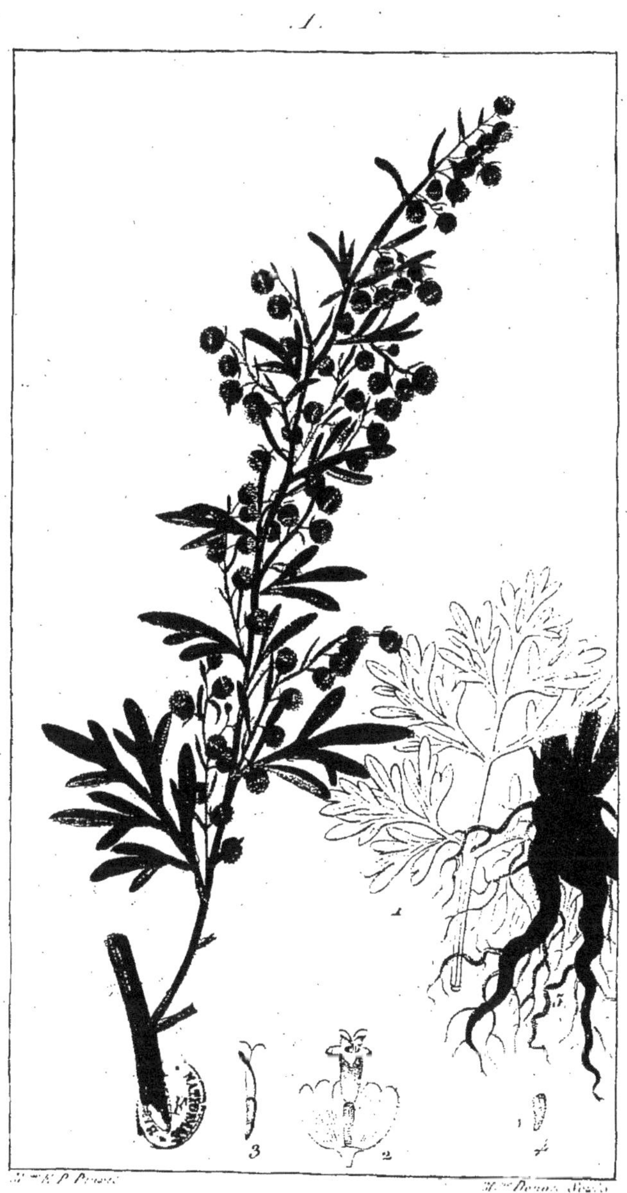

Mme E. P. Pinx. — Mme Denis Sculp.

ABSINTHE.

a. l. l.

I.

ABSINTHE.

Grec.	ἀψίνθιον.
Latin.	ABSINTHIUM PONTICUM, seu ROMANUM OFFICINARUM, seu DIOSCORIDIS; Bauhin, Πίναξ, lib. 4, sect. 2. Tournefort, clas. 12, *flosculeuses*. ARTEMISIA ABSINTHIUM, *foliis compositis multifidis, floribus subglobosis pendulis, receptaculo villoso*; Linné, clas. 19, *syngénésie polygamie superflue*. Jussieu, clas. 10, ord. 3; *corymbifères*. ABSINTHIUM VULGARE; Lamarck.
Italien.	ASSENZIO.
Espagnol.	AXENJO.
Français.	ABSINTHE; GRANDE ABSINTHE; ALUINE[1].
Anglais.	WORMWOOD.
Allemand.	WERMUTH.
Russe.	ALSEM; GROOTE ALSEM.

L'ABSINTHE est une plante vivace, qui croît dans presque tous les climats; elle préfère cependant les pays froids, les terrains arides, incultes et montagneux :

> Tristia deformes pariunt absinthia campi.
>
> (OVIDE.)

La racine est fibreuse, ligneuse, aromatique. La tige est droite, haute d'environ deux pieds, dure, cannelée, branchue, remplie d'une moelle blanche. — Les fleurs, qui, dans les régions tempérées, s'épanouissent au mois de juin, sont petites, nombreuses, d'un jaune de soufre, terminales, disposées en grappes unilatérales, menues et feuillées. — Les graines sont solitaires, nues, placées dans le calice, sur un réceptacle velu.

Cette plante exhale une odeur particulière très-forte, et presque nauséabonde. Son amertume est souvent citée en proverbe, et l'absinthe lui doit son nom (de α privatif, et de ψίνθος, douceur) : elle est si pénétrante, qu'elle se transmet aux chairs et au lait des animaux qui en font usage.

Les propriétés de l'absinthe sont généralement connues : les plus

[1] L'absinthe a-t-elle reçu le nom d'aluine (alvine), parce qu'elle est un bon stomachique? doit-elle plutôt cette dénomination, que parfois on écrit *aloïne*, à son amertume comparée à celle de l'aloès, etc.?

savans médecins de la Grèce et de Rome ont célébré ses vertus, et le temps n'a fait qu'accroître son antique renommée. Chaque jour elle est employée avec succès dans la médecine humaine et vétérinaire, comme un excellent tonique, fébrifuge et anthelmintique. Ses feuilles et ses sommités récentes fournissent un suc et un extrait; sèches et réduites en poudre, elles sont administrées sous cette forme, ou incorporées dans des pilules. On peut les soumettre à la distillation, à la macération, à l'infusion dans l'eau, dans le vin, dans l'alcool, en faire une conserve, etc. On prépare même avec l'absinthe une liqueur de table, dont les gourmands et les personnes qui ont l'estomac paresseux prennent un petit verre après le repas, pour faciliter la digestion.

L'absinthe relève la saveur des vins faibles, et préserve ceux qui sont prêts à pousser. Substituée ou jointe au houblon, elle modère la fermentation de la bière, empêche qu'elle ne devienne acéteuse, et la rend enivrante.

Le sel d'absinthe, beaucoup trop vanté, surtout par Codronchi (*De sale absinthii libellus*, 1610), ne diffère pas du carbonate de potasse ordinaire.

BAUHIN (JEAN), *De plantis absinthii nomen habentibus*, etc., in-8°. *Montisbeligardi*, 1593. — *Accedit Claudii Roccard, De plantis absinthii, tractatus* (*jam seorsim*, 1589, *mandatus*).

CLAVENA (NICOLAS), *Historia absinthii umbelliferi*, in-4°. fig. *Cenetæ*, 1609. — *Id.* in-4°. *Venetiis*, 1610. — *Ibid.* 1611.

Pompée Sprecchi démontra, dans son *Antabsinthium*, que Lécluse avait déjà décrit et figuré l'*absinthium umbelliferum* de Clavena, qui d'ailleurs n'est pas une absinthe, mais une *achillea*.

FLEUR (JEAN-MICHEL), *Hiera picra curiosa, seu de absinthio analecta*, etc., in-8°. *Ienæ*, 1667. — *Id.* in-8°. *Lipsiæ*, 1668.

EXPLICATION DE LA PLANCHE. (*La plante est de grandeur naturelle.*) — 1. Feuille radicale de grandeur naturelle. — 2. Fleuron hermaphrodite du centre, placé dans une moitié du calice commun. — 3. Fleur femelle fertile de la circonférence. — 4. Fruit grossi, à côté duquel on a mis la grandeur naturelle. — 5. Racine.

2.

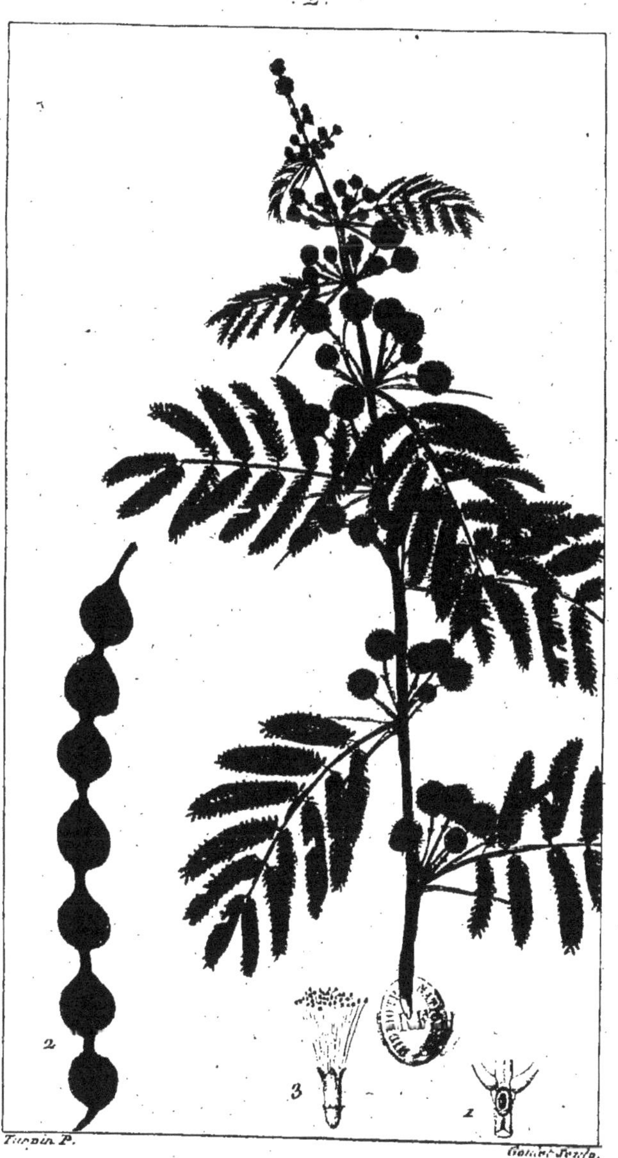

ACACIA.

II.

ACACIA.

Grec.	ακακια.
Latin.	ACACIA VERA ; ACACIA ÆGYPTIACA ; vulg. ACACIA *foliis scorpioidis leguminosæ;* Bauhin, Πιναξ, lib. 2, sect. 1. Tournefort, clas. 20, *Arbres monopétales.* MIMOSA NILOTICA ; *spinis stipularibus patentibus ; foliis bipinnatis, partialibus estimis glandula interstinctis ; spicis globosis pedunculatis,* Linné, clas. 23, *polygamie monoécie.* Jussieu, clas. 14, ord. 2, *légumineuses.*
Italien.	ACACIA ; ACAZIA ; ACACIA VERA ; ACACIA EGIZIANA.
Espagnol.	ACACIA.
Français.	ACACIA ; ACACIA VRAI. ACACIA D'ÉGYPTE ; Lamarck. GOMMIER ROUGE ; Adanson.
Anglais.	ACACIA ; EGYPTIAN ACACIA.
Allemand.	WAHRD ACAZIE ; ÆGYPTISCHE ACAZIE.
Hollandais.	ACACIA.

L'ACACIA est un arbre qui s'élève de quinze à dix-huit pieds, dont le tronc a souvent un pied de diamètre, et porte des branches nombreuses et lisses. Il est très-abondant en Égypte, en Arabie, au Sénégal; il croît aussi dans l'Amérique Septentrionale.

La racine se divise en rameaux multipliés qui s'étendent de toutes parts. — Les feuilles, doublement ailées, ont quatre ou cinq couples de pétioles partiels, dont chacun porte douze à quinze paires de folioles, longues d'environ deux lignes, larges d'un tiers de ligne, obtuses à leur sommet. A la base des feuilles, on trouve des épines géminées, ouvertes, grêles, coniques, blanches, droites, et qui ont parfois plus d'un pouce de longueur. C'est à la présence de ces épines que l'acacia doit son nom : de *ακη*, pointe, aiguillon; *ακαινα*, épine; *ακαζειν*, aiguiser. — Les fleurs, disposées en bouquets globuleux, sont monopétales, polyandriques, d'un jaune d'or, portées sur des pédoncules qui ont à peu près la même longueur que les épines, et naissent communément de six à huit dans les aisselles des feuilles. — Les fruits sont des gousses aplaties, longues de quatre à cinq pouces, larges de six lignes, glabres, brunes et roussâtres, renfermant six ou huit graines ovales, dures, fauves, séparées les unes des autres par des étranglemens tellement prononcés, qu'ils donnent à la gousse la forme d'un chapelet [1].

[1] Cette espèce d'acacia, facile à confondre avec l'acacia Farnèse lorsque l'on

ACACIA.

Les habitans de New-Yorck ont éprouvé l'utilité du bois d'acacia dans la construction des vaisseaux. Ses superbes fleurs ne sont pas employées seulement pour faire des couronnes et des guirlandes : elles fournissent aux Chinois le beau jaune dont ils teignent leurs soies, leurs étoffes, et dont ils colorent leur papier. Les feuilles d'acacia sont une bonne nourriture pour les chevaux et les bêtes à cornes. On exprime de ses gousses, avant leur maturité, un suc qui, soumis à l'action du feu, s'épaissit, prend une teinte brune noirâtre, et dont on forme de petites masses orbiculaires, du poids de quelques onces, qui sont expédiées en Europe, enveloppées dans des vessies. Ce suc est un astringent, qu'on a recommandé dans le vomissement, la diarrhée, le diabète, la leucorrhée, les hémorragies. Il est un des ingrédiens de la thériaque, du mithridate, et de plusieurs autres préparations pharmaceutiques. Prosper Alpin conseille de l'appliquer en fomentations, pour la chute de l'anus et de la matrice; il ajoute que les Égyptiens s'en servent avec beaucoup de succès dans les maladies des yeux.

La gomme arabique, dont les usages sont tout à la fois si variés et si importans, est encore un produit de l'acacia; elle coule sur l'écorce de cet arbre, de même que les gommes de notre pays distillent sur l'écorce des cerisiers, des pruniers, des abricotiers. Cette substance douce et alimentaire fait partie de la nourriture des caravanes d'Arabes et de Maures, qui la recueillent, les uns sur les côtes de la mer Rouge les autres au Sénégal. La gomme arabique est mise à contribution par une foule d'arts, et les médecins la regardent comme un excellent moyen de calmer l'irritation et l'inflammation.

ne possède pas les fruits, en diffère, 1° par ses têtes de fleurs, qui sont inodores, et qui, au lieu d'être isolées dans chaque aisselle, y sont au nombre de six à huit; 2° par les pédoncules, qui sont articulés vers les deux tiers de leur longueur, et dont l'articulation est accompagnée de deux petites écailles; 3° enfin, par ses feuilles, dont le pétiole commun porte, vers son extérieur et sa base, quatre ou cinq glandes situées entre la naissance des pétioles partiels. Une chose qui ne se remarque jamais sur l'espèce Farnèse, c'est que, à l'exemple des orangers, les vieux arbres de l'acacia d'Égypte sont entièrement dépourvus d'épines.

EXPLICATION DE LA PLANCHE. (*La figure est réduite au quart de sa grandeur naturelle.*) — 1. Tronçon grossi d'un pétiole commun, sur lequel on a figuré une glande. — 2. Gousse (deux tiers de la grandeur naturelle) dont on a enlevé, dans la partie inférieure, une portion de la valve, afin de faire voir la forme des graines. — 3. Fleur isolée, de grandeur naturelle.

5.

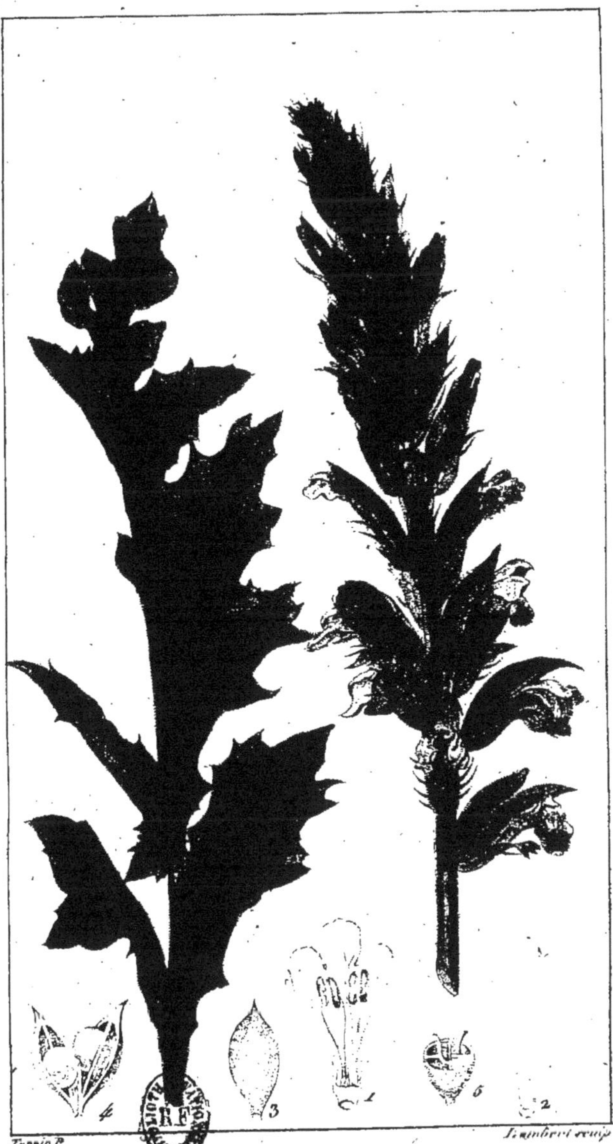

ACANTHE.

a.l.l.

III.

ACANTHE.

Grec.	ακανθος.
Latin.	ACANTHUS; BRANCA URSINA; vulg. ACANTHUS SATIVUS, vel MOLLIS VIRGILII; Bauhin, Πιναξ, l. x, sect. 6. Tournefort, clas. 3, *personnées.* ACANTHUS MOLLIS; *foliis sinuatis inermibus;* Linné, clas. 14, *didynamie angiospermie.* Jussieu, clas. 8, ord. 3, *acanthes.*
Italien.	ACANTO; BRANCORSINA; BRANCA ORSINA.
Espagnol.	ACANTO; YERBAGIGANTA; BRANCA URSINA.
Français.	ACANTHE; BRANCHE URSINE; BRANCURSINE.
Anglais.	BRANK-URSINE; BEARS-BREECH; BEARS-FOOT.
Allemand.	BÆRENKLAU.
Hollandais.	BEERENKLAAUW.

Le nom d'*acanthe*, formé de ακανθα, épine, ne convient point à la brancursine, dont toutes les parties sont inermes et parfaitement lisses. Mais on a appliqué cette dénomination au genre entier, parce que l'acanthe sauvage, qui en est, pour ainsi dire, la souche, et plusieurs autres espèces, sont hérissées d'épines. Cette plante a reçu le titre de branche ursine, à cause de la ressemblance qu'on a imaginée de ses feuilles avec les pieds antérieurs de l'ours.

L'acanthe se plaît dans les pays chauds, en Égypte, en Italie, dans les départemens méridionaux de la France: elle aime surtout les lieux humides, pierreux, et croît sur les bords des grands fleuves :

Le Nil du vert acanthe admire le feuillage.

La racine de cette plante vivace est épaisse, charnue, diffuse, garnie de chevelus, noirâtre à l'extérieur, blanchâtre en dedans. — La tige est cylindrique, droite, simple, ferme, haute de deux ou trois pieds, et garnie, depuis le milieu jusqu'à son sommet, d'une longue et belle suite de fleurs en épi. — Les feuilles, presque toutes radicales, amplexicaules, offrent souvent plus d'un pied et demi de longueur : elles sont molles, lisses, sinueuses, demi ailées et à découpures anguleuses. — Les fleurs sont disposées alternativement, ou éparses sur la moitié supérieure de la tige. Le calice est composé de plusieurs feuilles vertes découpées. La corolle est monopétale, personnée en forme de gueule, ne présentant que la lèvre inférieure, grande, plane, et divisée en trois à son extrémité : la lèvre qui manque est remplacée par les feuilles supérieures du calice; elle renferme et protège les étamines. — Le fruit est une capsule ovale à deux loges, dans chacune desquelles est une seule graine roussâtre.

L'acanthe occupe une place distinguée dans les jardins d'agrément; elle est une des cinq plantes émollientes que les médecins prescrivaient en cataplasmes, en fomentations, en lavemens, pour calmer les irritations inflammatoires ou nerveuses. La racine d'acanthe a beaucoup d'analogie avec celle de consoude, et l'on s'en servait également à titre de mucilagineux, d'*inviscant* et de léger astringent dans l'hémoptysie, dans les diarrhées et dans la dysenterie. Mais l'acanthe, presque complètement bannie de la thérapeutique moderne, doit sa principale renommée à la beauté de ses feuilles, que les Grecs et les Romains représentaient sur les vases, sur les vêtemens précieux, sur les chapiteaux des plus majestueuses colonnes :

> Et nobis idem Alcimedon duo pocula fecit,
> Et molli circum est ansas amplexus acantho.
>
> (VIRGILE.)

« On dit qu'une fille de Corinthe étant morte peu de jours avant un heureux mariage, sa nourrice, désolée, mit dans un panier divers objets que cette jeune fille avait aimés, le plaça près de son tombeau, sur un pied d'acanthe, et le couvrit d'une large tuile, pour préserver ce qu'il contenait. Au printemps suivant, l'acanthe poussa; ses larges feuilles entourèrent le panier; mais, arrêtées par les rebords de la tuile, elles se recourbèrent et s'arrondirent vers leur extrémité. Près de là passa un architecte nommé Callimaque : il admira cette décoration champêtre, et résolut d'ajouter à la colonne corinthienne la belle forme que le hasard lui offrait. » (R. R. Castel.)

EXPLICATION DE LA PLANCHE. (*La figure est réduite à la moitié de sa grandeur naturelle.*) — 1. Corolle entière (étamines et pistil) plus petite que nature. — 2. Pistil. — 3. Fruit dégagé de son enveloppe calicinale. — 4. Le même, tel qu'il s'ouvre naturellement. — 5. Coupe horizontale.

4.

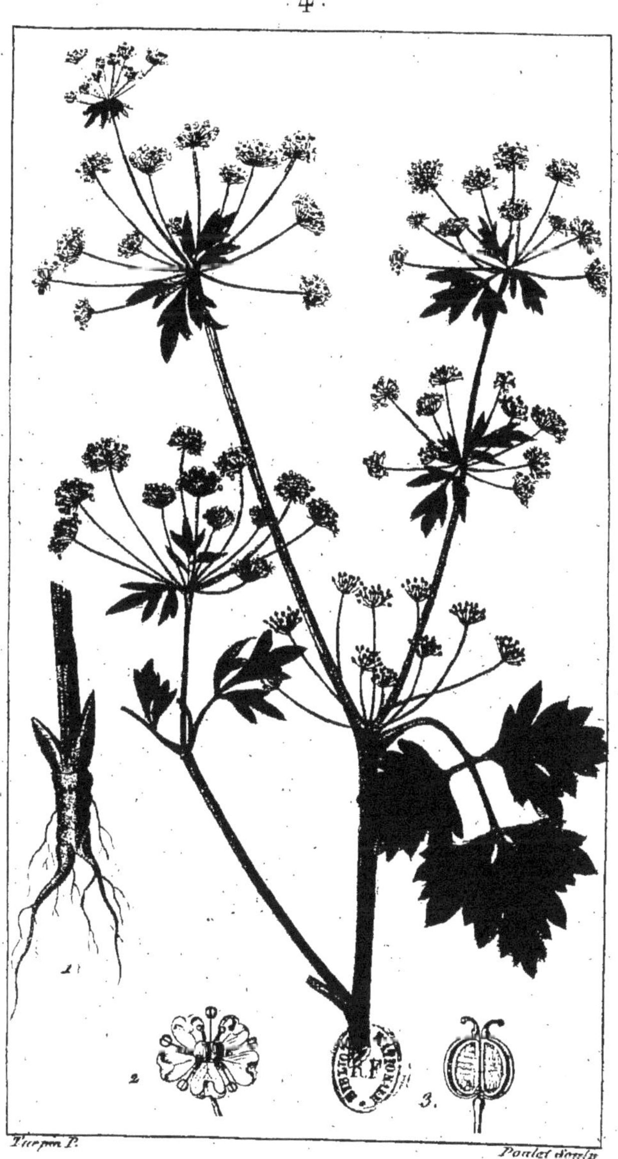

Turpin P. Poulet sculp

ACHE.

a. l. l.

IV.

ACHE[1].

Grec.	ελειοσελινον, Dioscorides.
Latin.	APIUM ; PALUDAPIUM ; vulg. APIUM PALUSTRE et APIUM OFFICINARUM ; Bauhin, Πιναξ, lib. 4, sect. 4. Tournefort, clas. 7, *ombellifères*. APIUM GRAVEOLENS ; *foliis caulinis cuneiformibus ;* Linné, clas. 5, *pentandrie digynie*. Jussieu, clas. 12, ord. 1, *ombellifères*.
Italien.	APIO.
Espagnol.	APIO COMUN.
Français.	ACHE ; CÉLERI DES MARAIS ; PERSIL DES MARAIS ; PERSIL ODORANT, Lamarck.
Anglais.	SMALLAGE.
Allemand.	EPPICH ; WASSEREPPICH ; WILDER SELLERIE.
Hollandais.	EPPE ; EPPENKRUID.

CETTE plante bisannuelle croît dans les terrains humides, marécageux de presque tous les climats.

La racine épaisse, fibreuse, pivotante, rameuse, roussâtre en dehors, blanchâtre en dedans, est quelquefois chargée de plusieurs têtes. — Les tiges, assez nombreuses et divisées en rameaux diffus, s'élèvent jusqu'à la hauteur de deux pieds : elles sont creuses, glabres, sillonnées et noueuses. — Les feuilles radicales sont opposées, rougeâtres, cannelées, et comme composées de deux ou trois paires de folioles rangées sur une côte terminée par une feuille impaire; celles de la tige sont alternes, sessiles, cunéiformes, dentées. — Les fleurs se composent d'ombelles terminales ou latérales, dont la plupart naissent de l'aisselle des feuilles. La corolle est formée de cinq petits pétales, disposés régulièrement en rose, et de couleur blanche jaunâtre. — Le fruit est composé de deux graines nues, ovales, grisâtres, striées d'un côté, planes de l'autre.

Toutes les parties de l'ache ont une odeur forte, aromatique, peu agréable, une saveur légèrement âcre et amère. La racine, qui répand un suc jaunâtre, perd son odeur et sa saveur par la dessiccation.

[1] Le mot *ache* est évidemment formé de *apium*, dont les érudits n'ont jusqu'à présent donné que de fausses étymologies. Isidore le dérive de *apex*, parce qu'on en couronnait les vainqueurs ; d'autres le font venir de *apis*, sous le prétexte frivole que les abeilles vont puiser le suc de ses fleurs; d'autres, de απιον (neutre dorique de ηπιος), doux, etc.

ACHE.

Elle est une des cinq racines apéritives majeures, dont les anciens se servaient pour combattre les obstructions viscérales et stimuler les organes urinaires : Hippocrate lui avait déjà reconnu cette propriété.

Les feuilles d'ache ne sont pas rejetées par tous les animaux : les chèvres, les moutons, et quelquefois les vaches s'en nourrissent; mais les chevaux n'y touchent pas. Les habitans peu fortunés de certains endroits de l'Allemagne en mettent dans les potages pour en rehausser la saveur. Pilées et appliquées sur les contusions, elles agissent comme résolutives; aussi les emploie-t-on avec succès pour diminuer ou dissiper le lait qui gonfle ou engorge les mamelles. Tournefort conseille de prendre six onces de suc des feuilles d'ache, au début du frisson des fièvres intermittentes, qui souvent, à l'aide de ce remède simple et économique, disparaissent sans retour. Bauhin recommande le même suc pour déterger et améliorer les ulcères scorbutiques, cacoëthes, carcinomateux. La graine, qui fournit une huile aromatique, est une des quatre semences chaudes mineures, dont la thérapeutique moderne ne fait presque plus aucun usage. Elle s'est également affranchie de la plupart des préparations polypharmaques, dans lesquelles entre l'ache : telles que l'orviétan, l'électuaire de psyllium, le phylonium romanum, les pilules dorées, la poudre lithontriptique de Renou, la bénédicte laxative, l'emplâtre de bétoine, l'onguent mondificatif d'ache, etc.

Rien ne prouve mieux la puissante et utile influence de la culture, que la conversion de l'ache en céleri. On voit avec surprise un végétal qui, dans son état sauvage, affecte désagréablement l'odorat et le goût, perdre dans nos jardins toutes ses qualités délétères, acquérir une saveur excellente, et devenir une des plus précieuses plantes potagères.

EXPLICATION DE LA PLANCHE. (*La figure est réduite à la moitié de sa grandeur naturelle.*) — 1. Racine. — 2. Fleur très-grossie. — 3. Fruit grossi.

. 5.

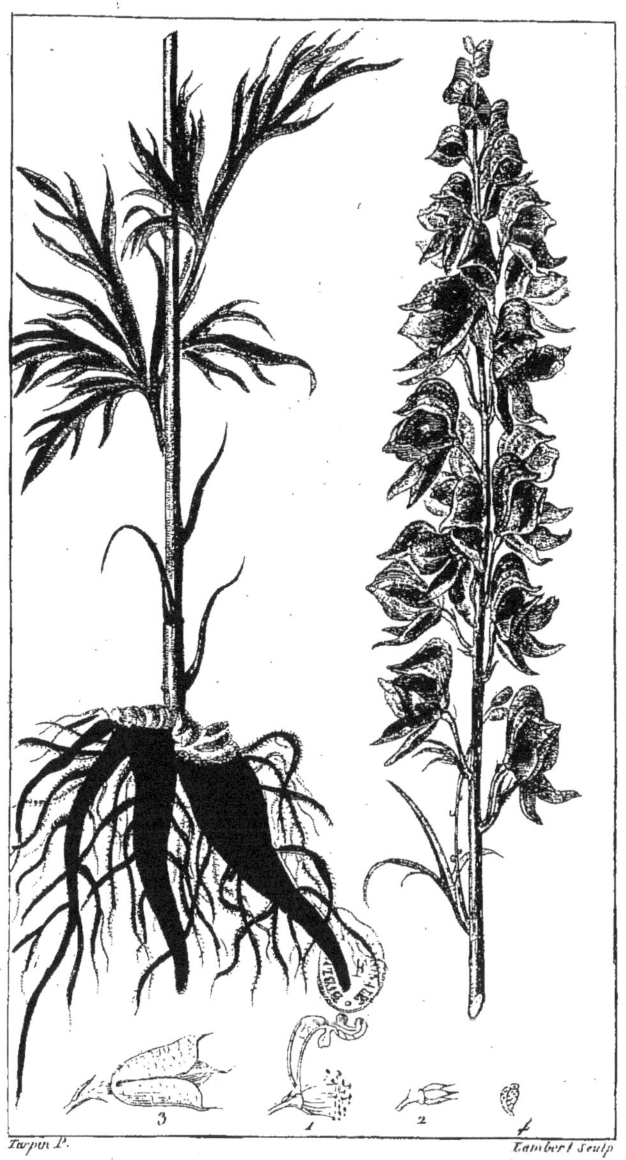

ACONIT.

V.

ACONIT NAPEL.

Grec.	ακονιτον, Théophraste, Dioscorides?
Latin.	NAPELLUS; NAPELLUS VERUS; vulg. ACONITUM CÆRULEUM seu NAPELLUS; Bauhin, Πιναξ, lib. 5, sect. 4. Tournefort, clas. 11, *anomales*. ACONITUM NAPELLUS; *foliorum laciniis linearibus superne latioribus, linea exaratis;* Linné, clas. 13, *polyandrie trigynie*. Jussieu, clas. 13, ord. 1, *renonculacées*.
Italien.	NAPELLO.
Espagnol.	NAPELO; MATALOBOS DE FLOR AZUL.
Français.	NAPEL; ACONIT NAPEL; ACONIT BLEU; COQUELUCHON; CAPUCHON DE MOINE; MADRIETTE.
Anglais.	LARGE BLUE MONKSHOOD; LARGE BLUE WOLFSBANE.
Allemand.	BLAUES EISENHUETHLEIN; BLAUE MOENCHSKAPPE; BLAUER STURMHUT; BLAUE WOLFSWURZ.
Hollandais.	BLAAUWE MONNIKSKAP; BLAAUWE WOLFSWORTEL.

L'HISTOIRE de l'aconit présente de nombreux problèmes, d'autant plus difficiles à résoudre, que cette plante affecte dans sa forme une variabilité singulière. On a fait jusqu'ici d'inutiles efforts pour déterminer, avec précision, les espèces mentionnées par les anciens; on n'est pas même d'accord sur celles dont notre contemporain Stœrck a célébré si fastueusement les vertus. On cherche vainement une étymologie satisfaisante du mot ακονιτον parmi celles qui ont été proposées, et la moins ridicule est encore celle qu'admet Ovide[1] :

Quæ, quia nascuntur dura vivacia cote,
Agrestes *aconita* vocant.

Ce n'est point ici le lieu d'approfondir ces diverses questions; mais il importe de tracer une description exacte de l'aconit napel.

Cette plante vivace croît dans la plupart des pays montueux : la Suisse et l'Allemagne sont les contrées de l'Europe qu'elle semble préférer; on la rencontre aussi dans les lieux couverts et humides des montagnes de la Provence.

Sa racine, noire en dehors, blanchâtre en dedans, ressemble, pour la forme et le volume, à un petit navet qui serait garni de ra-

[1] De ακονη, caillou, rocher.

muscules : il est probable que le *napel* doit sa dénomination à cette ressemblance. — Sa tige, qui s'élève jusqu'à la hauteur d'environ trois pieds, est droite, lisse et ferme. — Ses feuilles sont palmées, arrondies ou à cinq angles; multifides, à découpures profondes, étroites, linéaires, sillonnées à leur face supérieure d'une cannelure courante : elles sont glabres, luisantes, d'un vert foncé, et celles de la moitié supérieure de la tige sont portées par des pétioles plus courts qu'elles. Les fleurs, qui s'épanouissent communément au mois de mai ou de juin, forment un épi assez dense au sommet de la tige; elles sont de couleur bleue ou violet foncé, grandes, solitaires sur leur pédoncule, composées de cinq pétales inégaux, dont le supérieur représente un casque très-obtus, en manière de capuchon. — Le fruit consiste en trois, quatre ou cinq capsules ovales, lisses, renfermant chacune plusieurs graines menues, noires, anguleuses et chagrinées.

Les poètes ont fait naître l'aconit de l'écume de l'affreux Cerbère, et ont prétendu qu'il était le principal ingrédient des poisons formidables que préparait Médée [1]. Quelques historiens ont mis cette plante au nombre de celles dont se servaient les anciens, pour empoisonner leurs flèches, lorsqu'ils allaient à la guerre, et l'on assure que certaines hordes de sauvages emploient encore aujourd'hui le même moyen.

Éclairons-nous maintenant du flambeau de l'expérience, pour déterminer les véritables propriétés du napel. Cette plante, qu'on a l'imprudence de cultiver dans les jardins, est d'autant plus dangereuse, que ses effets délétères sont cachés sous un voile trompeur. Elle attire les regards par la beauté de ses fleurs inodores. La racine, qui exhale une très-légère odeur vireuse, simule d'abord la douceur du navet, comme elle en imite la forme. Mais à cette douceur fallacieuse succède bientôt l'engourdissement, puis l'ardeur de la langue, des lèvres, des gencives, du palais, suivis d'une espèce d'horripilation. Ces accidens s'aggravent de plus en plus, à mesure qu'on augmente la dose du napel, et s'accompagnent de vomissemens, de vertiges, de syncope, et d'autres symptômes effrayans, qui se terminent par la mort, comme on l'a observé sur plusieurs

[1] Hujus in exitium miscet Medea quod olim
Attulerat secum scythicis aconiton ab oris.
(Ovide.)

criminels soumis à cette épreuve, par l'ordre du pape Clément VII, et sur divers animaux.

Il importe de remarquer que la dessiccation diminue considérablement les qualités nuisibles dont toutes les parties du napel sont imprégnées.

L'archiâtre Stœrck, qui s'occupait sans relâche à transporter les plantes vénéneuses dans le domaine de la thérapeutique, a beaucoup exalté les propriétés médicinales du napel (*Libellus de stramonio, hyoscyamo et aconito*). Il regarde le suc épaissi de ses feuilles comme un excellent moyen de résoudre les tumeurs, les engorgemens lymphatiques; il prétend l'avoir administré avec un succès presque constant, à la dose de deux à six grains et uni au sucre, dans la syphilis, la gale, l'arthrocace, l'amaurose, l'ankylose, le rhumatisme, la goutte, les fièvres intermittentes. Les tentatives des médecins français ont rarement confirmé les assertions du docteur autrichien et de ses prôneurs.

Parmi les autres espèces d'aconit, qui toutes offrent des analogies frappantes avec le napel, il suffira d'indiquer les principales :

1°. L'aconit pourpre, violet, ou à grandes fleurs, *aconitum cammarum*, L., qui, selon Haller, est celui que Stœrck a tant préconisé.

2°. Le tue-loup, *aconitum lycoctonum*, L., que les chèvres broutent sans inconvénient, tandis qu'il est si funeste pour l'homme et pour la famille des chiens.

3°. L'anthore, antithora, ou aconit salutifère, *aconitum* anthora, L., non moins actif, non moins vénéneux que les autres aconits, dont il a été faussement regardé comme l'antidote.

ANDREÆ (Jean-Frédéric), *De usu salutari extracti aconiti in arthritide observationibus comprobato, Dissert. inaug. præside Philippo Adolpho Bœhmer*; in-4°; *Halæ*, 1768.

REINHOLE (Samuel-Abraham), *De aconito napello, Dissert.* in-4°. *Argentorati*, 1769. — Insérée dans le second volume du *Sylloge* de Baldinger.

KOELLE (Jean-Louis-Chrétien), *Spicilegium observationum de aconito*; in-8°, fig.; *Erlangæ*, 1787.

EXPLICATION DE LA PLANCHE. — 1. Étamines, et les deux corps qui tiennent lieu de corolle. — 2. Ovaires. — 3. Capsules. — 4. Graine.

.6.

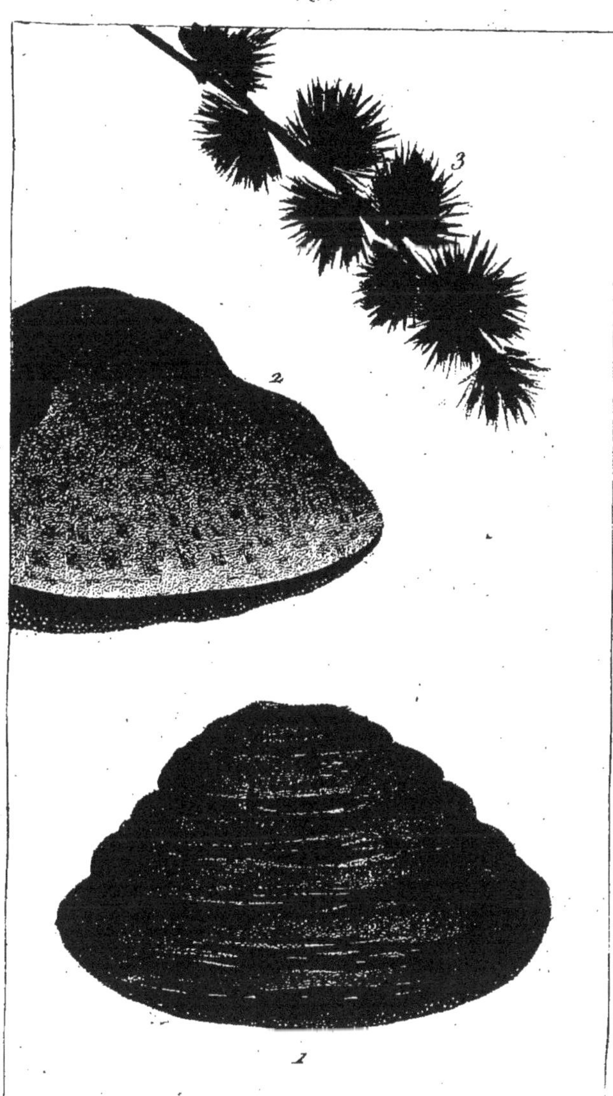

Mme E.B. Pinxit Gautier Sculp

AGARIC *du mélese.*

a.11.

VI.

AGARIC DU MÉLÈSE.

Grec.	αγαρικον.
Latin.	AGARICUS ALBUS; AGARICUS ALBUS OPTIMUS; vulg. AGARICUS, sive FUNGUS LARICIS; Bauhin, Πιναξ, lib. 10, sect. 5. Tournefort, clas. 17, *apétales sans fleur ni fruit.* BOLETUS LARICIS; Linné, clas. 24, *cryptogamie champignons.* AGARICUS; Jussieu, clas. 1, ord. 1, *champignons.*
Italien.	AGARICO DEL LARICE.
Espagnol.	AGARJGO DEL ALERCE.
Français.	AGARIC DU MÉLÈSE; AGARIC BLANC.
Anglais.	AGARIC OF THE LARCH-TREE.
Allemand.	LERCHENSCHWAMM.
Hollandais.	LORKEN-ZWAM.

Ce végétal parasite, absolument privé de tige, présente une masse irrégulière, variable, qui cependant se rapproche le plus souvent de la forme conique ou de la triangulaire. Il est légèrement convexe en dessus, marqué de zones de diverses couleurs, dont les principales sont le fauve, l'orangé et le brun. Sa substance est tenace, d'un blanc jaunâtre; les pores qui tapissent sa surface inférieure offrent la même teinte et sont fort petits. Son volume ne varie pas moins que sa figure. Souvent il est à peine de la grosseur du poing, quelquefois il parvient à égaler celle de la tête. On ne le trouve jamais sur les jeunes mélèses; il se fixe sur ceux qui ont acquis toute leur croissance, ou qui portent déjà les caractères de la décrépitude. Il est assez commun dans les forêts de la Hongrie, de la Carinthie, de la Suisse, de la Savoie, du Dauphiné, de la Provence. Les anciens médecins grecs et romains le tiraient de l'Orient, de la Sarmatie, et l'on préfère encore de nos jours celui qui vient d'Alep. On l'enlève des mélèses, lorsqu'il commence à se fendre, ce qui n'a guère lieu qu'au bout d'une année. On détache sa peau extérieure ou son écorce, qui est très-amère et émétique. On expose l'intérieur au soleil, pour le dessécher et le blanchir, ce qui dure quelques semaines; ensuite on le frappe avec des maillets pour faire disparaître les fentes, serrer le tissu et le rendre uniforme. Dans cet état, il est fréquemment rongé par les larves des vrillettes, des dermestes, etc.

L'agaric bien choisi est blanc, léger, homogène, friable, inodore;

il a une saveur d'abord fade et comme farineuse, ensuite amère, âcre, nauséabonde. Si l'on en jette des fragmens sur les charbons, ils s'enflamment avec facilité, et laissent fort peu de cendres.

Les analyses chimiques de ce champignon, faites par Neumann, Poulduc, Geoffroy, etc., sont très-incomplètes. Analysé avec plus d'exactitude par M. Bouillon-Lagrange, et plus récemment encore par M. Braconnot, il a fourni à ce dernier 0,72 d'une résine particulière, 0,26 d'une matière fongueuse, et 0,02 d'un extrait amer. — L'agaric est quelquefois employé par les teinturiers pour colorer la soie en noir; mais c'est principalement dans l'art de guérir que, durant une longue suite de siècles, il a joui d'une grande réputation. Démocrite le regardait, dit-on, comme un remède domestique; Dioscorides et Galien l'administraient sous diverses formes; ils le supposaient vulnéraire, fébrifuge, alexitère; ils le croyaient propre à guérir la dysenterie, la goutte, la chlorose, l'hystérie, et même l'épilepsie et la consomption. Les habitans des montagnes du Piémont l'associent au poivre, et se servent inconsidérément de ce mélange dans presque toutes les maladies; ils le jugent surtout un moyen infaillible de dissiper les graves accidens causés par la petite sangsue des Alpes dans le tube alimentaire.

On voit l'agaric figurer dans diverses préparations pharmaceutiques, telles que la thériaque, le mithridate, la confection hamech, les pilules de mastic et celles de succin, l'extrait panchymagogue de Crollius, les trochisques qui lui doivent leur dénomination, etc. Son action purgative est lente, infidèle, et accompagnée de malaise, de nausées, de vomituritions, de coliques, de tranchées. Susceptible d'être remplacé par des agens thérapeutiques beaucoup plus efficaces et plus certains, l'agaric devrait être complètement banni de nos matières médicales et abandonné aux vétérinaires; M. Huzard le recommande dans les affections catarrhales, dans la dysurie et dans cette espèce de coma que les maréchaux appellent *immobilité*.

JACQUIN (N.-J.), *De agarico officinali*, *Diss. inaug. resp. Fr. Rubel*; in-8°; *Vindobonæ*, 1778.
RICHTER (Auguste-Théophile), *De agarico officinali*, *Progr.* in-4°; *Gottingæ*, 1778.

EXPLICATION DE LA PLANCHE. (*La figure est réduite à la moitié de sa grandeur naturelle.*) — 1. Agaric entier. — 2. Coupe verticale de l'agaric. — 3. Branche du mélèse qui porte cette espèce d'agaric.

7

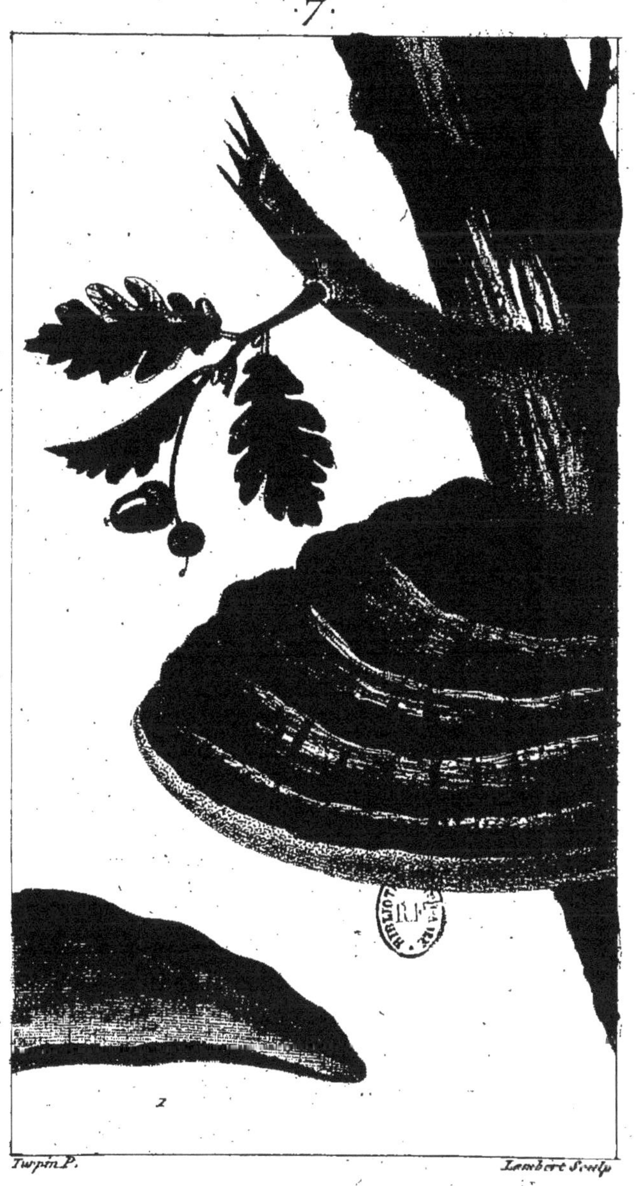

AGARIC *Amadouvier.*

a. l. l.

VII.

AGARIC AMADOUVIER.

Grec..........	μυκης πυρευστικος, C.
Latin..........	AGARICUS QUERNUS; AGARICUS CHIRURGORUM, vulg. FUNGUS *in caudicibus nascens, unguis equini figura.* Bauhin, Πιναξ, lib. 10, sect. 5. AGARICUS *pedis equini facie.* Tournefort, clas. 17, *apétales sans fleur ni fruit.* BOLETUS IGNIARIUS; Linné, clas. 24, *cryptogamie champignons.* AGARICUS; Jussieu, clas. 1, ord. 1, *champignons.*
Italien..........	AGARICO QUERCINO; AGARICO DA ESCA; AGARICO DE' CHIRURGHI.
Espagnol........	AGARICO DEL ENCINA; AGARICO POR YESCA; AGARICO DE LOS CIRUJANOS.
Français.........	AGARIC AMADOUVIER; AGARIC DE CHÊNE; AGARIC DES CHIRURGIENS.
Anglais..........	AGARIC OF THE OAK; TINDER-AGARIC.
Allemand........	EICHENSCHWAMM; FEUERSCHWAMM; ZUNDERSCHWAMM.
Hollandais.......	EIKENZWAM; TONDELZWAM.

CETTE espèce de champignon végète sur le tronc du chêne, du hêtre, du tilleul, du bouleau, du noyer, etc. Il forme des chapeaux sessiles, attachés par le côté, arrondis en sabot de cheval, lisses, légèrement convexes en dessus, et remarquables par les zones de différentes couleurs, dont les principales sont brunes et rougeâtres. Leur surface inférieure est blanchâtre, et garnie de pores très-petits. Sa chair présente à l'intérieur une teinte fauve; sa consistance est tenace et subéreuse.

Cet agaric est rarement employé dans l'art tinctorial. Les médecins ne doivent jamais l'administrer à l'intérieur, quoi qu'en disent Rochard et Brillouet. Cependant, il est d'une utilité beaucoup plus étendue, beaucoup plus réelle, que l'agaric du mélèse. C'est lui qui fournit l'amadou : pour le préparer, on enlève la couche extérieure, dure, et en quelque sorte ligneuse; on bat, à l'aide d'un maillet, la portion charnue, on la fait bouillir dans une solution de nitrate de potasse, on la fait sécher, on la bat une seconde fois, on l'imprègne de nouveau d'eau nitrée, puis on la soumet à une dernière dessiccation. Souvent on la frotte avec de la poudre à canon, qui lui communique une couleur noirâtre et une plus grande inflammabilité.

Depuis un temps immémorial, ce champignon est regardé dans divers pays comme un remède vulgaire pour étancher le sang des coupures, des plaies légères[1]; mais Brossard, chirurgien de La Châtre, en Berri, le proposa, en 1750, pour arrêter les hémorragies des artères, et tenir lieu de la ligature. Cette nouveauté fut accueillie de la manière la plus flatteuse par l'Académie des Sciences et par celle de Chirurgie. Poulletier de la Salle affirma positivement que l'agaric faisait contracter l'artère, rétrécissait son diamètre, et formait le caillot destiné à boucher le vaisseau. Vicat et Bergius réfutèrent cette assertion : en effet, il est aisé de concevoir, par la nécessité de l'appliquer sur l'ouverture même de l'artère, d'en mettre plusieurs morceaux les uns sur les autres, et d'assujétir le tout par un bandage un peu serré, que c'est à son tissu spongieux, à la propriété de se gonfler et d'opposer une forte résistance au sang, que l'agaric doit sa prétendue vertu astringente. Au reste, ce moyen, dont l'efficacité a été prodigieusement exagérée, est insuffisant dans une foule de cas, et notamment dans les ouvertures des gros vaisseaux à la suite des amputations, ainsi que l'a démontré Parker, dans un opuscule sur la prééminence de la ligature. L'amadou me semble d'ailleurs préférable sous bien des rapports, et M. Huzard fait observer qu'il devrait être d'un usage fréquent dans la chirurgie vétérinaire : « Les parties nitreuses dont il est imbu le rendent un fort bon styptique, propre à réprimer les hémorragies : il est aussi dessiccatif; quelques ulcères du garrot et du pied, qui duraient depuis long-temps et résistaient aux remèdes ordinaires, se sont séchés promptement à l'aide de ce topique. »

Les Lapons préparent avec l'agaric amadouvier une espèce de moxa, qu'ils appliquent dans diverses maladies, et spécialement dans les affections rhumatismales et goutteuses.

[1] Le puissant agaric, qui du sang épanché
Arrête les ruisseaux, et dont le sein fidèle
Du caillou pétillant recueille l'étincelle.
(DELILLE, *Homme des champs*, chant 3.)

EXPLICATION DE LA PLANCHE. (*Cet agaric est réduit au tiers de sa grandeur naturelle.*) — 1. Coupe verticale, dans laquelle on voit la couche extérieure et la direction des tubes qui composent le reste de ce champignon.

.8.

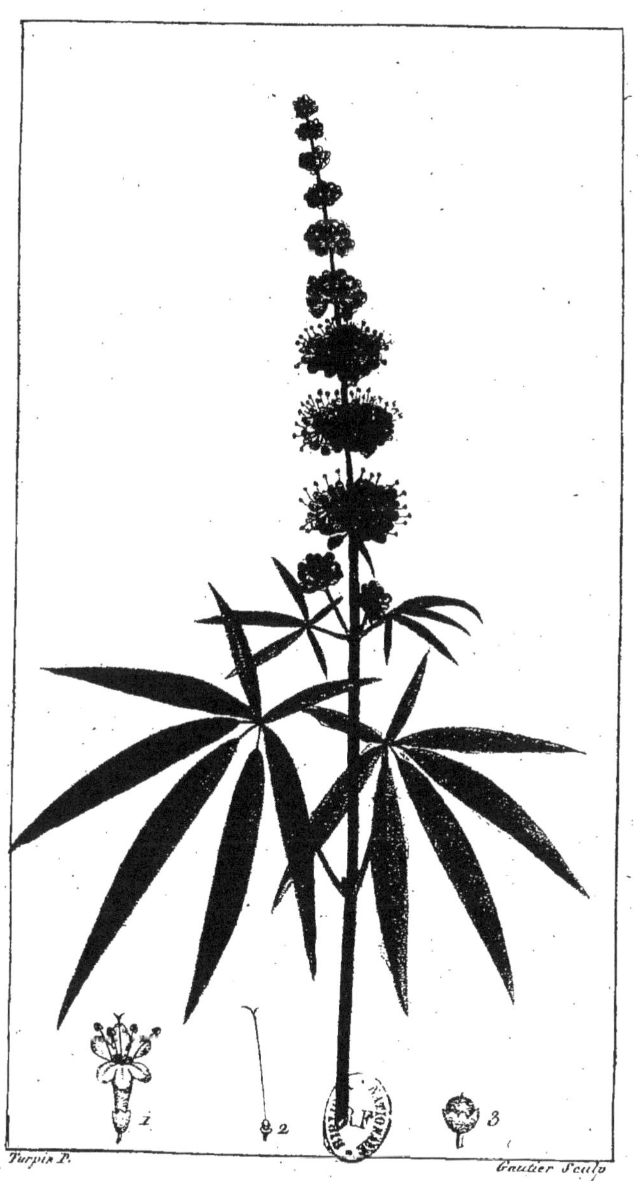

Turpin P. Gautier Sculp

AGNUS *Castus*.

a. l. l.

VIII.

AGNUS CASTUS.

Grec. . . . . ελαιαγνος, Théophraste; αγνος, λυγος, Dioscorides.

Latin. . . . . VITEX *foliis angustioribus, cannabis modo dispositis.* Bauhin, Πιναξ, lib. 12, sect. 3; — Tournefort, clas. 20, *arbres monopétales.* VITEX AGNUS CASTUS; *foliis digitatis serratis, spicis verticillatis.* Linné, clas. 14, *didynamie angiospermie;* — Jussieu, clas. 8, ord. 5, *gatiliers.*

Italien. . . . . AGNOCASTO; VITICE.

Espagnol. . . . . AGNOCASTO; SAUZGATILLO.

Français. . . . . AGNUS CASTUS; GATTELIER; GATILIER; GATTILIER.

Anglais. . . . . AGNUS CASTUS; CHASTE-TREE.

Allemand. . . . . KEUSCHBAUM; KEUSCHLAMM.

Hollandais. . . . . KUISCH-BOOM.

L'AGNUS CASTUS est un arbrisseau d'un aspect assez agréable, surtout à l'époque de sa floraison. Il croît dans les lieux humides, marécageux des pays chauds, comme l'Égypte, la Grèce, la Sicile, les départemens méridionaux de la France, etc.

La racine est ligneuse et rameuse. La tige, qui s'élève à la hauteur d'environ douze pieds, est droite, nue inférieurement, et garnie, vers son sommet, de nombreux rameaux effilés, très-flexibles, feuillés, tétragones, et blanchâtres à leur partie supérieure. Le gatilier doit probablement à cette grande flexibilité le nom de *vitex* (de *viere*, plier, fléchir), et celui d'*agnus castus*[1] à la vertu qu'on lui a supposée de calmer la passion de l'amour. — Les feuilles, qui, par leur disposition, imitent celles du chanvre, sont opposées, pétiolées, digitées, douces au toucher, composées de cinq, et parfois de sept folioles étroites, lancéolées, pointues, très-entières, molles, inégales, d'un vert foncé en dessus, avec de très-petits points blancs qui leur donnent une teinte grisâtre; blanchâtres et légèrement cotonneuses en dessous. — Les fleurs sont comme verticillées sur de longs épis nus, interrompus, et qui terminent les rameaux; elles s'épanouissent aux mois de juillet et d'août, offrent une couleur violette ou purpurine, quelquefois blanche. Le calice est lanugineux et blanchâtre; le limbe de la corolle est ouvert, irrégulier, et à six divisions;

[1] Formé par la réunion bizarre et battologique du terme grec αγνος et du mot latin *castus*, qui tous deux signifient *chaste*.

les étamines sont droites et saillantes. — Le fruit est une baie globuleuse, noirâtre, dure, grosse à peine comme un grain de poivre, enveloppée, à sa base, par le calice de la fleur, et divisée, intérieurement, en quatre loges monospermes.

L'agnus castus exhale une odeur aromatique, remarquable surtout dans les baies récentes, qui sont en même temps douées d'une saveur âcre : aussi les appelle-t-on dans quelques pays *petit poivre*, *poivre sauvage*, et Sérapion les nommait *poivre des moines*.

Par quel singulier caprice a-t-on choisi pour emblème, et en quelque sorte pour palladium de la chasteté, une plante qui, loin de calmer l'éréthisme des organes génitaux, doit au contraire leur donner une énergie nouvelle? Combien d'usages ridicules n'a-t-on pas établis, combien de fables absurdes n'a-t-on pas débitées sur cette prétendue vertu antiaphrodisiaque! Dioscorides, Pline, Galien, nous apprennent que les prêtresses de Cérès formaient leur couche virginale avec les rameaux de l'agnus castus, et qu'elles en jonchaient les temples de la chaste déesse à la célébration des Thesmophories. On prépare encore de nos jours, avec des baies de cet arbrisseau, une essence, une eau distillée, et un sirop de chasteté, pour émousser l'aiguillon de la chair, qui souvent se fait sentir avec une violence extrême dans ces sombres asiles où l'homme s'impose la loi barbare de combattre le plus doux et le plus utile penchant de la nature.

Nous avons montré sur ce point, comme sur tant d'autres, un respect trop superstitieux, une confiance trop aveugle pour les décisions des anciens : nous avons adopté leurs opinions contradictoires sur les vertus de l'agnus castus. N'est-il pas ridicule, en effet, de regarder ses semences tout à la fois comme échauffantes et comme antiaphrodisiaques [1]? Avouons cependant, à l'honneur de l'art, que les meilleurs thérapeutistes modernes, parmi lesquels je place au premier rang les docteurs Alibert et Schwilgué, n'ont pas même daigné inscrire cet arbrisseau si vanté au nombre des substances médicamenteuses.

[1] Peyrilhe, *Tableau méthod. d'un cours d'hist. nat. médic.*, in-8°; Paris, 1804.

EXPLICATION DE LA PLANCHE. (*La figure est réduite à la moitié de sa grandeur naturelle.*) — 1. Fleur entière de grandeur naturelle. — 2. Pistil. — 3. Fruit de grandeur naturelle.

9

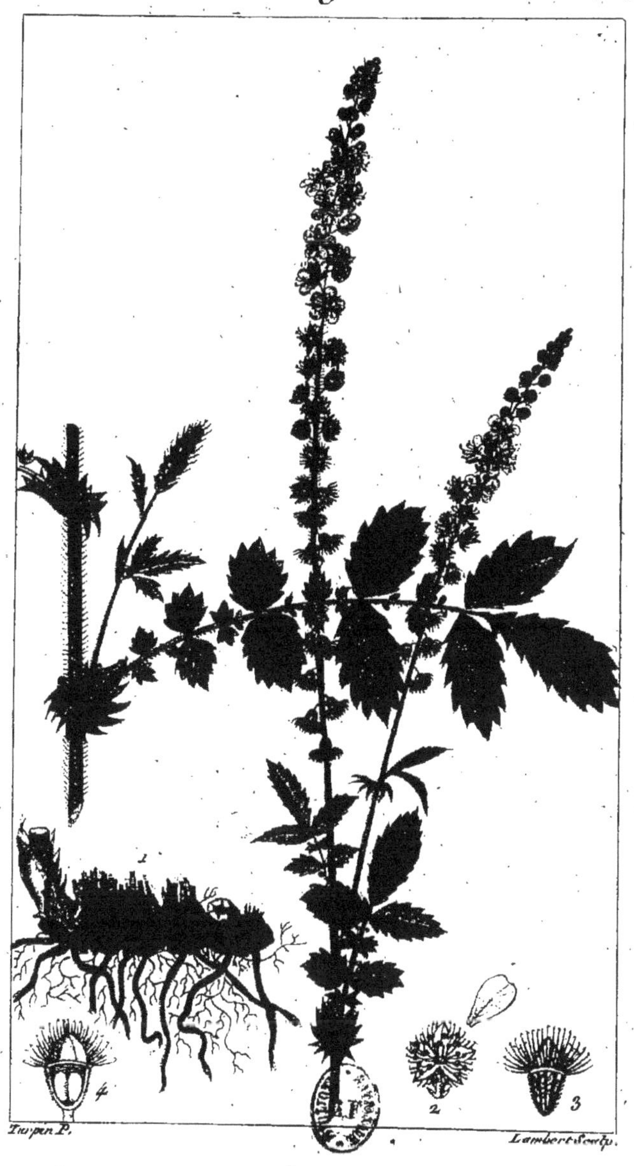

Turpin P. Lambert Sculp.

AIGREMOINE.

a.l.l.

IX.

AIGREMOINE.

Grec.	ευπατωριον. Dioscorides.
Latin.	AGRIMONIA, vulg. EUPATORIUM VETERUM sive AGRIMONIA. Bauhin, Πιναξ, lib. VIII, sect. 5. AGRIMONIA OFFICINARUM. Tournefort, clas. 6, *rosacées.* AGRIMONIA EUPATORIA; *foliis caulinis pinnatis, impari petiolato; fructibus hispidis.* Linné, clas. 11, *dodécandrie digynie;* — Jussieu, clas. 14, ord. 10, *rosacées.*
Italien.	AGRIMONIA; EUPATORIO DE' GRECI.
Espagnol.	AGRIMONIA; AGRIMONIA OFICINAL.
Français.	AIGREMOINE.
Anglais.	AGRIMONY; LIVER-WORT.
Allemand.	ODERMENNIG; ACKERMENNIG.
Hollandais.	AGRIMONIE; LEVER-KRUID.

CETTE plante vivace croît dans presque tous les climats, le long des haies, des chemins, aux bords des champs et des bois.

La racine est grosse, noueuse (chaque nœud marque une année), fibreuse, horizontale, et sous son écorce noirâtre on trouve une lame d'un beau rouge. — La tige s'élève de deux pieds environ; elle est droite, cylindrique, assez dure, velue, feuillée, et ordinairement simple. — Les feuilles sont alternes, munies à leur base de deux grandes stipules amplexicaules; sessiles, ailées avec une impaire, composées de sept ou neuf folioles ovales, dentées en scie, velues, et entre lesquelles on en trouve d'autres extrêmement petites. Les folioles les plus grandes sont celles qui terminent les feuilles. — Les fleurs, qui s'épanouissent aux mois de juin et de juillet, sont jaunes, petites, presque sessiles, disposées en un long épi grêle et terminal. Elles présentent un calice double : l'intérieur est monophylle, persistant, partagé à son sommet en cinq découpures, et remarquable par un rétrécissement très-prononcé à l'entrée du tube; l'extérieur est armé de pointes rudes et recourbées. La corolle est formée de cinq pétales planes, ouverts en rose, échancrés, et insérés sur la gorge étroite du calice. Les étamines sont au nombre de dix à douze, moins longues que les pétales. L'ovaire, parfois double, est logé dans le tube du calice, et chargé d'un style saillant. — Le fruit est une espèce de capsule formée par le calice dont la gorge s'est entièrement fermée, et qui contient une ou deux semences arrondies.

L'aigremoine exhale, dans son état de fraîcheur, un arome agréable, mais faible, et qui se dissipe par la dessiccation. Toute la plante est douée d'une saveur amère, astringente; les chevaux et les vaches la négligent. Geoffroy observe que le suc des feuilles rougit légèrement le papier bleu; leur infusion noircit sur-le-champ la solution de sulfate de fer. L'alcool et l'eau s'emparent également des principes actifs de ce végétal: ce qui démontre une proportion assez exacte de résine et de gomme.

Les vertus de l'aigremoine ont été célébrées par les anciens médecins; ils l'ont surtout vantée comme le remède par excellence des maladies du foie, et fréquemment désignée sous le nom de ἡπατωριον, dont ευπατωριον n'est peut-être qu'une altération.

M. Alibert dit que l'aigremoine est utile dans les écoulemens chroniques, les hémorragies passives, les ulcères de la gorge, les engorgemens des amygdales : elle entre dans plusieurs préparations pharmaceutiques, telles que l'eau vulnéraire, l'électuaire catholicum, l'onguent mondificatif d'ache, etc. Mais on ne l'emploie plus guère aujourd'hui que dans les gargarismes détersifs, pour lesquels certains praticiens donnent la préférence à la décoction vineuse.

Les propriétés antipsoriques attribuées à cette plante par Becker ne reposent que sur un petit nombre d'observations peu décisives; cependant l'habile vétérinaire M. Huzard la recommande pour déterger les ulcères sanieux et farineux, le mal de taupe, celui de garrot, etc. Dambourney, qui a enrichi l'art tinctorial d'une foule de procédés avantageux, a prouvé qu'une forte décoction d'aigremoine imprégnait d'une couleur d'or très-solide les étoffes de laine, en ajoutant, comme mordant, une solution légère de bismuth.

BECKER (J.-C.), *De eupatorii Græcorum, seu agrimoniæ, viribus, Diss.* in-4°; *Erfordiæ*, 1785.

EXPLICATION DE LA PLANCHE. (*La figure est moitié de grandeur naturelle.*) — 1. Racine sur laquelle, au moyen de ses nœuds, on peut compter six années. — 2. Fleur grossie de laquelle on a détaché les pétales. — 3. Calice faisant les fonctions de capsule. — 4. Le même coupé verticalement, dans l'intérieur duquel on aperçoit deux graines.

10.

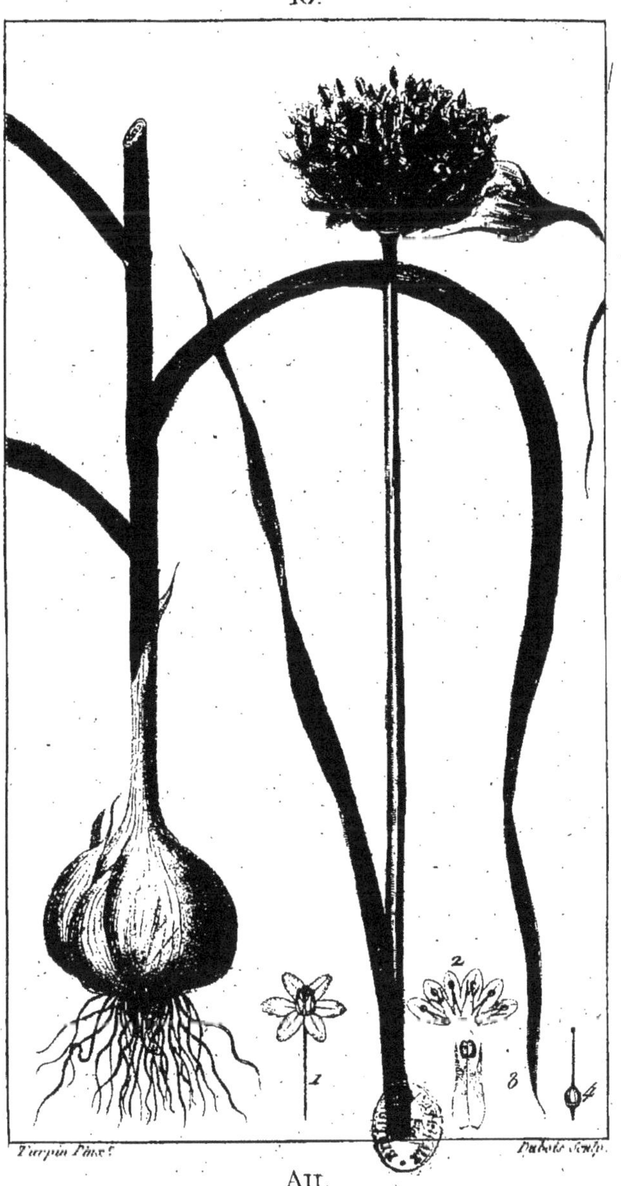

Turpin Pinx.t Dubois Sculp.

AIL

a. l. l.

X.

AIL.

Grec. . . . . σκοροδον; αγλιδιον [1].

Latin. . . . . ALLIUM SATIVUM. Bauhin, Πιναξ, lib. II, sect. 4; — Tournefort, clas. 9, *liliacées.*
ALLIUM SATIVUM; *caule planifolio bulbifero, bulbo composito; staminibus tricuspidatis.* Linné, clas. 6, *hexandrie monogynie;* — Jussieu, *asphodèles.*

Italien. . . . . AGLIO.

Espagnol. . . . . AJO.

Français. . . . . AIL.

Anglais. . . . . GARLIC.

Allemand. . . . . KNOBLAUCH.

Hollandais. . . . . LOOK; KNOFLOOK; KNOPLOOK.

Polonais. . . . . CZOSNEK.

CETTE plante vivace croît spontanément dans les pays chauds, en Égypte, en Grèce, en Sicile, en Provence, où elle fleurit aux mois de juin et de juillet.

La racine est un bulbe presque ovoïde, ayant des côtes obtuses, et composé de quelques tuniques minces, blanches ou rougeâtres, sous lesquelles on trouve plusieurs bulbes particuliers joints ensemble, oblongs et pointus. Ces bulbes, nommés par les Grecs αγγιθες, sont communément appelés *gousses d'ail.* Ils sont portés sur une sorte de plateau charnu qui jette de nombreux filamens, des espèces de chevelus, lesquels sont, à proprement parler, la seule véritable racine. Gérard a rencontré, dans ses herborisations, des aulx qui n'avaient qu'un seul bulbe. — La tige, haute d'un pied et demi, cylindrique, lisse, est garnie, dans sa partie inférieure, de feuilles linéaires, planes, et non fistuleuses comme celles de l'ognon [2]. — La fleur n'a point de corolle: elle présente un calice à six pièces oblongues, disposées en étoile; six étamines alternativement élargies

[1] Αγλιδιον est-il la racine de *allium?* je n'ose l'affirmer. Toutefois, cette étymologie est moins inexacte, moins invraisemblable que celles proposées par Isidore, Voisius, Littleton, Théis, etc.

[2] La vraie tige de l'ail consiste uniquement dans le plateau charnu qui forme la base ou le soutien des racines et des bulbes : ce qui porte les fleurs n'est qu'un pédoncule terminal et multiflore.

et à trois pointes. Ces fleurs, ramassées en naissant dans une spathe membraneuse, sont blanchâtres; elles forment, au sommet de la tige, une ombelle bulbifère arrondie en tête. — Le fruit est une capsule courte, trigone, partagée intérieurement en trois loges qui contiennent plusieurs semences sous-orbiculaires.

L'ail répand une odeur forte, extrêmement volatile et si pénétrante, qu'elle imprègne, avec rapidité, toute l'atmosphère d'un vaste appartement. On la retrouve non-seulement dans les fluides, mais encore dans les parties solides des animaux. Cet arôme, éminemment diffusible, réside dans une huile essentielle citrine, très-âcre, examinée avec beaucoup de soin par M. Cadet, auquel nous devons une excellente analyse de l'ail. Le suc donne un extrait mucilagineux, une matière albumineuse, un parenchyme sec, et une certaine quantité d'eau de végétation. La ténacité du suc d'ail est telle, qu'on s'en sert pour lutter, pour recoller les fragmens de fayence fine et de porcelaine. Les cendres fournissent plusieurs sels à base de potasse, de l'alumine, du phosphate de chaux, de l'oxide de fer, de la magnésie, de la chaux et de la silice.

Desséché au point de perdre plus de la moitié de son poids, l'ail, dit M. Bodard, ne perd presque rien de sa saveur ni de son odeur; mais cuit dans l'eau ou dans le vinaigre, il perd l'une et l'autre, et se réduit en un mucilage très-visqueux, qui peut rendre les plus grands services comme émollient, et remplacer les gommes arabique et adragant.

Les propriétés économiques et médicales de cette plante bulbeuse ont été célébrées par les écrivains de tous les temps et de tous les lieux. Au Nord, comme au Midi, l'ail est un des assaisonnemens les plus recherchés, spécialement par la classe du peuple, qui le regarde comme un préservatif, comme une sorte de panacée : aussi lui a-t-on donné le nom de *thériaque des paysans*. Quelques bulbes, mangés avant le paroxysme des fièvres intermittentes, en ont souvent prévenu le retour; et l'on a tort de négliger ce fébrifuge domestique, dont l'efficacité, déjà reconnue par Celse, a été confirmée par Rosen, Bergius et d'autres praticiens habiles.

Une longue expérience justifie l'emploi de l'ail à l'époque des épidémies contagieuses, et notamment lorsque la peste exerce ses ravages. La plupart des médecins modernes prétendent que l'ail agit alors uniquement comme tonique. Veut-on dire par là que toute autre substance tonique, au même degré, produit absolument le même effet? Je crois que c'est une erreur, et, pourtant, je suis très-éloigné de voir des spécifiques antipestilentiels dans l'ail, et dans le trop fameux *vinaigre des quatre voleurs*, dont les bulbes de cette plante sont un des principaux ingrédiens.

Dans le catarrhe pulmonaire apyrétique, et dans plusieurs autres affections morbeuses de l'organe respiratoire, telles que la dyspnée, la toux pituiteuse, l'asthme humide, on administre avec succès l'ail cru, ou cuit dans du lait. Il exerce sur l'appareil urinaire une action très-énergique; souvent il a calmé les douleurs néphrétiques, et favorisé la sortie de petits graviers; souvent il a dissipé les hydropisies.

Le docteur Lind, qui a répandu tant de lumières sur la nature et le traitement du scorbut, prescrit l'usage de l'ail comme un puissant moyen prophylactique et curatif de cette maladie désastreuse.

La vertu anthelmintique de l'ail est constatée par une foule d'observations irrécusables; il chasse et fait mourir non-seulement les ascarides lombricoïdes, mais le redoutable ténia. Employé sous forme de topique, l'ail devient un rubéfiant dont l'utilité ne peut être révoquée en doute. On le pile avec l'huile d'olive, dit Fourcroy, et on en fait une sorte d'onguent extemporané, qui, parfois, détermine la résolution des tumeurs scrofuleuses : on l'applique aussi sur les brûlures, sur les parties attaquées de goutte; on en frotte la peau couverte de boutons galeux; enfin, on met quelquefois un pareil mélange sous la plante des pieds, à titre de révulsif.

WEDEL (George-wolfgang), *De allio, Diss. inaug. resp. Emhard*, in-4° ; *Ienæ*, 1718.

HALLER (Albert), *De allii genere naturali*, *Progr.* in-4° ; *Gottingæ*, 1745. — Réimprimé avec des additions, dans les *Opuscula botanica* de l'illustre auteur ; in-8°, fig. ; Gottingue, 1749.

EXPLICATION DE LA PLANCHE. (*La plante est réduite à moitié de grandeur naturelle.*) — 1. Fleur entière un peu plus grande que nature. — 2. Calice ouvert. — 3. Une des trois étamines, élargie. — 4. Pistil.

.II.

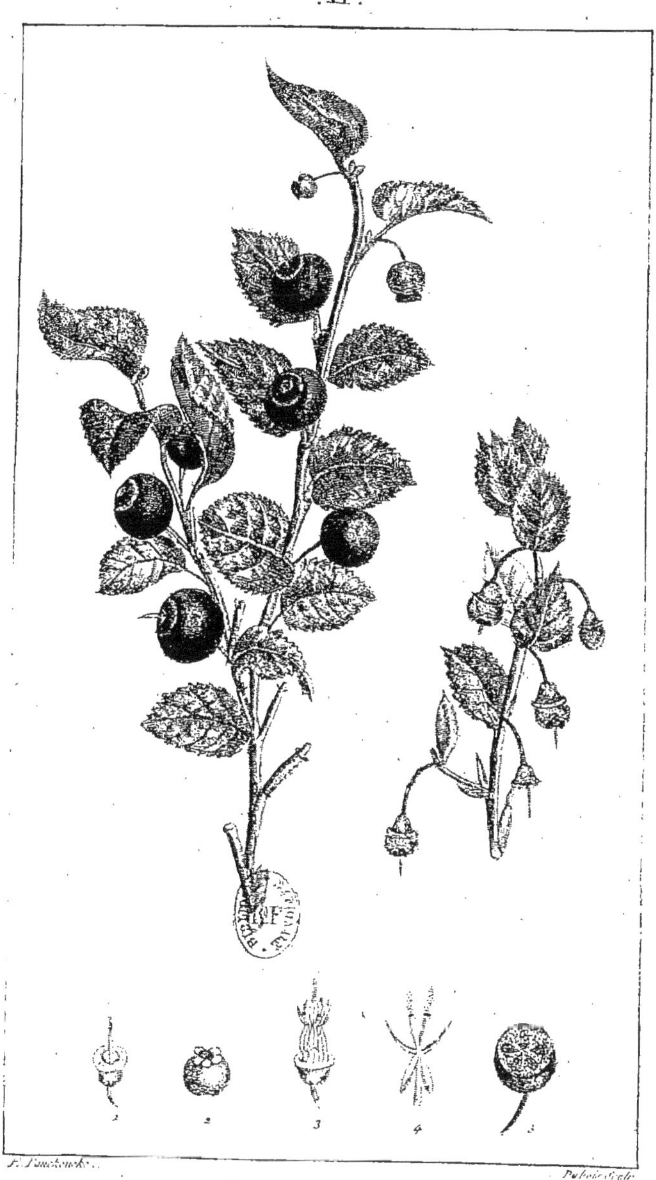

F. Panckoucke. Dubois Sculp.

AIRELLE MYRTILLE.

a. ll.

XI.

AIRELLE MYRTILLE.

Grec. . . . . αμπελος παραιδης.

Latin. . . . . VITIS IDÆA, *foliis oblongis crenatis, fructu nigricante ;* Bauhin, Πιναξ, lib. 12, sect. 3. Tournefort, clas. 20, *arbres monopétales.* VACCINIUM MYRTILLIUS, *pedunculis unifloris ; foliis serratis, ovatis, deciduis ; caule angulato ;* Linné, clas. 8, *octandrie monogynie ;* — Jussieu, clas. 9, ord. 3, *bruyères.*

Italien. . . . . MIRTILLO ; MORTELLA.

Espagnol. . . . . ARANDANO.

Français. . . . . AIRELLE ; AIRELLE MYRTILLE ; AIRELLE ANGULEUSE.

Anglais. . . . . BILBERRY-SHRUB.

Allemand. . . . . HEIDELBEERSTRAUCH.

Hollandais. . . . . HEIDELBEZIE-STRUIK.

L'AIRELLE MYRTILLE est un sous-arbrisseau qui croît spontanément dans les bois, les bruyères, les lieux élevés de la France, de l'Allemagne, de l'Angleterre; mais les plus habiles jardiniers ont fait de vains efforts pour la cultiver dans les jardins.

La racine, ligneuse, dure, menue, se propage communément assez loin sous terre en rampant. — La tige se divise, presque dès sa base, en rameaux qui parviennent à la hauteur de deux pieds environ; ils sont grêles, flexibles, très-anguleux, et revêtus d'une écorce verte. — Les feuilles, qui, dans cette espèce, ne durent qu'une année, sont alternes, ovales, finement dentées en leurs bords, vertes, glabres, légèrement nerveuses en dessous, et portées sur des pétioles très-courts. — Les fleurs se composent d'un calice supérieur, entier, persistant; d'une corolle disposée en grelot, et offrant une teinte blanche rougeâtre[1] : ces fleurs sont axillaires, solitaires et soutenues chacune par un pédoncule long d'une ligne et demie. — Le fruit est une baie globuleuse, ombiliquée, noirâtre, divisée intérieurement en cinq loges qui renferment de petites graines blanchâtres.

Les chèvres, et parfois les moutons, broutent les sommités de la myrtille, que les chevaux et les vaches négligent. On peut employer

[1] La corolle est formée de cinq pétales si étroitement soudés ensemble, qu'ils paraissent n'en faire qu'un : mais on juge aisément qu'ils sont au nombre de cinq, en ce que chacun d'eux a son point d'attache distinct sur l'ovaire.

au tannage des cuirs la tige et les feuilles; ces dernières, convenablement séchées, sont, au rapport de Willich, un excellent succédané du thé. — Mais ce sont spécialement les baies qui sont usitées dans l'économie domestique, dans les arts et dans la médecine. Très-âpres avant leur maturité, elles acquièrent en mûrissant une saveur aigrelette qui plaît. Les habitans de nos campagnes les nomment *raisins des bois, murets, brimbelles;* ils les mangent comme rafraîchissans. Le peuple du nord de l'Angleterre est très-friand de ces baies, qu'il mêle à la crême, au lait, dont il fait des tartres, etc.

L'astriction légère et le goût acidule de ces fruits rendent leur emploi très-avantageux dans les affections scorbutiques, diarrhéiques et dysentériques. Tantôt on les administre tels que la nature nous les offre; tantôt on exprime le suc, avec lequel on peut préparer une espèce de limonade, un sirop, ou bien que l'on réduit en rob par l'évaporation. Plusieurs médecins recommandent ces fruits desséchés et pulvérisés, à la dose d'un gros jusqu'à celle d'une once, surtout lorsqu'il s'agit de réprimer des flux immodérés : d'autres les écrasent, ajoutent du sel marin, et font une sorte de cataplasme *antilaiteux,* qu'ils appliquent sur le sein des femmes en couche.

Les baies de myrtille, soumises à la fermentation avec une certaine dose de sucre, fournissent une très-bonne liqueur vineuse. Les aubergistes s'en servent pour colorer, allonger, et même pour fabriquer de toutes pièces des vins qu'ils débitent comme naturels.

Cette propriété colorante des baies de myrtille les rend fort utiles à l'art tinctorial, et même à la peinture.

Plusieurs autres espèces d'airelle diffèrent seulement de la myrtille par quelques caractères botaniques, mais s'en rapprochent singulièrement par les vertus médicinales et les usages économiques. Il suffira de distinguer la canneberge, *vaccinium oxycocus*, L.; l'airelle de Cappadoce, *vaccinium arctostaphylos*, L.; l'airelle ponctuée, *vaccinium vitis idæa*, L.; l'airelle veinée, *vaccinium uliginosum*, L.

EXPLICATION DE LA PLANCHE. (*La figure est de grandeur naturelle; la petite branche à droite représente un rameau de fleurs.*) — 1. Calice et pistil. — 2. Corolle entière. — 3. Étamines et pistil. — 4. Étamine isolée, anthère perforée au sommet, et répandant le pollen. — 5. Fruit coupé transversalement.

12.

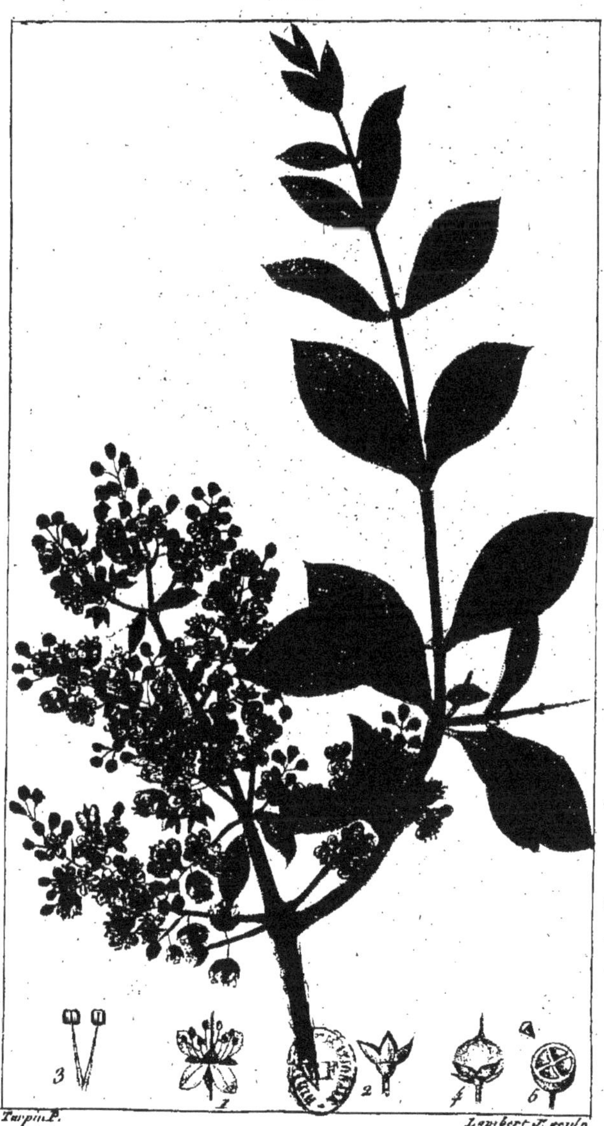

ALCANNA.

a. l. l.

XII.

ALCANNA[1].

Grec.	κυπρος, Dioscoridis; κυπρο αιγυπτια, C.
Latin.	LIGUSTRUM ÆGYPTIACUM GATIFOLIUM; Bauhin, Πιναξ, lib. 12, sect. 3. Tournefort, clas. 20, *arbres monopétales.* LAWSONIA INERMIS; *ramis inermibus;* Linné, clas. 8, *octandrie monogynie;* — Jussieu, clas. 14, ord. 9, *salicaires.*
Italien.	ALCHENNA, ALCANNA.
Espagnol.	ALHENNA ORIENTAL.
Français.	ALCANNA; HENNÉ; MINDI.
Anglais.	ALCANNA; ALHENNA; BROAD-LEAVED EGYPTIAN PRIVET.
Allemand.	ORIENTALISCHE ALKANNE; MONDHOLZ.
Hollandais.	ORIENTAAL ALKANNE; EGYPTISCHE MONDHOUT.

CET arbrisseau, qui croît spontanément aux Indes Orientales, en Perse, en Arabie, en Égypte, peut, à l'aide de quelques soins, prospérer dans nos climats; aussi le cultive-t-on dans plusieurs jardins d'Angleterre, et au Muséum d'histoire naturelle de Paris.

Le henné s'élève à la hauteur de huit à douze pieds; son bois est dur, et l'écorce de son tronc est ridée. Ses nombreux rameaux sont glabres, feuillés, légèrement tétragones vers leur sommet; les latéraux sont aigus, raides, quelquefois piquans comme des épines. Les feuilles, longues d'un pouce environ, sont opposées, ovales, entières, presque sessiles, vertes, glabres. — Les fleurs sont petites, blanches ou d'un blanc jaunâtre, très-odorantes, disposées en panicules branchues et terminales. Le calice est glabre, persistant, formé d'une seule pièce quadrifide. La corolle se compose de quatre pétales ouverts; les étamines sont beaucoup plus longues que les pétales. — Le fruit est une petite capsule globuleuse, divisée intérieurement en quatre loges, qui contiennent plusieurs semences anguleuses.

[1] Les mots *alcanna*, *alchenna*, *alhenna*, *henné*, expriment plus ou moins exactement le son par lequel les Orientaux désignent la plante dont il est ici question. (Tout le monde sait que *al* correspond, en langue arabe, à notre article *le*, *la*.) Le nom générique *lawsonia* rappelle un cultivateur anglais distingué, Guillaume Lawson.

Toutes les parties du henné ont une saveur âpre, amère et acidule; toutes recèlent une matière colorante rougeâtre. Fourcroy dit que les Turks et les Maures emploient la racine à titre de cosmétique; il ajoute qu'on l'administrait autrefois comme un remède dans les affections hystériques. Mais ce sont principalement les feuilles qui sont mises en usage. Le professeur Desfontaines atteste qu'il suffit de les écraser et de les appliquer en manière de cataplasme sur les endroits qu'on veut peindre. Forskaol assure qu'on fait sécher ces feuilles, et qu'on les réduit en poudre, à laquelle on ajoute un peu de sable pour l'atténuer davantage. Cette poudre humectée forme une pâte, avec laquelle les Orientaux, et spécialement les femmes, se teignent les ongles, et même le bout des mains et des pieds, quelquefois les cheveux, le ventre, et certaines parties du visage. Cette couleur est si tenace, qu'elle ne se dissipe que par le renouvellement de l'épiderme; aussi la retrouve-t-on sur les momies conservées depuis un grand nombre de siècles.

Le mindi épineux, *lawsonia spinosa*, L., n'est qu'une variété de l'*inerme*, si l'on en croit le célèbre naturaliste Lamarck, dont j'emprunte souvent les excellentes descriptions; telle est également l'opinion de Colin Milne. L'habile jardinier Miller prétend, au contraire, que la *lawsonia spinosa* constitue réellement une espèce très-distincte, remarquable par plusieurs caractères tranchés, et notamment par de fortes épines implantées dans les aisselles des feuilles.

EXPLICATION DE LA PLANCHE. (*La plante est de grandeur naturelle.*) — 1. Fleur entière grossie. — 2. Calice. — 3. Étamines, pour faire voir qu'elles sont insérées par paires. — 4. Fruit entier de grandeur naturelle. — 5. Fruit coupé horizontalement, pour faire voir les quatre loges; au dessus, une des graines.

.13.

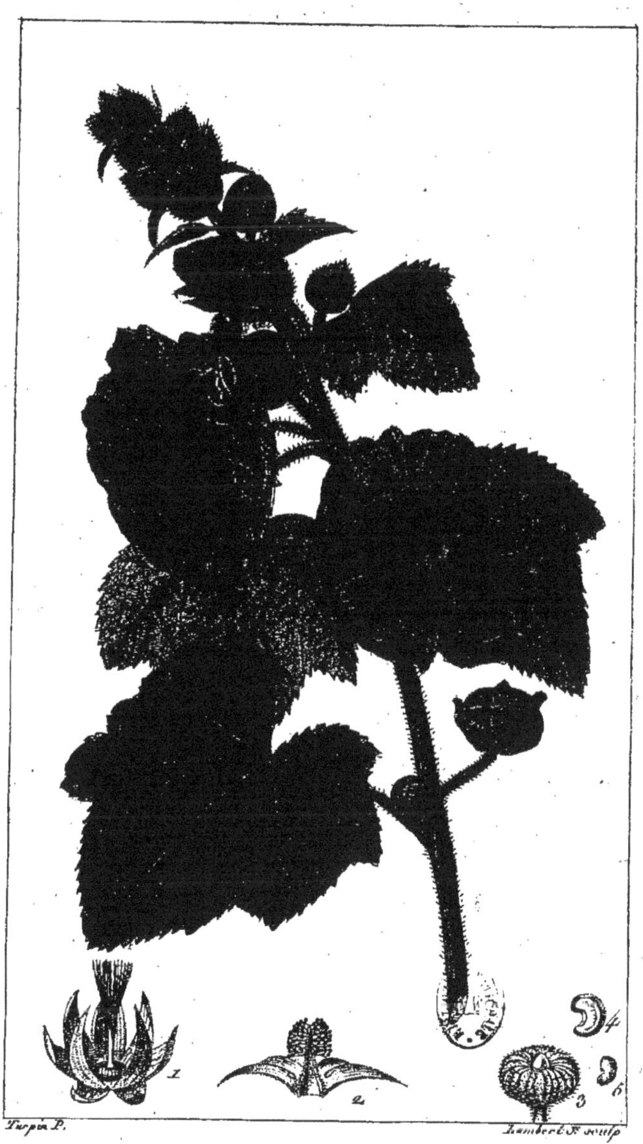

ALCÉE ROSE.

al. l.

XIII.

ALCÉE.

Grec	μαλαχη ροδοειδης, C.
Latin	ALCEA; MALVA ROSEA; MALVA ARBOREA; vulg. MALVA ROSEA, *folio subrotundo;* Bauhin, Πιναξ, lib. 8, sect. 5. Tournefort, clas. 1, *campaniformes.* ALCEA ROSEA, *foliis sinuoso-angulatis;* Linné, clas. 16, *monadelphie polyandrie.* ALTHÆA; Jussieu, clas. 13, ord. 14, *malvacées.*
Italien	ALCEA; MALVAROSA; MALVONE.
Espagnol	ALCEA; MALVA REAL.
Français	ALCÉE; MAUVE ROSE; PASSE-ROSE; ROSE TRÉMIÈRE; ROSE TRENIÈRE; ROSE D'OUTRE-MER.
Anglais	HOLLYHOCK.
Allemand	STOCKROSE; HERBSTROSE; ERNDTROSE; ROSENPAPPEL.
Hollandais	STOKROOS.

CETTE plante bisannuelle, originaire de l'Orient, supporte très-bien la température de nos climats; Gérard l'a trouvée dans les forêts, sur les montagnes, et au milieu des rochers de la Provence australe. Elle a le port d'un arbrisseau, et fait l'ornement des jardins par la beauté de ses fleurs, qui s'épanouissent vers la fin de l'été, et durent pendant une partie de l'automne.

La racine est longue, pivotante, blanche. — La tige s'élève à la hauteur de cinq à huit pieds : elle est simple, droite, ferme, épaisse, cylindrique, velue et feuillée. — Les feuilles sont alternes, pétiolées, larges, vertes, velues, lobées, sinuées; les inférieures sont arrondies, un peu en cœur à leur base; les autres sont anguleuses, crénelées en leurs bords. — Les fleurs sont fort grandes, ouvertes en rose, souvent doubles, de diverses couleurs selon les variétés, plus communément purpurines, pannachées de blanc, disposées sur de courts pédoncules dans les aisselles supérieures des feuilles, formant par leur rapprochement un épi lâche et allongé, qui termine la tige. Le calice est double, persistant, l'extérieur à six divisions. La corolle est formée de cinq pétales cunéiformes, connés à leur base, plus grands que le calice. Les étamines nombreuses, réunies inférieurement en une colonne cylindrique et corollifère, sont libres à leur partie supérieure, et soutiennent de petites anthères presque réniformes. L'ovaire orbiculé est surmonté d'un style qui se partage à son sommet en beaucoup de rameaux ou stigmates sétacés et divergens. — Le fruit se compose d'un grand nombre de capsules monospermes, représentant un plateau orbiculaire sur un réceptacle aplati et muni d'un axe ou d'une pointe dans son milieu.

La mauve rose recèle, ainsi que la plupart des malvacées, une grande quantité de principes muqueux. Les feuilles sont émollientes et adoucissantes comme celles de la mauve sylvestre, qu'elles peuvent remplacer. Le docteur Gilibert a retiré de la racine, arrachée au printemps, une farine vraiment nourrissante; il ajoute que les racines de mai, et les fruits avant leur parfaite maturité, donnent beaucoup de farine sucrée. Dioscorides, et après lui Schrœder, Spielmann, Hagen, ont cru les fleurs astringentes, et propres à arrêter les diverses sortes de flux, spécialement la dysenterie; ils en ont fait des gargarismes prétendus *toniques* et *détersifs*. Pour moi, je pense avec Murray que ces fleurs agissent alors de la même manière que celles de mauve et de guimauve [1], par leur qualité mucilagineuse.

La tige de cette plante offre une substance fibreuse et souple, avec laquelle on peut préparer des fils, des cordages, des tissus divers, et fabriquer un excellent papier.

Au reste, l'alcée (de *αλκη*, force, secours, remède) doit être rangée dans l'immense catégorie des plantes qui ne justifient point le titre fastueux dont l'ignorance ou la prévention les a décorées.

EXPLICATION DE LA PLANCHE. (*La figure est moitié de grandeur naturelle*). — 1. Double calice dans lequel on voit le pistil. — 2. Corolle ouverte, à la base de laquelle on voit attaché le tube staminifère. — 3. Fruit composé, plus petit que nature. — 4. Capsule isolée. — 5. Amande dépouillée de son tégument.

[1] Cavanilles et Jussieu rapportent l'*alcea* de Linné au genre *althæa*.

14.

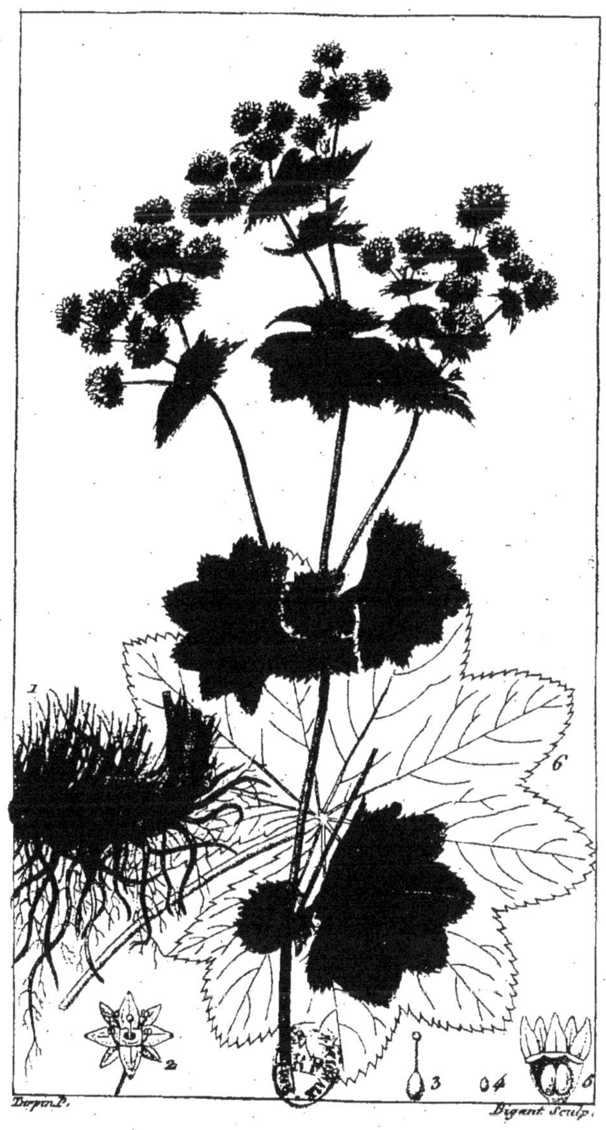

ALCHIMILLE.

XIV.

ALCHIMILLE.

Grec.	λεοντοπόδιον, C.
Latin.	ALCHIMILLA VULGARIS; Bauhin, Πιναξ, lib. 8, sect. 5. Tournefort, clas. 15, fleurs à étamines. ALCHEMILLA VULGARIS, *foliis lobatis;* Linné, clas. 4, *tétrandrie monogynie;* — Jussieu, clas. 14, ord. 10, *rosacées*.
Italien.	ALCHIMILLA; PIEDE DI LEONE.
Espagnol.	ALQUIMILA; PIE DE LEON COMUN.
Français.	ALCHIMILLE; PIED DE LION.
Anglais.	ALCHEMILLA; LADIES MANTLE.
Allemand.	SINAU; FRAUENMANTEL; HELFT.
Hollandais.	SINAUW; LEEUWENKLAUW; VROUWENMANTEL.

Cette plante vivace croît en France, en Angleterre, en Allemagne, dans les prés, dans les bois montagneux. Elle a reçu le nom d'*Alchimille*, dit Linné, parce que les alchimistes, qui emploient la rosée de ses feuilles, en ont fait un éloge pompeux. Elle est encore appelée *pied de lion*, à cause de la forme de ses feuilles considérées isolément, tandis que la manière dont elles sont unies, et pour ainsi dire entrelacées, lui a fait donner le titre de *manteau des dames*.

La racine, qui s'enfonce dans la terre, en suivant une direction oblique, est assez grosse, dure, fibreuse, noirâtre, et garnie de beaucoup de chevelu. — Les tiges, plus ou moins nombreuses, sont grêles, cylindriques, rameuses, légèrement velues, feuillées, et s'élèvent à la hauteur d'environ un pied. — Les feuilles sont alternes : les radicales portées sur de longs pétioles; celles de la tige, plus petites et soutenues par des pétioles plus courts à mesure qu'elles s'éloignent davantage de la racine; elles sont arrondies, et ont les bords festonnés ou partagés en six à dix lobes dentés; glabres en dessus, elles sont nerveuses et veinées en dessous; on remarque des poils courts à leurs bords et sur leurs nervures; les feuilles supérieures ont les stipules vaginales de leur base très-ouvertes, et comme frangées. — Les fleurs sont petites, nombreuses, verdâtres, et disposées en bouquets corymbiformes au sommet des tiges et de leurs rameaux. Chacune de ces fleurs, dépourvue de corolle, présente un calice monophylle, tubulé, persistant, et dont le bord plan est partagé en huit découpures pointues, alternativement grandes et petites, et ouvertes en étoile; quatre étamines très-courtes, insérées sur le calice. — Le fruit est une graine nue, ellipsoïde, comprimée, renfermée dans le col du calice resserré.

Toutes les parties de cette plante, et principalement la racine, font éprouver à l'organe du goût un sentiment d'astriction remarquable, et leur infusion se colore en noir par la solution de sulfate de fer. L'extrait aqueux a l'odeur de miel et la saveur acide-austère; il est beaucoup plus abondant que l'extrait alcoolique : celui-ci répand une odeur balsamique.

On regardait autrefois l'alchimille comme capable de remédier au relâchement, à la flaccidité du scrotum, du sein, et même de la vulve. On espérait trouver dans cette plante un moyen infaillible de rendre la fermeté, la fraîcheur à des organes flétris par l'âge, la maladie ou les jouissances immodérées. On n'a pas craint d'assurer que la virginité, cette fleur délicate qu'un instant fane et détruit pour toujours, renaissait brillante d'un nouvel éclat, moyennant quelques lotions avec le suc d'alchimille. Ce n'était point assez d'avoir supposé tant de vertus à cette plante : persuadés qu'elle était le spécifique de la raphanie, les Suédois lui ont donné le nom de *dragblad*. Malheureusement l'expérience n'a confirmé aucune de ces merveilleuses qualités, et l'alchimille est employée rarement aujourd'hui. On ne peut cependant lui refuser la propriété astringente et vulnéraire, que souvent elle paraît avoir justifiée dans certains cas d'ulcères internes, de leucorrhées, et autres flux chroniques. Les agriculteurs la considèrent en outre comme un excellent fourrage.

EXPLICATION DE LA PLANCHE. (*La figure est moitié de grandeur naturelle.*) — 1. Racine horizontale. — 2. Fleur entière grossie. — 3. Pistil. — 4. Graine de grosseur naturelle. — 5. Calice faisant les fonctions de capsule, coupé verticalement pour faire voir les deux graines qu'il renferme. — 6. Feuille radicale.

15.

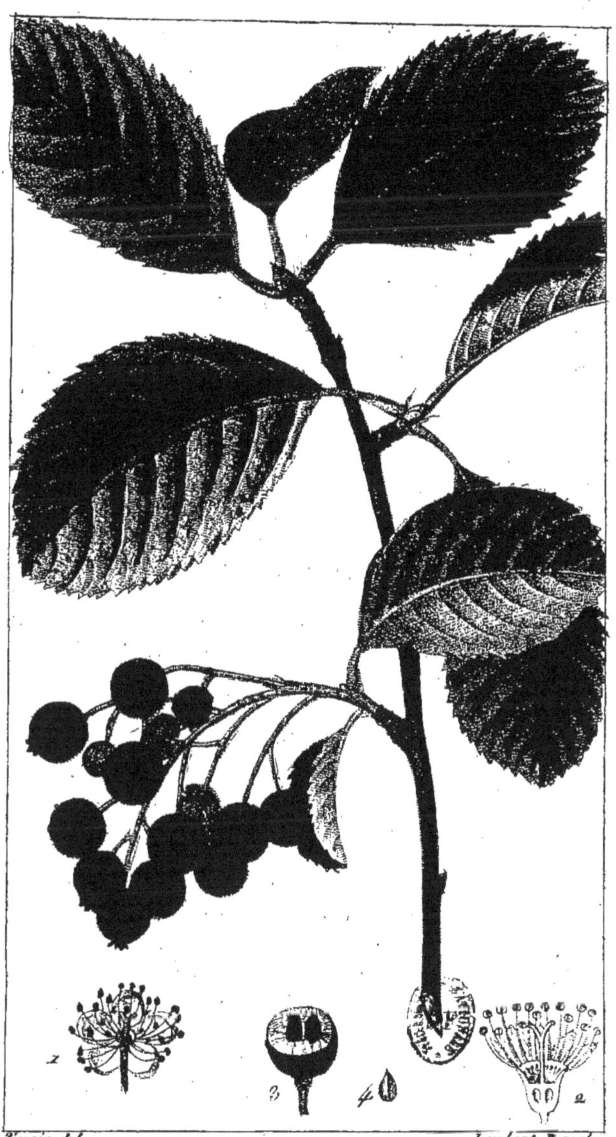

Turpin del. Lambert J. sculp.

ALISIER.

a.l.l.

XV.

ALISIER.

Grec.	κραταιγος, αρια, Théophraste?
Latin.	ALNI EFFIGIE, *lanato folio major;* Bauhin, Πιναξ, lib. 11, sect. 6. CRATÆGUS, *folio subrotundo, serrato, subtus incano;* Tournefort, clas. 21, *arbres rosacés.* CRATÆGUS ARIA, *foliis ovatis, incisis, serratis, subtus tomentosis;* Linné, clas. 12, *incosandrie digynie;* — Jussieu, clas. 14, ord. 10, *rosacées.*
Italien.	CRATEGO BIANCO.
Espagnol.	ALMEZ; ALMEZO.
Français.	ALISIER; ALIZIER; ALISIER COMMUN; ALISIER BLANC; ALOUCHIER.
Anglais.	BEAM-TREE; LOTE-TREE; WHITE LEAF-TREE.
Allemand.	ELSBEERBAUM.
Hollandais.	LOTUSBOOM.

CET arbre, qu'on trouve dans les forêts, particulièrement dans celles des montagnes, et parmi les rochers, s'élève à la hauteur de vingt à trente pieds, et même davantage. Son bois est blanc, dur, recouvert d'une écorce grisâtre; ses jeunes rameaux sont légèrement cotonneux, et ses bourgeons oblongs, pointus et rougeâtres. — Les feuilles sont alternes, pétiolées, ovales, inégalement dentées, vertes en dessus, et garnies en dessous d'un coton très-blanc. — Les fleurs, qui s'épanouissent au mois de mai, sont blanches, et disposées en corymbe aux extrémités des rameaux. Chacune d'elles présente un calice monophylle, concave, ouvert, persistant, et dont le bord est partagé en cinq découpures pointues; cinq pétales arrondis, concaves, et insérés sur le calice; les étamines insérées pareillement sur le calice, et un peu plus longues que les pistils. — Le fruit est une baie globuleuse, ombiliquée, couronnée par le calice, mûrissant en automne, offrant alors une rougeur éclatante, et contenant deux à quatre graines cartilagineuses et oblongues.

La blancheur et la dureté du bois d'alisier le rendent infiniment précieux dans les arts : on en fait des poutres, des chevrons, des essieux, des fuseaux dans les rouages des moulins; les tourneurs et les menuisiers le préfèrent pour la monture de leurs outils. C'est probablement à cette grande ténacité que l'alisier doit son nom générique *cratœgus*, κραταιγος, de κρατος, force, et sa dénomination anglaise *beam-tree* (arbre à poutres). Le mot *alisier* ou *alizier* reconnaît-il la même source, et vient-il de l'ancien terme français *aliz*, qui signifie *dur, compact, serré?* Enfin, le nom spécifique *aria* désigne-t-il un lieu, comme le soupçonne Théis, ou bien est-il une contraction de αγρια, agreste?

On peut, dit Lamarck, se servir avantageusement de l'alisier, soit pour garnir les bosquets, soit pour faire des allées dans les parcs.

Les baies d'alisier, ou alises, parfaitement mûres, sont assez bonnes à manger. Elles servent à la nourriture de plusieurs espèces d'oiseaux. Les poules et les autres volailles de basse-cour ne sont pas moins friandes de ces baies. Séchées et pulvérisées, elles se réduisent en farine propre à faire du pain; on en peut retirer, par la fermentation, une liqueur spiritueuse.

L'alisier greffé sur le poirier réussit à merveille, et mieux que sur tout autre arbre, sans en excepter le néflier, ce qui démontre une analogie, et en quelque sorte une affinité plus intime.

L'alisier torminal, *cratœgus torminalis*, L., est ainsi appelé parce que ses fruits bien mûrs calment les tranchées (Théis), ou parce qu'ils les excitent lorsqu'ils sont encore verts (Fourcroy). Du reste, ces fruits, aigrelets et légèrement astringens, se vendent par bouquets dans les marchés d'Allemagne. Son bois est recherché, comme celui de l'alisier ordinaire, par les charpentiers, les menuisiers et les tourneurs.

L'aubépin, *cratœgus oxyacantha*, L., forme des haies impénétrables, réjouit la vue et charme l'odorat par la beauté de ses fleurs, qui répandent un parfum extrêmement suave.

L'azerolier, *cratœgus azarolus*, L., très-commun en Languedoc, diffère peu de l'aubépin.

EXPLICATION DE LA PLANCHE. (*Plante réduite à la moitie de sa grandeur naturelle.*) — 1. Fleur entière de grandeur naturelle. — 2. Calice coupé verticalement, afin de faire voir les deux loges de l'ovaire, le style et l'insertion des étamines. — 3. Fruit de grosseur naturelle, coupé horizontalement, dans lequel on voit les deux graines. — 4. Graine isolée.

16.

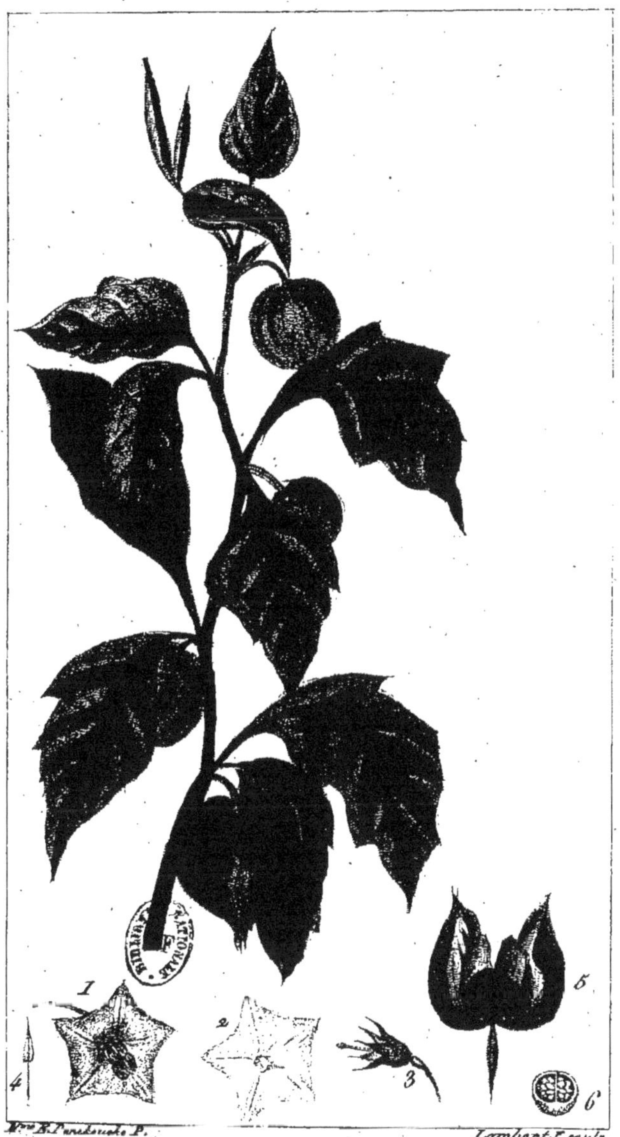

ALKÉKENGE.

a. 11.

XVI.

ALKEKENGE[1].

Grec.	στρυχος αλικακαβος, φυσαλις.
Latin.	SOLANUM VESICARIUM; Bauhin, Πιναξ, lib. 5, sect. 1. ALKEKENGI OFFICINARUM; Tournefort, clas. 2, *infundibuliformes.* PHYSALIS ALKEKENGI, *foliis geminis, integris, acutis; caule herbaceo, inferne subramoso;* Linné, clas. 5, *pentandrie monogynie;* — Jussieu, clas. 8, ord. 8, *solanées.*
Italien.	ALCACHINGI.
Espagnol.	ALKEKENGE; ALQUEQUENJE; VEXIGA DE PERRO.
Français.	ALKEKENGE; COQUERET.
Anglais.	WINTER-CHERRY.
Allemand.	JUDENKIRSCHEN.
Hollandais.	BLAES-KERSSEN.

CETTE plante vivace croît dans les vignes et les lieux ombragés de la France, de l'Italie, de l'Espagne, du Japon.

La racine, articulée, jette çà et là des fibres grêles, qui rampent au loin. — Les tiges, qui s'élèvent à peine à la hauteur d'un pied et demi, sont herbacées, rameuses, un peu velues, et présentent une teinte verte rougeâtre. — Les feuilles, géminées à leur insertion, et portées sur de longs pétioles, n'ont pas toutes la même forme : celles-ci sont entières, celles-là légèrement sinuées; quelques-unes sont obtuses, mais la plupart sont ovales et pointues. — Les fleurs sont d'un blanc pâle ou jaunâtre, solitaires, axillaires, soutenues par des pédoncules assez longs, moins cependant que les pétioles. Chacune d'elles offre un calice monophylle, divisé jusqu'à moitié en cinq découpures pointues, devenant membraneux, vésiculaire[2], et acquérant une couleur rouge éclatante à mesure que sa maturité avance; une corolle monopétale en roue, à tube court, à limbe presque plane, partagé en cinq découpures larges et pointues; cinq étamines conni-

[1] Les Grecs traduisent ou imitent par le mot αλικακαβος, et les Français par celui de *alkekenge*, le nom sous lequel les Arabes désignent le coqueret.

[2] L'alkekenge doit à ce renflement vésiculaire du calice, le nom générique *physalis* (φυσαλις, bulle, ampoule), et sa dénomination française *coqueret* (fruit enfermé dans une coque).

ventes, moins longues que la corolle; un ovaire supérieur, arrondi, chargé d'un style de la longueur des étamines, à stigmate obtus. — Le fruit est une baie globuleuse, biloculaire, enfermée dans le calice enflé, et contenant plusieurs graines aplaties et réniformes. Cette baie, qui ressemble à une petite cerise, mûrit à la fin de l'automne, et même au commencement de la saison des frimas; aussi les Anglais l'appellent-ils *cerise d'hiver*.

Cueillies avec précaution, les baies d'alkekenge ont une saveur aigrelette; mais il suffit qu'elles touchent le calice pour contracter l'amertume qui caractérise cette enveloppe. En Espagne, en Suisse, et dans plusieurs endroits de l'Allemagne, on sert le coqueret sur les tables, comme les autres fruits aigres. Dans certains cas, les médecins prescrivent les feuilles, mais beaucoup plus généralement les baies. Tout à la fois diurétiques et anodines, elles peuvent déterminer un flux abondant de l'urine, sans trop stimuler les organes destinés à la sécrétion de ce liquide, ce qui les rend infiniment précieuses dans diverses affections des reins et de la vessie. Dioscorides les ordonnait dans l'ictère et dans l'ischurie; il dit même les avoir employées avec succès contre l'épilepsie. Arnaud de Villeneuve a dissipé par son moyen une ischurie rebelle à tous les autres secours. Huit baies de coqueret, prises chaque semaine, ont suffi, au rapport de Ray, pour prévenir les accès d'une goutte opiniâtre, et plusieurs hydropiques ont été guéris en suivant cette méthode, qui a parfaitement réussi au docteur Gilibert. Ce praticien conseille non-seulement de manger le fruit, mais encore de boire le suc exprimé et dépuré par l'ébullition, ou fermenté avec du moût. James recommande l'application des feuilles et des fruits d'alkekenge sur les érysipèles de mauvais caractère. Je pense qu'il convient de renoncer aux trochisques imaginés par le polypharmaque Mésué, et vantés, comme lithontriptiques, par le crédule Lister.

Dans certains pays on a l'habitude de colorer le beurre avec le suc de baies de coqueret.

EXPLICATION DE LA PLANCHE. (*La plante est réduite à moitié de sa grandeur naturelle.*) — 1. Fleur entière plus petite que nature. — 2. Corolle vue du côté du tube. — 3. Calice et pistil. — 4. Étamine. — 5. Fruit dont on a déchiré l'enveloppe calicinale. — 6. Le même coupé horizontalement, pour faire voir les deux loges et la situation des graines.

.17.

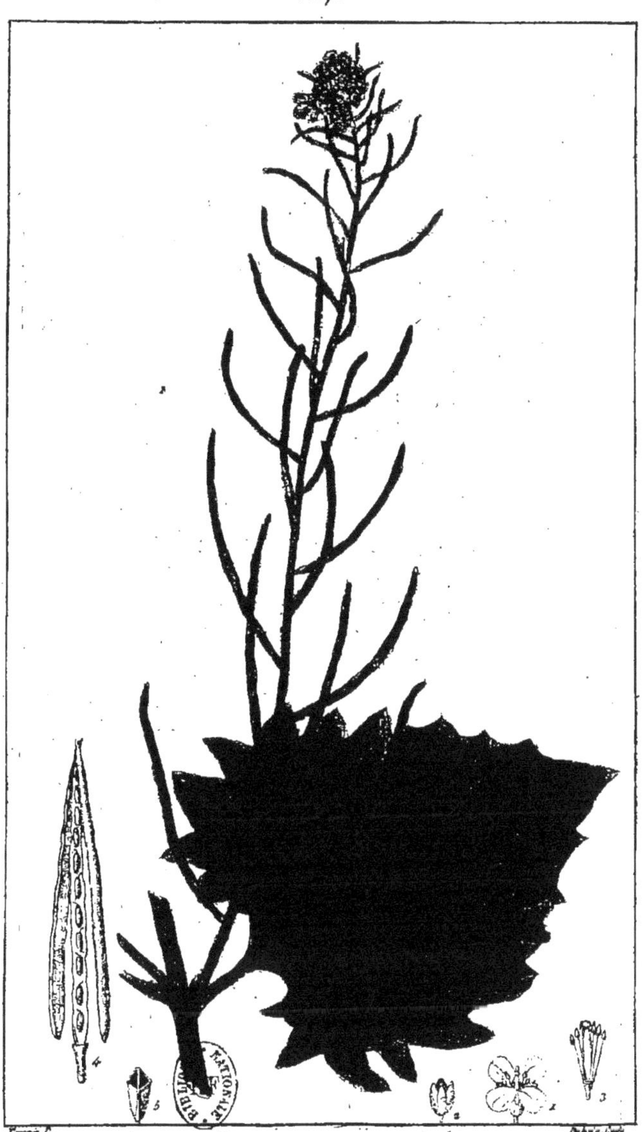

ALLIAIRE.

XVII.

ALLIAIRE.

Grec	σκορδιον[1]; Dioscorides?
Latin	ALLIARIA; Bauhin, Πιναξ, lib. 3, sect. 2. HESPERIS ALLIUM REDOLENS; Tournefort, clas. 5, *cruciformes*. ERYSIMUM ALLIARIA, *foliis cordatis;* Linné, clas. 15, *tétradynamie siliqueuse;* Jussieu, clas. 13, ord. 3, *crucifères*. HESPERIS ALLIARIA; Lamarck.
Italien	ALLIARIA.
Espagnol	ALIARIA.
Français	ALLIAIRE.
Anglais	SAUCE ALONE; JACK BY THE HEDGE.
Allemand	KNOBLAUCHKRAUT.
Hollandais	LOOK-KRUID; LOOK ZONDER LOOK.

CETTE plante vivace, très-commune en Europe, croît dans les lieux couverts et humides, le long des haies, dans les prés, sur le bord des fossés.

La racine est blanchâtre, et a la forme d'un petit navet. — La tige, qui s'élève à la hauteur d'environ deux pieds, est tantôt simple, tantôt légèrement rameuse, cylindrique, un peu velue à sa partie inférieure, lisse à sa supérieure. — Les feuilles sont alternes, pétiolées, cordiformes, dentées, vertes et glabres des deux côtés : celles qui occupent le bas de la tige sont beaucoup plus obtuses, réniformes, crénelées, et portées sur de plus longs pétioles. — Les fleurs, qui s'épanouissent au printemps, sont petites, blanches, soutenues par de courts pédoncules, et disposées en grappe terminale. Le calice est formé de quatre folioles blanchâtres, linéaires, droites, conniventes, caduques. La corolle présente quatre pétales obtus, ouverts en croix. — Le fruit est une silique, longue d'un pouce et demi, grêle, quadrangulaire, bivalve, biloculaire, à loges polyspermes, et conservant à son sommet le stigmate.

Toutes les parties de l'alliaire, et plus spécialement les feuilles, ont l'odeur et le goût de l'ail. Cette odeur et ce goût, que la dessiccation affaiblit considérablement, sont tellement prononcés dans la

[1] De σκοροδον ou σκορδον, ail.

plante fraîche, qu'ils se communiquent au lait des vaches, des chèvres, dont l'alliaire excite l'appétit, et même, selon quelques observateurs, aux œufs des oiseaux.

Cette crucifère faisait autrefois partie de la nourriture du peuple, qui la mangeait en salade, ou écrasée sur le pain avec du beurre.

Si les anciens médecins ont fait un éloge trop fastueux de l'alliaire, les modernes l'ont beaucoup trop négligée. Elle partage bien certainement les propriétés anti-scorbutiques reconnues aux siliqueuses. Des observations multipliées, recueillies par Fabrice de Hilden, Camérarius, Chomel, Boerhaave, semblent démontrer que les feuilles contuses, ou le suc de l'alliaire, appliqués sur des ulcères sordides, gangréneux, carcinomateux, ont déterminé tantôt une suppuration louable, tantôt une amélioration très-sensible, et parfois une guérison complète.

EXPLICATION DE LA PLANCHE. (*La plante est réduite à la moitié de sa grandeur naturelle.*) — 1. Fleur entière grossie. — 2. Calice. — 3. Pistil et étamines. — 4. Fruit ou silique ouverte, de grandeur naturelle. — 5. Le même coupé horizontalement.

.18.

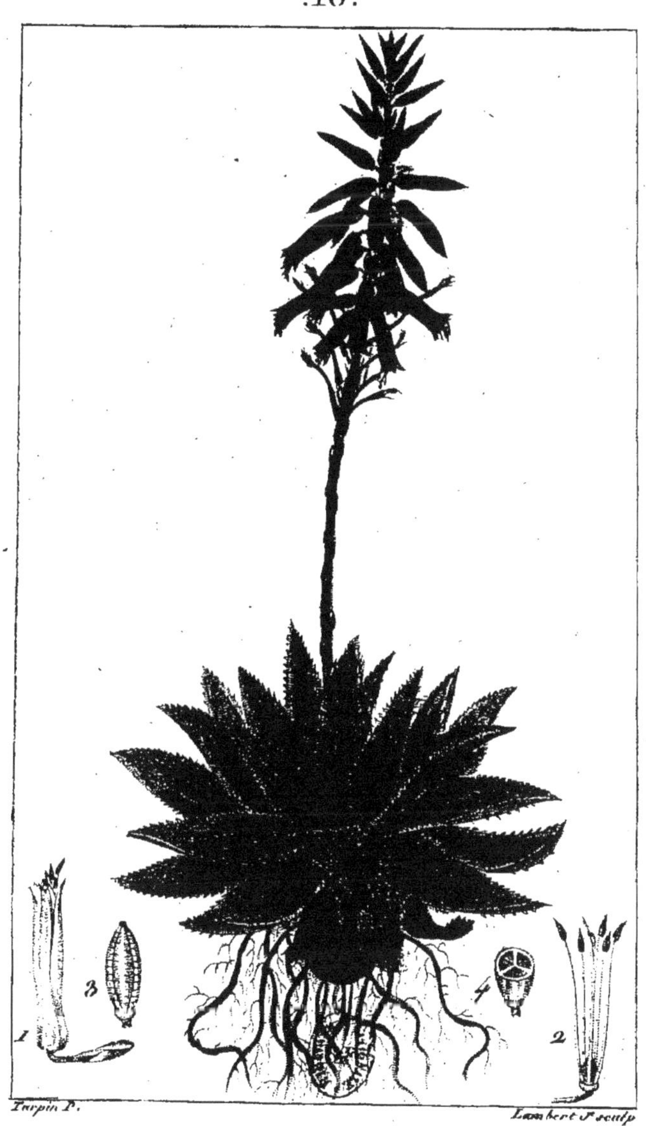

ALOES.

a.l.l

XVIII.

ALOÈS.

Grec.	αλοη.
Latin.	ALOE VULGARIS; Bauhin, Πιναξ, lib. 7, sect. 5; — Tournefort, clas. 9, *liliacées.* ALOE PERFOLIATA, *floribus pedunculatis, cernuis, corymbosis, subcylindricis;* Linné, clas. 6, *hexandrie monogynie;* — Jussieu, clas. 3, ord. 6, *asphodèles.*
Italien.	ALOE.
Espagnol.	ALOE; ZABILA.
Français.	ALOÈS; ALOÈS PERFOLIÉ.
Anglais.	ALOE; ALOES.
Allemand.	ALOE.
Hollandais.	ALOE.

ORIGINAIRE de l'Afrique, l'aloès a été transporté en Asie, en Amérique, en Espagne, en Sicile, où il s'est naturalisé et peut croître spontanément.

La racine de cette plante vivace est charnue, brunâtre, jette çà et là des fibres nombreuses, et pousse une tige qui ne s'élève guère qu'à un pied de hauteur. — Les feuilles sont épaisses, longues de sept à huit pouces, larges d'environ trois pouces vers leur base; ovales, pointues, amplexicaules et comme perfoliées, parsemées de verrues blanchâtres; bordées de dents épineuses, comprimées, et assez semblables à des dents de brochet. — Les fleurs, légèrement pendantes, sont disposées en corymbe sur une hampe simple, cylindrique, chargée de petites écailles nombreuses, et partant du centre des feuilles. Le calice est monophylle, tubulé, presque cylindrique, offrant six petites découpures sur son limbe, qui est de couleur verte, tandis que tout le reste de son étendue est rouge-orangé : les étamines sont légèrement saillantes hors du calice. — Le fruit est une capsule oblongue, marquée de trois sillons, divisée intérieurement en trois loges, qui renferment des graines demi-circulaires, anguleuses, aplaties.

L'aloès occupe un des premiers rangs parmi les plantes succulentes ou grasses. C'est pour extraire ce suc dont il est imprégné, que l'on cultive l'aloès au Cap de Bonne-Espérance, à la Jamaïque, à la Barbade. On fait communément des incisions à la base des feuilles, où elles ont plus d'épaisseur. Le suc jaune-verdâtre qui coule abondamment, est soumis à la dessiccation, tantôt par la simple exposition au soleil, tantôt à l'aide du feu. Il forme alors des masses brillantes, comme vitreuses, demi transparentes, désignées sous le titre d'*aloès succotrin* [1], que le vulgaire nomme *chicotin.*

On coupe par fragmens les feuilles qui ne *distillent* plus, et on les fait bouillir dans une certaine quantité d'eau. L'aloès qu'on obtient par ce procédé est moins pur ; sa surface est moins brillante ; sa couleur, plus foncée, se rapproche de celle du foie, ce qui lui a valu le nom d'*aloès hépatique* [2]. — Enfin, l'on soumet à une nouvelle ébullition le dépôt laissé par les feuilles qui ont fourni l'aloès hépatique ; on y ajoute divers corps étrangers, soit pour en accroître le volume, soit pour en augmenter le poids. Aussi n'en résulte-t-il qu'une masse noirâtre, souillée d'impuretés, et destinée exclusivement à la médecine vétérinaire, comme l'indique son nom : *aloès coballin.* — Ces procédés sont les plus usités, mais ils ne sont pas les seuls : ils éprouvent quelques modifications dans les divers pays où l'on extrait l'aloès.

Est-ce réellement la même plante qui donne les trois sortes de sucs, ou bien sont-ils extraits de différentes espèces ou variétés d'aloès? Cette dernière opinion semble confirmée par le témoignage de plusieurs savans voyageurs. On connaît depuis quelques années une quatrième sorte d'aloès, plus brillant, plus transparent que les trois autres, et qui pour cette raison est appelé *aloès lucide* : on le retire, au Cap de Bonne-Espérance, de l'aloès en épi, *aloe spicata,* de Tumberg.

Le suc gommo-résineux de l'aloès exhale une odeur particulière,

[1] Cette dénomination a bien certainement été donnée à l'aloès le plus pur, parce qu'on le tirait originairement de l'île Socotora. L'étymologie hasardée par Goulin est complètement ridicule. « Les Grecs, dit-il, avaient appelé συκωτον, semblable à une figue, ce suc qu'on leur apportait en larmes.

Quant au terme *aloe*, il est évidemment l'imitation du mot arabe qui désigne la même substance, et ne vient point de αλς, αλος, sel, mer, à cause de sa saveur, ou de son *habitation*, comme l'ont prétendu quelques étymologistes.

[2] Rapporter cette dénomination à la propriété dont jouit l'aloès hépatique, de guérir les maladies du foie, c'est un vice de raisonnement trop palpable pour exiger une réfutation.

pénétrante, presque nauséabonde. Il agit avec une sorte de prédilection sur la partie inférieure de ce canal : aussi détermine-t-il des coliques et le flux hémorrhoïdal chez la plupart de ceux qui en font usage, ce qui doit rendre le médecin très-circonspect. Administré par un praticien judicieux, l'aloès peut singulièrement favoriser le flux menstruel dans les cas de dysménorrhée. Doué d'une extrême amertume, il paraît convenir dans les affections vermineuses, quoique l'expérience ait trop rarement constaté cette propriété.

L'aloès n'a pas besoin, pour manifester son action, d'être porté dans les voies digestives; il suffit de l'appliquer à la surface du corps, sous forme d'emplâtre, de liniment. Quelques grains de cette substance introduits dans un fonticule, quelques gouttes de teinture aloétique versées sur des os cariés, ont agi sur toute l'économie, et spécialement sur les intestins.

Quand l'aloès doit être pris à l'intérieur, il convient presque toujours de le dissoudre dans un mucilage, ou dans un jaune d'œuf, pour modérer sa violente âcreté : les acides et les alcalis possèdent bien plus éminemment encore ce précieux avantage.

L'aloès entre dans une foule de préparations pharmaceutiques, telles que le baume vert de Metz et celui du Commandeur; les divers élixirs de propriété; la teinture sacrée; l'électuaire hiera picra; les extraits macrocostin et panchymagogue; les pilules angéliques, cachectiques, apéritives de Stahl; l'onguent d'arthanita, etc. Il est un des ingrédiens les plus utiles à l'imbalsamation des cadavres.

Si l'aloès fournit à la médecine un de ses puissans secours, il n'est pas employé avec moins de succès dans les arts et dans l'économie domestique.

Les feuilles, épuisées de leur suc, forment un très-bon fumier. On prépare un vernis aloétique, qui met à l'abri des insectes les meubles, les lits, les collections d'histoire naturelle, et préserve les vaisseaux ainsi que les digues du redoutable *taret naval.*

Le docteur Ch. G. Pœrner a obtenu une belle couleur brune par la simple immersion d'une étoffe de laine dans une décoction d'aloès.

Jean Fabbroni, de Florence, fait avec l'aloès succotrin une teinture qui communique à la soie, sans le secours des mordans, une couleur violette très-solide. Le même suc, épaissi convenablement, offre au peintre en miniature une belle couleur transparente.

ALOÈS.

Plusieurs espèces d'aloès s'élèvent beaucoup, et poussent des feuilles très-amples, qui sont parfois imprégnées d'un suc douceâtre; on peut fabriquer avec ces plantes divers tissus, notamment des cordages très-forts et presque incorruptibles; on peut aussi en retirer une liqueur fermentescible, propre à servir de boisson.

Quant à ces aloès énormes, qui, selon le récit des voyageurs, fournissent à certains peuples, et notamment aux Mexicains, presque tous les besoins de la vie, poutres, solives, tuiles, pieux, haies impénétrables, vêtemens, hamacs, cordes d'arc, lignes à pêcher, papier, vin, vinaigre, miel, etc., il faut généralement rapporter ces végétaux si utiles au genre *agavé*, très-voisin de l'aloès, avec lequel il a long-temps été confondu.

Il ne sera peut-être pas superflu d'observer que l'aloès jouit d'une grande estime, et même d'une sorte de culte chez les Mahométans, et surtout chez les Égyptiens, qui le font servir à leurs cérémonies religieuses.

DUPUY (Guillaume), en latin PUTEANUS. *Joannis Mesue, medici præstantissimi, aloen aperire ora venarum, aliaque similia non pauca dicenda, adversùm Joannem Manardum, et Leonardum Fuchsium, aliosque neotericos multos medicos, defensio, ad simplicium medicamentorum facultates noscendas non parùm utilis;* in-8°. *Lugduni*, 1537.

GIOVANE (Jean), en latin JOANNIUS. *De pilularum ex aloe cum succo rosarum utilitatibus liber;* in-4°. *Patavii*, 1611.

MINDERER (Raimond). *Aloedarium macrocostinum*, etc.; in-12. *Augustæ Vindelicorum*, 1626.

MARCQUIS (G.). *Aloe morbifuga, in sanitatis conservationem concinnata;* in-12. *Antverp.*, 1633.

MARTINEZ DE LEACHE (Michel). *Disputatio de verâ et legitimâ aloes electione, juxta Mesues textum, in duas sectiones divisa;* in-12. *Pompeiopoli*, 1644.

BEIER (Godefroi). *De aloe, Diss. inaug. præs. Joan. Arn. Friderici;* in-4°. *Ienæ*, 1670.

JACOBI (Chrétien). *De aloe, Diss. inaug. præs. Joan. Henr. Schulze;* in-4°. *Altdorfii*, 1723.

VAN LIS (Gauthier). *De aloe, Diss.* in-4°. *Lugduni Batavorum*, 1745.

BUSCA (Jean-David). *De aloeticorum abusu in hæmorrhoidibus, Diss.* in-4°. *Marburgi*, 1781.

THUNBERG (Charles-Pierre). *De aloe, Diss. inaug. resp. Hesselius;* in-4°. *Upsaliæ*, 1785.

GALLETTI (Félix-Venance-Pascal). *De aloe, Diss. inaug.* in-4°. *Taurini*, 1 *jul.* 1811.

EXPLICATION DE LA PLANCHE. (*La figure est réduite au quart de sa grandeur naturelle.*) — 1. Fleur entière, moitié de grandeur naturelle. — 2. Étamines et pistil. — 3. Fruit entier, moitié de grandeur naturelle. — 4. Le même coupé horizontalement.

19.

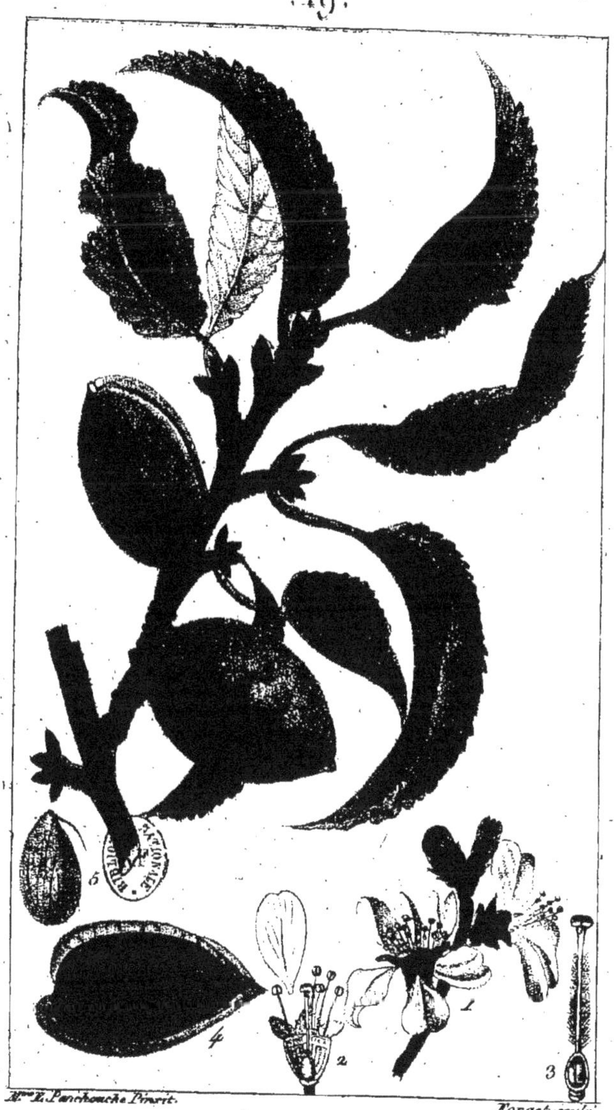

AMANDIER.

n. I. I.

XIX.

AMANDIER.

Grec.	αμυγδαλεα ; αμυγδαλη ; αμυγδαλος ; αμυγδάλον.
Latin.	AMYGDALUS SATIVA *et* SILVESTRIS ; Bauhin, Πιναξ, lib. 2, sect. 6 ; — Tournefort, clas. 21, *arbres rosacées.* AMYGDALUS COMMUNIS, *foliorum serraturis infimis glandulosis ; floribus sessilibus geminis ;* Linné, clas. 12, *icosandrie monogynie ;* — Jussieu, clas. 14, ord. 10, *rosacés.*
Italien.	MANDORLO.
Espagnol.	ALMENDRO.
Français.	AMANDIER.
Anglais.	ALMOND-TREE.
Allemand.	MANDELBAUM.
Hollandais.	AMANDELBOOM.
Polonais.	MIGDAL.

ORIGINAIRE de l'Asie et de l'Afrique septentrionale, l'amandier croît abondamment dans tous les climats tempérés : on le cultive surtout en Espagne, en Italie et en France. C'est un arbre qui s'élève à la hauteur d'environ vingt pieds. Le tronc est communément raboteux, couvert d'une écorce cendrée et gercée; celle des jeunes rameaux est lisse et d'un vert clair. — Les feuilles sont alternes, portées sur des pétioles longs d'un pouce, étroites, lancéolées, dentées en leurs bords, les dentelures inférieures glanduleuses. — Les fleurs sont sessiles, quelquefois solitaires, plus souvent géminées, éparses le long des rameaux. Elles offrent un calice monophylle, à cinq découpures obtuses; cinq pétales, également obtus, ouverts en rose, de couleur blanche, avec une teinte purpurine plus ou moins foncée vers leurs onglets : une trentaine d'étamines attachées aux parois intérieures du calice, et moins longues que la corolle; un ovaire supérieur, arrondi, velu, surmonté d'un style simple, et terminé par un stigmate légèrement capité. — Le fruit est un drupe verdâtre, ovale, aplati sur les côtés, composé d'un brou médiocrement épais, ferme, peu succulent, et recouvrant un noyau ligneux, sillonné, et comme gercé à sa surface [1]. Ce noyau renferme une amande

[1] C'est probablement de là que dérive le mot *amygdalus*, de αμυχη, gerçure, plutôt que de αμυζειν, traire, exprimer du lait.

oblongue, blanche, tendre, huileuse, et d'une saveur douce ou amère, selon les variétés de l'arbre dont elle provient.

L'amandier a été mentionné par les écrivains de la plus haute antiquité, Moïse, Théophraste, Dioscorides. Transporté en Europe à des époques plus ou moins rapprochées de nous, à peine était-il connu à Rome du temps de Caton, qui donne aux amandes le nom de *noix grecques*. Son introduction en Angleterre date, selon Forsyth, de 1570.

En France, nous cultivons l'amandier dans les champs[1], et souvent dans les vignes, auxquelles il ne nuit pas sensiblement. Il sert pareillement à orner les vergers et les bosquets, par l'élégance de son port, la légèreté de son feuillage, et surtout par le spectacle agréable de ses rameaux couverts de jolies fleurs dès le commencement de mars. On le multiplie, soit par la sémination du fruit, soit par la greffe sur les individus de la même espèce, sur des pruniers, ou sur des pêchers.

Quoique le bois d'amandier soit dur, et parfois teint d'assez belles couleurs, il est rarement employé. La gomme qu'il distille est très-blanche, très-pure, et entièrement semblable, pour les propriétés, à la plus belle gomme arabique ou adragant.

Les feuilles de l'amandier sont mangées avec plaisir par tous les bestiaux : elles sont pour eux une excellente nourriture, et les engraissent en très-peu de temps. Pilées et animées avec un peu d'eau-de-vie, elles détergent, avivent les ulcères sanieux, ichoreux, cacoèthes, ainsi que l'a observé M. Huzard.

Fourcroy présume que les feuilles, et surtout les fleurs de l'amandier, seraient purgatives comme celles du pêcher. Mais la partie éminemment utile de cet arbre est son fruit, dont les usages sont aussi intéressans que variés. Les amandes douces sont servies vertes et sèches sur nos tables. On en fait des gâteaux, des biscuits, des massepains, des macarons, des dragées, des pralines, du nouga, et autres sucreries; on en prépare une espèce de chocolat; on les torréfie pour les mêler au café en diverses proportions; elles sont la base des émulsions (amandé, lait d'amandes, looch), et du sirop

[1] *Triticeas inter stet mollis amygdala messes.*

(VANIÈRE.)

d'orgeat, dans lequel on fait entrer une certaine quantité d'amandes amères, pour le rendre plus savoureux. La pâte d'amandes doit être rangée dans le petit nombre des cosmétiques innocens. L'huile d'amandes douces, faite à froid, et nommée *huile vierge*, ne mérite ni les éloges pompeux, ni les critiques sévères qu'on en a faites. Sans la regarder comme le meilleur des purgatifs et le plus puissant des antidotes, je ne crains pas d'affirmer, d'après ma propre expérience, que cette huile, administrée tantôt seule, tantôt unie au sucre, au jaune d'œuf, à des substances mucilagineuses, a souvent allégé des toux violentes, dissipé des coliques cruelles, et calmé les symptômes affreux de l'empoisonnement.

Les amandes amères sont nuisibles et même mortelles pour plusieurs quadrupèdes et pour la plupart des oiseaux domestiques. L'eau qu'on en obtient par la distillation est un poison pour tous les animaux, et plus encore l'huile volatile qu'elles fournissent en très-petite quantité par le même moyen. L'huile exprimée d'amandes amères n'a pas plus d'amertume que celle extraite des amandes douces; elle offre même l'avantage de rancir plus difficilement : du reste, elle n'a point de droits à la préférence, pour ainsi dire exclusive, que lui accordaient les anciens médecins. On a prétendu que, pour se préserver de l'ivresse, il suffisait de manger préalablement cinq ou six amandes amères, et Plutarque en rapporte un exemple notable. Cependant des observateurs dignes de foi ont remarqué précisément le contraire (Squarcialupi).

HEGNER (Jean-Ulric). *Dissertatio botanico-medica inauguralis amygdalorum fructus analysin exhibens; præs. Theodor. Zwinger;* in-4°. *Basileæ*, 1703. — Réimprimé en 1710, dans le *Fasciculus Dissertationum medicarum* de Zwinger.

JUCH (Germain-Paul). *De genuino amygdalarum usu in medicinâ, Diss. inaug. resp. Uffeln;* in-4°. *Erfodiæ*, 1733.

DARIES (Pierre-Jean-André). *De amygdalis et oleo amararum æthereo, Epist. gratul.*, in-4°. *Lipsiæ*, 2 *aug.* 1775.

EXPLICATION DE LA PLANCHE. (*La plante est un peu plus petite que nature.*) — 1. Rameau de fleurs de grandeur naturelle. — 2. Calice coupé verticalement par la moitié, pour faire voir le pistil, l'insertion des étamines et des pétales. — 3. Pistil grossi dont on a enlevé une partie de l'ovaire, pour faire voir les deux ovules qu'il renferme. — 4. Fruit dont on a enlevé la moitié du brou, afin de laisser à découvert la partie osseuse de l'amande. — 5. Amande mise à nu.

.20.

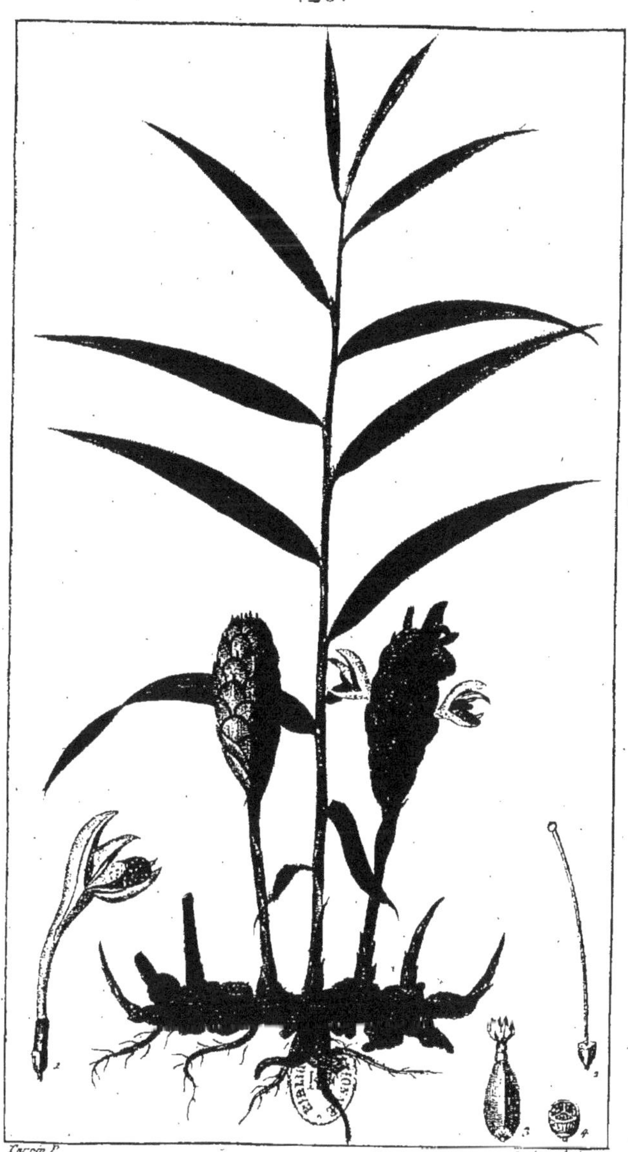

Turpin P. Dubois Sculp.

AMOME Gingembre.

a. l. l.

XX.

AMOME GINGEMBRE.

Grec.	*ζιγγιϐερ ; ζιγγιϐερι ; ζιγγιϐερις ; ζυγγιϐερις.*
Latin.	ZIMPIBERI, ZINGIBERI ; Pline. ZINGIBER ; Bauhin, Πιναξ, lib. 1, sect. 6. AMOMUM ZINGIBER, *scapo nudo, spica ovata;* Linné, clas. 1, *monandrie monogynie ;* — Jussieu, clas. 4, ord. 2, *balisiers.*
Italien.	ZENZERO ; ZENZEVERO ; ZENZOVERO ; GENGIOVO.
Espagnol.	GENGIBRE.
Français.	GINGEMBRE ; AMOME GINGEMBRE ; AMOME DES INDES, Lamarck.
Anglais.	GINGER.
Allemand.	INGWER ; INGBER ; IMBER.
Hollandais.	GEMBER.
Polonais.	IMBIER.

CETTE plante vivace croît abondamment aux Indes Orientales, qui peuvent être regardées comme sa véritable patrie[1] : on la rencontre cependant aussi dans l'Afrique occidentale, et dans quelques parties du Nouveau-Monde[2].

La racine est tubéreuse, noueuse, de la grosseur du doigt, tendre, blanche ou rougeâtre en dedans, et d'une couleur pâle ou jaunâtre en dehors. — Elle pousse trois ou quatre tiges stériles, simples, cylindriques, feuillées, hautes de deux ou trois pieds. — Les feuilles sont alternes, ensiformes; elles ont six ou sept pouces de longueur sur un pouce et demi de largeur; leur surface postérieure est partagée longitudinalement par une nervure mitoyenne très-saillante, et a beaucoup de nervures latérales fines et obliques. — A côté des tiges feuillées naissent immédiatement de la racine quelques hampes écailleuses, qui acquièrent à peine un pied de hauteur; elles portent chacune à

[1] Il paraît que le gingembre, très-commun dans les montagnes du pays de Gingi, à l'ouest de Pondichéri, a reçu de là son nom arabe, qu'on retrouve plus ou moins altéré dans toutes les autres langues. Quant au mot générique *amomum*, il est formé de α privatif, et μωμος, impureté, souillure; parce que l'*amomum* des Grecs, αμωμος, était regardé comme un antidote.

[2] Plusieurs naturalistes pensent que le gingembre, qui vient aujourd'hui spontanément en Amérique, y a été transporté de l'Orient : toutefois, il est cultivé aux Antilles avec le plus grand succès. François de Mendoza l'a introduit le premier à la Nouvelle-Espagne.

leur sommet un épi ovale, ressemblant à l'extrémité d'une statue, et embriqué d'écailles membraneuses, concaves, d'abord verdâtres, ayant leur pointe d'un blanc jaunâtre, et ensuite d'un beau rouge. Ces épis sont d'une grande beauté, et renferment plusieurs fleurs jaunâtres, qui s'épanouissent successivement, et passent dans le court espace d'un jour. — La corolle est monopétale, et a son limbe divisé en quatre parties inégales, dont une très-longue, droite et un peu concave, imitant une lèvre supérieure; deux latérales, petites, étroites et ouvertes; et une inférieure, un peu courte, large, bifide, bordée de rouge, et parsemée de points jaunes. — Le fruit est une capsule ovale, triangulaire, partagée en trois loges dans son intérieur, et renfermant plusieurs graines irrégulières, noirâtres, d'une saveur aromatique, amère, et d'une odeur agréable [1].

Le gingembre a besoin du secours de la culture pour être adapté aux usages économiques et médicaux. On peut le propager par les graines; mais il est infiniment préférable d'employer les racines, que l'on coupe par tranches, et qu'on enterre au commencement du printemps. Les fleurs s'épanouissent au mois de septembre, et la tige meurt en décembre. C'est au mois de janvier suivant qu'il faut arracher les racines; car, si l'on attendait davantage, elles deviendraient fibreuses. Obtenues de cette manière, les racines de gingembre conservent encore une saveur âcre et une odeur aromatique très-pénétrante, ce qui n'empêche pas les Indiens de s'en servir généralement pour rehausser le goût de leurs bouillons et de leurs ragoûts; ils mangent même en salade ces racines vertes, coupées par petits morceaux avec d'autres herbes assaisonnées de sel, d'huile et de vinaigre. On peut, à l'aide de macérations, de digestions et de décoctions répétées, enlever au gingembre une grande portion de son acrimonie native, et en préparer des confitures excellentes.

Les racines destinées pour l'usage médicinal sont nettoyées, desséchées avec beaucoup de soin, et recouvertes d'argile ou de chaux, pour les préserver des insectes; on a coutume de préférer celles de la Chine, qui sont moins filandreuses.

Le gingembre est un stimulant très-énergique, qui peut, dans certains cas, remédier à la faiblesse des organes digestifs. Les Anglais

[1] Toute la partie descriptive est due au professeur Lamarck.

le font bouillir dans la bière, qu'il rend beaucoup plus tonique. Les habitans de la Thuringe prennent après dîner, pour faciliter la digestion, une tranche de pain qu'ils saupoudrent de sel, de gingembre et de carvi.

Quelques médecins ajoutent du gingembre aux purgatifs pour en augmenter l'activité; Murray le croit plus propre à diminuer les nausées et les tranchées.

C'est dans les affections catarrhales chroniques surtout que le gingembre me paraît indiqué, soit en poudre avec du sucre, soit en infusion, en confiture, soit enfin à titre de masticatoire. Toutefois cette racine est bien déchue de son antique réputation : comme épice, elle est presque universellement remplacée par le poivre, qui, dans la plupart des cas, pourrait également lui être substitué comme moyen thérapeutique. Ajoutons que parmi les préparations médicamenteuses dont le gingembre fait partie, les unes sont de jour en jour plus rarement employées, telles que les électuaires diasatyrium et caryocostin, le mithridate, la thériaque, la confection hamech, la bénédicte laxative, les trochisques d'alhandal, etc.; les autres ne doivent point au gingembre les propriétés dont elles jouissent : tel est, par exemple, le diascordium.

Quoi qu'il en soit, plusieurs espèces d'*amomum* ne méritent pas moins que le gingembre d'être signalées.

1°. Le gingembre sauvage, *amomum zerumbet*, L., dont la racine a un goût moins brûlant, moins aromatique, et d'une odeur moins forte que le gingembre commun.

2°. Le cardamome, *amomum cardamomum*, L., *amomum racemosum*, Lamarck, se distingue par son fruit, qui est une capsule trivalve, striée, partagée intérieurement en trois loges qui renferment chacune plusieurs graines anguleuses roussâtres ou brunes. Ces graines contuses exhalent une odeur suave; elles ont une saveur aromatique, légèrement amère, même un peu camphrée, cependant très-agréable. Les Indiens en mêlent au bétel, et trouvent qu'elles facilitent la digestion. Elles étaient naguère encore administrées fréquemment par les médecins, comme toniques, échauffantes, stimulantes.

3°. La graine de paradis, nommée aussi meleguette ou maniguette, *amomum granum paradisi*, L., est regardée par Lamarck comme une simple variété du cardamome, dont elle ne diffère, suivant cet illustre botaniste, que par la plus grande largeur de ses feuilles.

MARTINELLI (François). *Ragionamenti sopra l'amomo e calamo aromatico di Malacca d'India ;* c'est-à-dire, Discours sur l'amome et le roseau aromatique de Malaca dans l'Inde ; in-4°. Venise, 1604.

Un anonyme écrivit contre cet opuscule : *Giudizio sopra i ragionamenti di Cecchino Martinelli*, etc., in-4°. *Mantova*, 1605.

MAROGNA (Nicolas), en latin MARONEA. *Dissertatio de amomo veterum, sive commentarius in tractatus Dioscoridis et Plinii de amomo ;* in-4°. *Basileæ*, 1608. — Traduit en italien par François Pona, etc.

RHEIN (Jean-Gaspard). *De cardamomis, Diss. inaug. præs. Rudolph., Gui. Grause ;* in-4°. *Ienæ*, 1704.

GESNER (Jean-Albert). *De zingibere, Diss.* in-4°. *Altdorfii*, 1723.

HERMANN (Jean). *Cardamomi historia et vindiciæ, Diss. inaug. præs. Jac. Reinhold. Spielmann*, in-4°. *Argentorati*, 1762.

EXPLICATION DE LA PLANCHE. (*Cet agaric est réduit au quart de sa grandeur naturelle.*) — 1. Fleur entière de grandeur naturelle. — 2. Pistil. — 3. Fruit réduit au quart de sa grandeur naturelle. — 4. Le même coupé horizontalement, pour faire voir les trois loges

21.

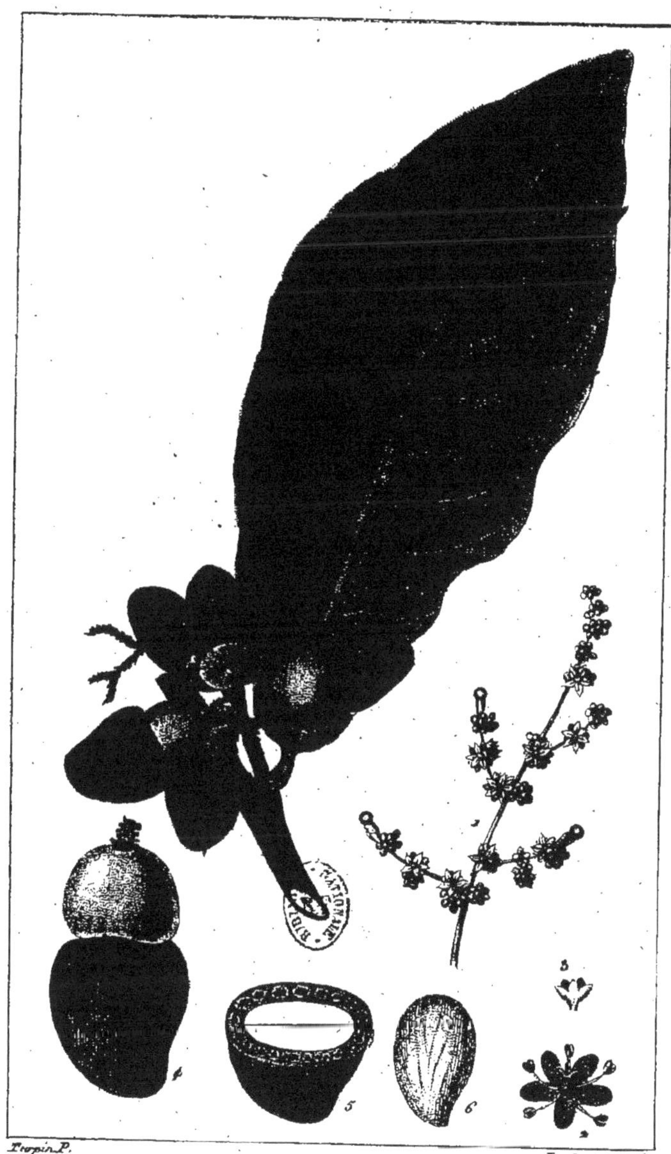

ANACARDIER.

a.l.l.

XXI.

ANACARDIER OCCIDENTAL.

Grec...........	αναχαρδιον δυσμικον; C.
Latin...........	ANACARDII ALIA SPECIES; Bauhin, Πιναξ, lib. 12, sect. 6. ANACARDIUM OCCIDENTALE; Linné, clas. 6, *ennéandrie monogynie*[1]. CASSUVIUM; Jussieu, clas. 14, ord. 12, *térébinthacées*. CASSUVIUM POMIFERUM; Lamarck.
Italien..........	ANACARDO OCCIDENTALE; ACAJU.
Espagnol........	ANACARDO OCCIDENTAL.
Français.........	ANACARDIER OCCIDENTAL; ACAJOU A POMMES, Lamarck[2].
Anglais..........	CASHEW; CAJOU, ACAJOU-TREE.
Allemand........	WESTINDISCHER ANAKARDIENBAUM; ELEPHANTEN LÆUSEBAUM.
Hollandais.......	WESTERSCHE ANAKARDIENBOOM.

Le tronc de cet arbre est peu droit, noueux, et s'élève à la hauteur d'environ douze pieds : il porte une tête vaste et fort étalée, comme celle d'un pommier ordinaire.

Les feuilles, longues de quatre pouces sur trois de largeur, sont ovales, obtuses, entières, fermes, glabres en dessus, munies en dessous d'une nervure moyenne, saillante, et de nervures latérales assez régulières, portées sur de courts pétioles, placées alternativement, sans ordre, et comme par bouquets, à l'extrémité des branches. — Les fleurs, garnies à leur base d'un grand nombre de bractées lancéolées, sont blanchâtres, et disposées en panicules terminales. Le calice est partagé jusqu'à sa base en cinq découpures pointues, et pubescentes extérieurement. La corolle est formée de cinq pétales deux fois plus longs que le calice; les étamines, au nombre de dix, sont remarquables en ce qu'une d'entre elles est un peu plus grande que les autres, et porte une anthère qui tombe dès l'épanouissement de la fleur; le pistil se compose d'un ovaire arrondi, situé au fond

[1] Le professeur Lamarck, qui a examiné avec beaucoup de soin les fleurs desséchées de l'anacardier, a compté dix étamines; ce qui range cette plante dans la décandrie.

[2] *Acajou* est le mot français qui correspond le plus exactement possible, pour la prononciation, à celui par lequel les Brasiliens désignent l'anacardier occidental, et plus spécialement sa noix.

de la corolle, et chargé d'un style en alène, que termine un stigmate tronqué. — Le fruit est une noix réniforme, lisse et grisâtre extérieurement, qui renferme une amande de même forme, dont la substance est blanche, et qui est attachée par son plus gros bout au sommet d'un réceptacle charnu, ovale, et de la grosseur d'une poire moyenne. Ce réceptacle, nommé *pomme d'acajou*, a une peau lisse, de couleur jaunâtre ou rouge, et contient une substance spongieuse succulente [1].

Originaire de l'Amérique Méridionale, l'acajou croît facilement aux Indes Orientales. Dans plusieurs régions tempérées et même froides de l'Europe, comme la France et l'Angleterre, on peut le cultiver à l'aide de serres chaudes, où il suffit de semer une noix d'acajou, pour obtenir, dans le court espace de trois mois, des plants de cinq à six pouces, garnis de larges feuilles : mais ce développement rapide est suivi d'une prompte décrépitude : épuisé en quelque sorte par des efforts prématurés, l'acajou cesse de croître; il s'altère, se déforme, et n'offre plus bientôt que l'image d'un végétal avorté.

Le bois de l'anacardier occidental est blanc, et employé dans les ouvrages de menuiserie et de charpente. Les Indiens préparent avec l'écorce des gargarismes contre les aphthes; ils en retirent par incision une gomme qui sert à lustrer les meubles, et peut, dans divers cas, remplacer avantageusement la gomme arabique.

La pomme d'acajou, parvenue à sa maturité, est d'une saveur aigre vineuse, propre à étancher la soif : on en fait d'excellentes compotes; le suc exprimé et fermenté donne un vin agréable à boire, une eau-de-vie estimée, et un bon vinaigre.

La noix d'acajou recèle, dans son enveloppe, une huile extrêmement pénétrante, inflammable et caustique. En approchant cette noix d'une bougie allumée, on obtient des jets de flamme très-singuliers. La couleur noire dont elle imprègne le linge est ineffaçable. Une personne ayant négligé de se laver après avoir ouvert quelques noix d'acajou, porta les mains sur diverses parties de son corps;

[1] Cette description est due au professeur Lamarck, qui a rectifié les inexactitudes échappées au savant Linné; l'anacardier était trop peu connu à l'époque où écrivait l'immortel naturaliste suédois.

bientôt elle éprouva une vive démangeaison à la face, aux oreilles, à la poitrine, et il s'y éleva de grosses ampoules pleines d'une liqueur jaunâtre. Cette violente âcreté de l'huile d'acajou justifie son emploi dans les ulcères fongueux, et même dans certaines affections dartreuses qui ne cèdent qu'aux rubéfians et aux épispastiques. Mais plus d'une Américaine s'est repentie d'avoir appliqué cette huile rongeante sur des rousseurs, ou sur de légères éruptions qui réclamaient des topiques plus benins.

L'amande blanche, renfermée au centre de la noix, ne participe point à l'âcreté de son enveloppe; elle est au contraire douce, émulsive, et d'une saveur agréable. On la mange crue, ou rôtie sous la cendre; on en prépare aussi une espèce de chocolat.

L'anacarde des pharmaciens, qui fait la base de l'électuaire appelé bien gratuitement *confection des sages*, et que Maurice Hofmann nomme *confection des sots*, est le fruit du *semecarpus anacardium*, de Linné fils; *anacardium longifolium*, de Lamarck. Ce fruit a réellement la figure d'un cœur, qui lui a valu le titre d'anacarde, de *ανα*, préposition qui indique la ressemblance, et *καρδια*, cœur [1].

L'anacardier oriental est l'*avicennia tomentosa* de Linné.

[1] M. le docteur Virey a publié des réflexions intéressantes sur l'anacarde et ses préparations diverses, dans le *Bulletin de pharmacie*, juin 1814.

EXPLICATION DE LA PLANCHE. (*La plante est réduite à la moitié de sa grandeur naturelle.*) — 1. Rameau de fleur de grandeur naturelle. — 2. Fleur entière grossie. — 3. Calice. — 4. Fruit de grosseur naturelle : en *a*, le pédoncule devenu charnu et succulent; en *b*, le fruit proprement dit, ce que l'on appelle la *noix*. — 5. Noix coupée horizontalement, dans laquelle coupe on distingue, dans l'épaisseur de la coque, des cellules qui contiennent un suc noirâtre et caustique. — 6. Amande.

22.

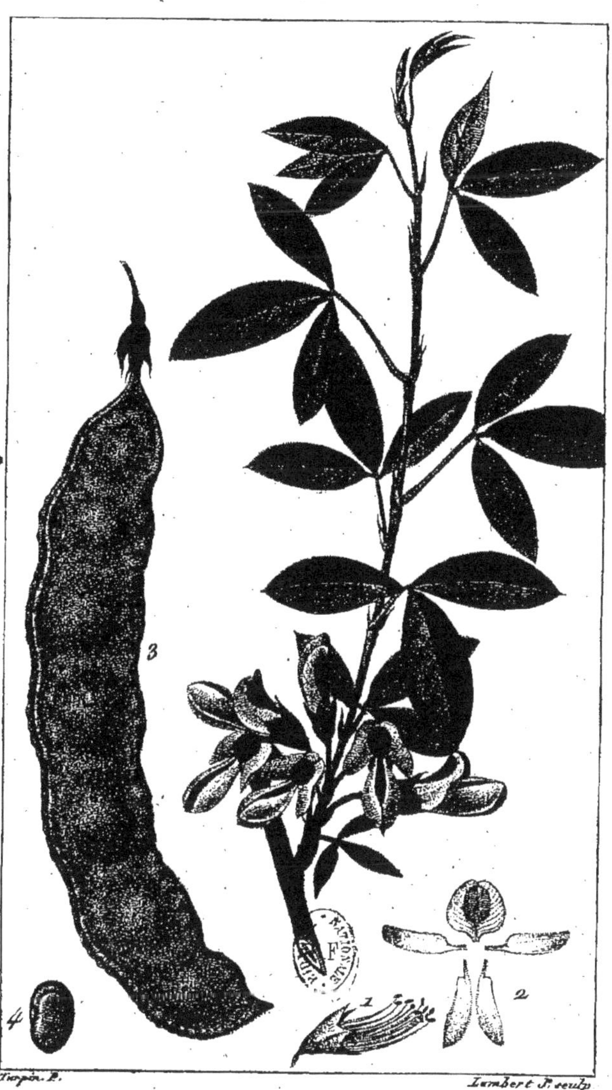

ANAGYRE.

XXII.

ANAGYRE.

Grec. . . . . αναγυρις, Dioscorides; αναγυρος; αναγυρον; ακοπον.

Latin. . . . . ANAGYRIS FOETIDA; Bauhin, Πιναξ, lib. 11, sect. 1; — Tournefort, clas. 22, *arbres papilionacées*; — Linné, clas. 10, *décandrie monogynie*; — Jussieu, clas. 14, ord. 11, *légumineuses*.

Italien. . . . . ANAGIRI; ANAGIRIDE.

Espagnol. . . . . ANAGIRIS.

Français. . . . . ANAGYRE; ANAGIRE; BOIS PUANT.

Anglais. . . . . ANAGYRIS; STINKING BEAN-TREFOIL.

Allemand. . . . . STINKBOHNENBAUM.

Hollandais. . . . . . . STINKENDE KLAVERBOOM.

Cet arbrisseau, qui croît sur les montagnes de la Grèce, de l'Italie, de l'Espagne et des départemens méridionaux de la France, s'élève jusqu'à la hauteur de dix pieds.

La tige est droite, rameuse, recouverte d'une écorce cendrée. — Les feuilles sont alternes, pétiolées, composées de trois folioles ovales, oblongues, sessiles, pubescentes en dessous, terminées par une petite pointe particulière, et plus longues chacune que le pétiole commun qui les soutient : les stipules sont opposées aux pétioles, et bifides à leur sommet. — Les fleurs naissent trois ou quatre ensemble par petits bouquets latéraux et axillaires, portées chacune sur un pédoncule plus court qu'elle. Ces fleurs s'épanouissent au mois de mai, et sont d'un jaune pâle, excepté leur pétale supérieur, qui est taché en dessus d'un jaune-brun. Chaque fleur présente un calice monophylle, campanulé, persistant, et dont le bord est partagé en cinq dents pointues; une corolle papilionacée, remarquable par sa carène fort allongée, ainsi que par son pavillon très-court et un peu réfléchi en dessus; dix étamines, dont les filamens sont libres; un ovaire oblong, chargé d'un style de la longueur des étamines, et terminé par un stigmate simple et pubescent. — Le fruit est une gousse de la longueur du doigt, presque cylindrique, recourbée à son extrémité [1], et renfermant trois à cinq graines

[1] C'est à cette forme du légume que l'anagyre doit son nom.

réniformes, qui acquièrent une couleur bleuâtre en mûrissant[1].

Toutes les parties de l'anagyre ont une saveur amère très-prononcée; elles exhalent, surtout lorsqu'elles sont froissées, l'odeur fétide qui a valu à cette plante la dénomination de *bois puant*[2]. Aussi tous les animaux s'en éloignent-ils, et même les abeilles, d'ailleurs si peu délicates sur le choix des fleurs. Du fromage fait avec le lait de brebis ou de chèvres, qui, pressées par la faim, avaient brouté cette plante, a produit de violens vomissemens, des cours de ventre, et mis les personnes en danger de mort[3]. Mattioli a vu des bergers, qui par méprise avaient mangé des gousses d'anagyre, vomir jusqu'au sang.

Faut-il, d'après ces observations, rejeter le bois puant comme une substance toujours inutile, et même dangereuse? Non, sans doute; et je pense au contraire que l'anagyre, administrée par un praticien habile, peut rendre de grands services à la thérapeutique; car c'est surtout parmi les végétaux suspects qu'il convient de chercher les remèdes héroïques. M. Biett prescrit les feuilles d'anagyre à la dose de trois ou quatre gros en infusion dans un véhicule aqueux, avec une quantité suffisante de sirop, de sucre, ou de miel; il ajoute que c'est un des purgatifs dont on pourrait se servir avec le plus d'avantage pour la classe indigente ou dans les hôpitaux : Peyrilhe conseille d'appliquer ces feuilles pilées sur les tumeurs froides, et de préférer les graines comme émétiques et aristolochiques.

Le bois d'anagyre est très-dur, et résiste long-temps aux injures atmosphériques; on en prépare, selon Mattioli, les arcs les plus solides, et les meilleurs échalas.

[1] Cette description très-exacte est due au professeur Lamarck.

[2] Frappés de cette fétidité, les Grecs disaient en proverbe, αναγυριν κινειν, *secouer l'anagyre*, pour caractériser l'imprudence de celui qui parle de faits qu'on peut lui reprocher; manière de s'exprimer, que nous rendons plus délicatement par l'antiphrase . *remuer le pot aux roses* (Mordant Delaunay).

[3] Peyrilhe, *Tableau méth. d'un cours d'hist. nat. méd.*, 1804.

EXPLICATION DE LA PLANCHE. (*La figure est moitié de grandeur naturelle.*) — 1. Calice, étamines et pistil. — 2. Les cinq pétales qui composent la corolle. — 3. Fruit de grandeur naturelle. — 4. Graine.

.23.

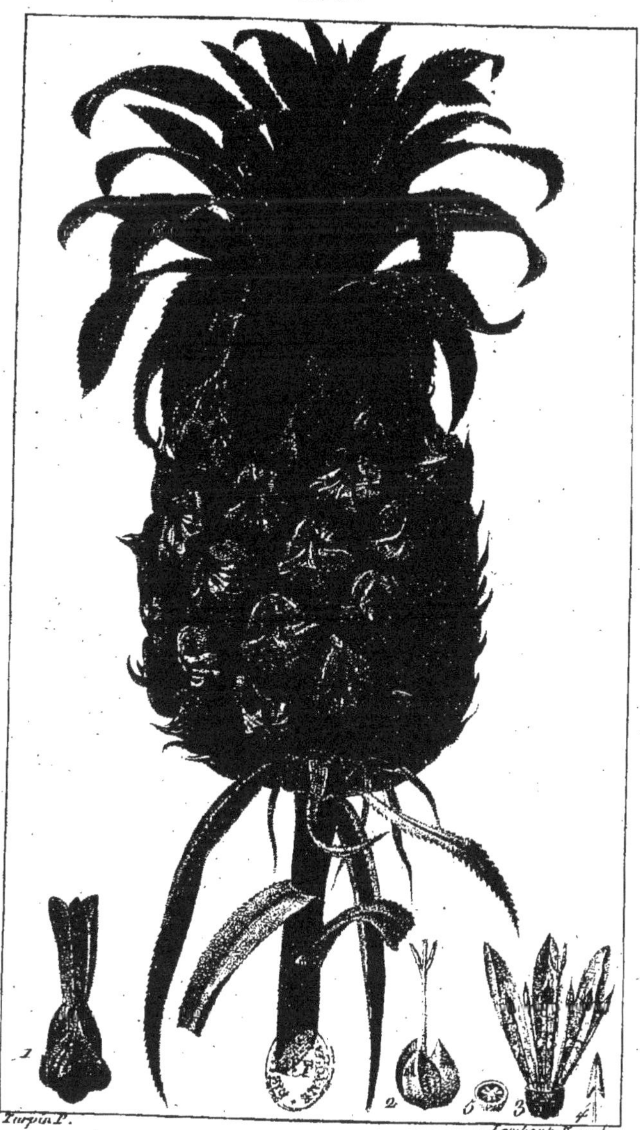

ANANAS.

a.l.l.

XXIII.

ANANAS.

Grec.	ἀνανάς; C.
Latin.	CARDUUS BRASILIANUS, *foliis aloes;* Bauhin, Πιναξ, lib. 10, sect. 6. ANANAS; Tournefort, *appendix.* BROMELIA ANANAS, *foliis ciliato-spinosis, mucronatis, spica comosa;* Linné, clas. 6, *hexandrie monogynie;* — Jussieu, clas. 3, ord. 5, *ananas.*
Italien.	ANANAS; ANANASSO.
Espagnol.	ANANAS; PINA.
Français.	ANANAS; ANANAS A COURONNE.
Anglais.	ANANAS; PINE-APPLE.
Allemand.	ANANAS.
Hollandais.	ANANAS; PYNAPPEL.

CETTE belle plante vivace est originaire de l'Amérique : les naturels du Brésil lui donnent le nom de *nana*, dont les Portugais d'abord, et ensuite les autres peuples, ont fait *ananas*[1]. Elle est aujourd'hui très-commune aux deux Indes, où elle croît spontanément dans les savanes, et dans les lieux humides et sablonneux.

La racine est composée de plusieurs grosses fibres brunes. Elle pousse plusieurs feuilles disposées en un faisceau ouvert, longues de deux à trois pieds, n'ayant que deux à trois pouces de largeur, creusées en gouttière, bordées d'épines courtes et nombreuses, et terminées en pointe : ces feuilles sont d'un vert clair, et ont une sorte de ressemblance avec celles de l'aloès; mais elles sont moins épaisses et moins succulentes. De leur centre, s'élève une hampe courte, cylindrique, épaisse, feuillée, chargée à sa partie supérieure d'un épi glomérulé, dense, écailleux, conique : cet épi est surmonté d'une couronne de feuilles persistantes sur le fruit, et ne différant des autres feuilles qu'en ce qu'elles sont plus petites. — Les fleurs sont bleuâtres, sessiles, petites, et éparses sur la surface de l'épi, qui n'est qu'un réceptacle commun, épaissi, charnu, et sur lequel les ovaires naissent de toutes parts à demi enchâssés dans sa substance.

[1] La dénomination générique *bromelia* rappelle Olaüs Bromel, savant botaniste suédois, auquel Linné a consacré ce genre.

Chaque fleur offre : un calice persistant, supérieur, et à trois divisions; une corolle profondément divisée en trois découpures lancéolées, plus longues que le calice; six étamines plus courtes que la corolle, portant des anthères droites et sagittées; un ovaire inférieur, chargé d'un style filiforme, terminé par un stigmate trifide.

Ces fleurs tombent bientôt, et l'on voit le réceptacle charnu qui les soutenait s'accroître, se colorer, et se changer en un fruit succulent, formé par la réunion symétrique de baies nombreuses, imitant la figure d'une pomme de pin; garni de tous côtés de petites écailles triangulaires, et renfermant beaucoup de graines menues ovoïdes. La chair de ce fruit est blanche ou jaunâtre, selon les variétés; parsemée de fibres très-déliées qui divergent du centre à la circonférence en manière de rayons, et qui, dans les tranches horizontales, représentent une rosette étoilée [1].

Gonzalve Hernandez de Oviedo [2] est le premier écrivain qui ait parlé de l'ananas, dont le fruit a mûri pour la première fois en France, en 1734, à Versailles.

Outre les nombreux ouvrages *ex professo* publiés par Michel-Frédéric Lochner [3], Jean-Henri Tiemeroth [4], Jean Giles [5], Adam Taylor [6], François Brochieri [7], Guillaume Speechly [8], etc., on doit à Philippe Miller [9], à R. H. F. de Thosse [10], à Mordant Delaunay [11], et à divers autres agronomes, des préceptes utiles sur les moyens

[1] La description de l'ananas tracée par le professeur Lamarck m'ayant semblé réunir l'exactitude à la précision, j'ai cru devoir l'adopter, quoiqu'elle ne soit pas rédigée selon la méthode que je me suis prescrite, et dont je m'écarterai le plus rarement possible.

[2] *Historia general de las Indias*, lib. VII, cap. 13.

[3] *Commentatio de ananasâ, sive nuce pineâ indicâ, vulgò* pinhias, in-4°. *Norinbergæ*, 1716.

[4] *De plantâ ac fructu ananas, ejusque usu medico, Diss.*, in-4°. *Erfordiæ*, 1723.

[5] *Ananas, or a treatise on the pine-apple*, etc., in-8°. *London*, 1767.

[6] *A treatise on the ananas or pine-apple*, etc., in-8°. *Devise*, 1769.

[7] *Nuovo metodo adattato al clima del Piemonte, per coltivare gli ananas senza fuoco*, in-8°. *Torino*, 1777.

[8] *A treatise on the culture of the pine-apple, and the management of the hot-house*, etc., in-4°. *Dublin*, 1786.

[9] *Gardeners dictionary*.

[10] Bibliothèque physico-économique, rédigée par Sonnini; 1802.

[11] Le Bon jardinier; 1814.

d'acclimater l'ananas en Europe. Cependant, malgré les soins les plus constans d'une culture bien dirigée, cette plante, exilée sur un sol étranger, emprisonnée dans nos serres, végétant à l'aide d'une chaleur artificielle, porte nécessairement l'empreinte de la dégénération. Ses fruits, quoique fort bons encore, n'ont pourtant plus qu'à un faible degré ce parfum délicieux et ce goût exquis des ananas d'Amérique, qui réunissent, dit-on, l'arôme et la saveur des pêches les plus succulentes, des meilleures fraises, et des melons les plus délicats.

On mange les tranches d'ananas, tantôt sans y rien ajouter, tantôt saupoudrées de sucre, ou trempées dans du bon vin : on en fait des confitures, des marmelades, des glaces, et son suc exprimé fournit une limonade excellente, et, par la fermentation, un vin de qualité supérieure.

Les propriétés alimentaires et médicamenteuses de l'ananas, examinées superficiellement par Pierre Roussin de Montabourg [1], ont principalement été célébrées par Philippe Baldini [2], qui regarde ce fruit comme un remède souverain contre la faiblesse de l'estomac, les maladies des voies urinaires, l'ictère et l'hydropisie.

Wright considère le suc d'ananas comme le meilleur des gargarismes détersifs.

Le docteur Chevalier a souvent employe avec succès la limonade d'ananas pour combattre les affections inflammatoires, bilieuses et putrides.

Aux Indes Orientales, on prépare du fil avec les feuilles d'ananas, après les avoir fait rouir.

L'ananas à couronne offre plusieurs variétés; je distinguerai les suivantes.

a. L'ananas jaune : c'est celui que je viens de décrire, et qu'on a figuré.

b. L'ananas blanc, dont le fruit ovale répand une odeur très-suave, est bien inférieur au précédent, pour le goût : il agace les dents, et

[1] *An ananas alimentum, medicamentum? affirm. Quæst. med. inaug. præs. Nic. Le Roy de Saint-Aignan*; in-4°. *Parisiis*, 1731.

[2] *Saggio su i sorbetti. Edizione* 2, 1784, *corredata di alcune osservazioni intorno all' ananas.*

fait saigner les gencives, inconvénient dont aucune sorte d'ananas n'est absolument exempte, mais qui se manifeste moins dans le jaune que dans tous les autres.

c. L'ananas pain de sucre, qui tire son nom de la forme pyramidale de son fruit, agace les dents et fait saigner les gencives, comme le blanc, quoiqu'il ait une saveur très-agréable.

d. L'ananas pitte, ananas vert, ou ananas sans épines, n'a jamais les feuilles qui couronnent son fruit, ni celles qui tiennent à sa tige, munies de dents épineuses. Le fruit est ovale, tuberculeux, et devient jaune en mûrissant : il est d'une qualité médiocre.

EXPLICATION DE LA PLANCHE. (*Le fruit est représenté moitié de la grandeur naturelle.*) — 1. Fleur entière de grandeur naturelle, à la base de laquelle on a représenté une bractée triangulaire, charnue, et épineuse sur les bords. — 2. Calice et pistil. — 3. Coupe verticale d'une fleur entière, dans laquelle on voit, 1° deux des trois loges de l'ovaire, et, dans chacune d'elles, l'insertion des ovules; 2° le style et les six étamines dont les filets, au nombre de trois seulement, sont retenus vis-à-vis de chaque pétale, au moyen de deux petites écailles. — 4. Anthère grossie. — 5. Coupe horizontale d'un ovaire, dans laquelle on distingue les trois loges et la position latérale des ovules.

24

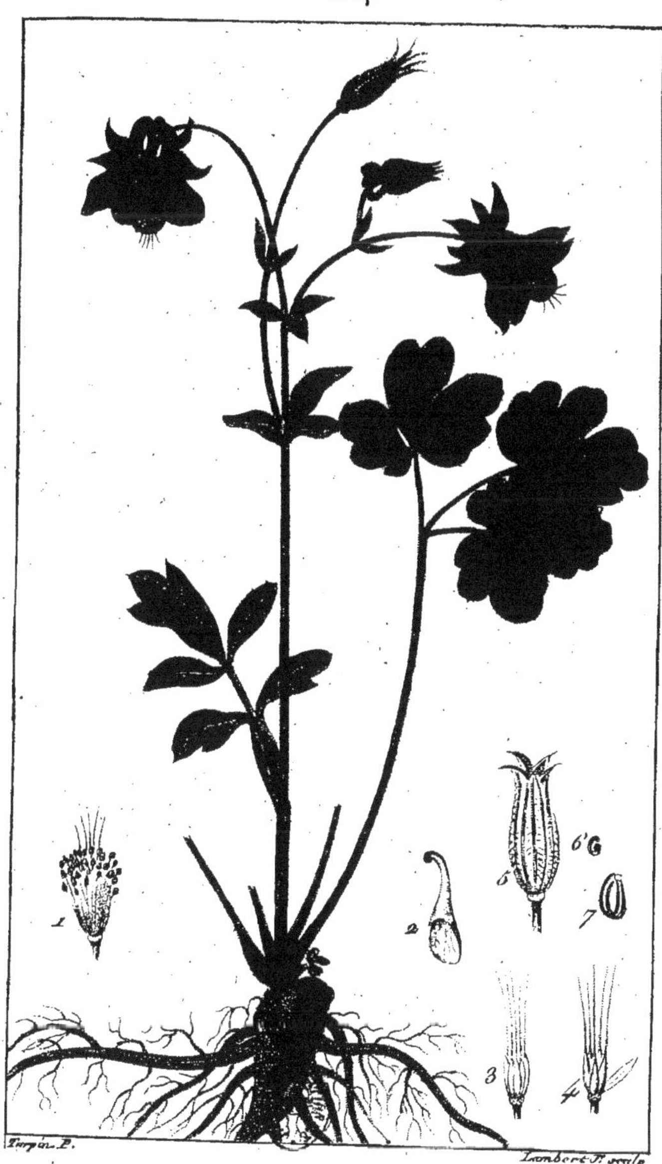

ANCOLIE.

XXIV.

ANCOLIE.

Latin..........	AQUILEGIA SYLVESTRIS, etc. Bauhin, Πιναξ, lib. 4, sect. 3; — Tournefort, clas. 11, *anomales*. AQUILEGIA VULGARIS, *nectariis incurvis;* Linné, clas. 13, *polyandrie pentagynie;* — Jussieu, clas. 13, ord. 1, *renonculacées*.
Italien..........	AQUILEGIA; AQUILEIA; AQUILINA.
Espagnol........	PAXARILLA.
Français.........	ANCOLIE; ANCOLIE VULGAIRE.
Anglais..........	COLUMBINE; COLOMBINE.
Allemand........	AGLEY; ACKELEY.
Hollandais.......	AKELEI.

CETTE plante a-t-elle été connue des anciens? Est-ce l'ancolie que Théophraste a désignée sous le nom de *ασιωνη*, et Dioscorides sous celui de *ισοπυρον*, comme le pense Gaspard Bauhin? Mattioli, dont l'autorité n'est pas comparable à celle de Bauhin, rapporte l'*aquilegia* au *χελιδονιον μεγα* de Dioscorides. Au reste, la solution, extrêmement difficile de ces questions onomatologiques, n'offre pas une utilité majeure.

L'ancolie croît spontanément dans les bois et le long des haies de la plupart des régions de l'Europe.

La racine est vivace, fibreuse, blanchâtre, et produit plusieurs rameaux. — La tige s'élève à deux ou trois pieds : elle est grêle, rameuse, feuillée, légèrement velue, rougeâtre vers sa base. — Les feuilles sont grandes, pétiolées, composées, trois fois ternées; elles ont leurs folioles arrondies, trilobées, crénelées, d'une couleur verte foncée en dessus, et glauques en dessous : les feuilles qui naissent sur la tige sont disposées alternativement, peu nombreures, et vont en diminuant de grandeur à mesure qu'elles approchent du sommet de la plante, de sorte que les supérieures sont petites, sessiles, et simplement ternées, ou trilobées. — Les fleurs sont terminales, pendantes, soutenues par des pédoncules assez longs et axillaires; elles présentent : un calice de cinq pièces ovales-lancéolées, planes, ouvertes, colorées; cinq pétales en cornets recourbés [1]; trente à

[1] L'ancolie doit certainement, à la forme régulière de ses pétales crochus, son

quarante étamines; cinq ovaires oblongs, rapprochés, pointus, se terminant chacun par un style en alène. — Le fruit se compose de cinq capsules droites, presque cylindriques, pointues, uniloculaires, univalves, et polyspermes. Les graines sont ovales, et attachées aux deux bords de la suture de chaque capsule.

Les jardiniers recherchent l'ancolie pour la beauté de ses fleurs, aussi remarquables par leur figure que par leurs nuances variées. Le savant professeur Lamarck observe à ce sujet, que si la couleur de l'ancolie vulgaire varie aisément par la culture, cette variation a pourtant des limites très-constantes. Ainsi cette fleur, de bleue qu'elle est par sa nature, peut devenir, dans nos jardins, violette, purpurine, rouge, couleur de chair, ou tout-à-fait blanche; mais elle n'y acquiert point une couleur jaune, tandis qu'on chercherait vainement à obtenir de l'*aquilegia lutea* une variété à fleurs bleues.

Les brebis et les chèvres broutent l'ancolie, que les autres bestiaux négligent; les abeilles percent le tube des pétales (nectaires, de Linné) pour en extraire le suc mielleux, dont elles sont très-avides.

On a prodigieusement exalté les propriétés médicinales de l'ancolie : ses racines, ses feuilles, ses fleurs et ses graines ont été regardées comme apéritives, diurétiques, diaphorétiques, antiscorbutiques. Les vétérinaires prescrivent la racine en poudre, à la dose d'une once, pour faciliter la sortie du claveau. Les médecins préfèrent l'emploi des semences pour favoriser l'éruption des pustules varioleuses et morbilleuses. Mais cette vertu, tant célébrée par Simon Pauli, par Scopoli, admise même par Linné, n'a point été constatée par des observations assez nombreuses, assez authentiques.

S'il faut en croire Le Bouc (Tragus), l'ictère ne résiste point à l'usage de l'ancolie, et le docteur Eysel prétend qu'elle guérit merveilleusement le scorbut.

nom générique *aquilegia*, *aquilina*, de Lécluse (dont nous avons fait, par corruption, *ancholie* ou *ancolie*), par allusion au bec recourbé ou bien aux serres crochues de l'aigle, *aquila*. Les Anglais ont mieux aimé comparer ces sortes d'ergots à ceux de l'innocente colombe.

Quelques étymologistes traduisent *aquilegia* par *réservoir d'eau*; c'est effectivement la signification littérale de ce mot (*aquilegium*, plur. *aquilegia*); mais elle n'est point applicable à l'ancolie.

ANCOLIE.

On prépare avec les fleurs de l'ancolie un sirop d'une belle couleur bleue, qui décèle, mieux que celui de violette, les acides et les alcalis. Ses graines, qu'on administre, tantôt en poudre, tantôt sous forme d'émulsion, communiquent aux mortiers dans lesquels on les pile, une odeur forte, et tellement tenace, qu'il est presque impossible de la dissiper, selon la remarque de Fourcroy.

SCHUBART (Jean-Adam), *De aquilegiâ scorbuticorum asylo, Diss. inaug. præs. Joan. Philip. Eysel*, in-4°. *Erfordiæ*, 1716.

EXPLICATION DE LA PLANCHE. (*La plante est réduite à la moitié.*) — 1. Étamines et pistils. — 2. Un pétale. — 3. Pistils dont les ovaires sont entourés de dix écailles. — 4. Les mêmes, dont on a enlevé les écailles, à l'exception d'une que l'on a simplement écartée. — 5. Fruit composé de cinq capsules simplement réunies à leur base. — 6. Graine de grosseur naturelle. — 7. La même, vue à la loupe.

.25.

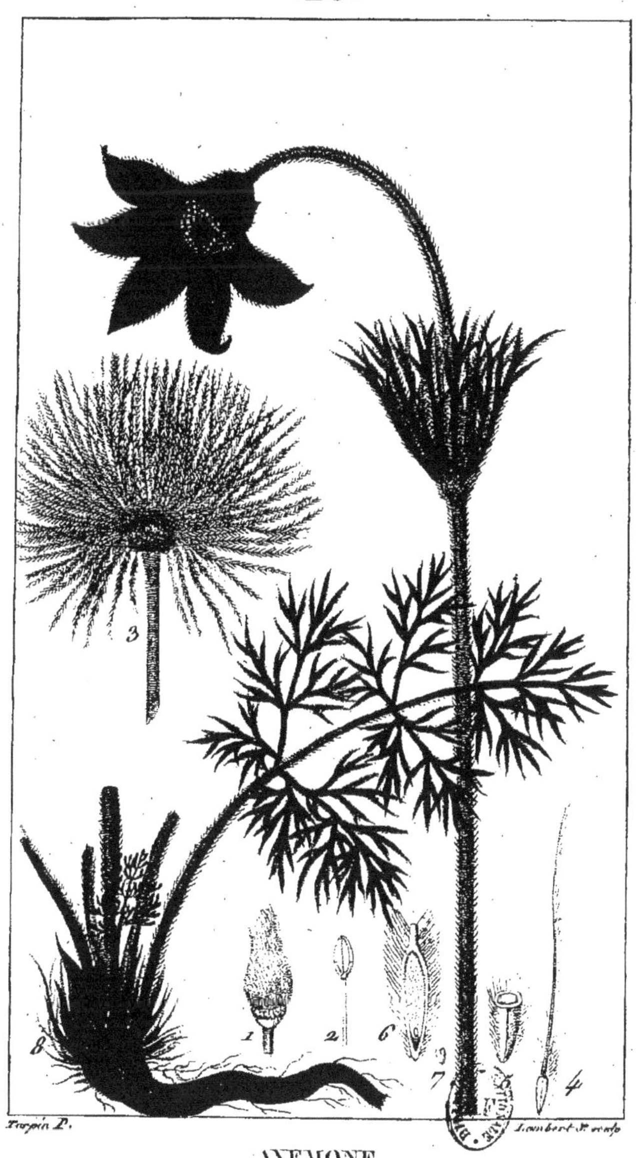

ANEMONE.

XXV.

ANÉMONE.

Græc.	ανεμωνη λειμονια.
Latin.	PULSATILLA NIGRICANS; vulg. PULSATILLA FLORE MINORE NIGRICANTE; Bauhin, Πιναξ, lib. 5, sect. 2, — Tournefort, clas. 6, *rosacées.* ANEMONE PRATENSIS, *pedunculo involucrato, petalis apice reflexis, foliis bipinatis;* — Linné, clas. 13, *polygynie;* — Jussieu, clas. 13, ord. 1, *renonculacées.*
Italien.	ANEMONE DE' PRATI.
Espagnol.	ANEMONE PRADEROSA.
Français.	ANÉMONE; ANÉMONE DES PRÉS; PULSATILLE NOIRATRE.
Anglais.	MEADOW-ANEMONE; DARK-FLOWERED ANEMONE.
Allemand.	WIESEN-ANEMONE; SCHWÆRZLICHES WINDROESCHEN; KUECHENSCHELLE; OSTERBLUME.
Hollandais.	WEIDE-ANEMOO.

CETTE plante vivace croît sur les pelouses sèches de l'Allemagne, de la Suède, de la Pologne, et de plusieurs autres contrées septentrionales de l'Europe.

La racine, longue à peu près comme le doigt, est fibreuse, noirâtre, et divisée à son collet en plusieurs souches courtes et chevelues. — Les tiges sont cylindriques, velues, hautes de cinq ou six pouces. — Les feuilles, qui partent de la racine, sont pétiolées, deux fois ailées, multifides, à découpures très-menues. — La fleur, pendante du sommet de chaque tige[1], présente une corolle campanulée, dont tous les pétales rapprochés inférieurement, s'éloignent de plus en plus jusqu'à leur pointe, qui est réfléchie en dehors; ils sont d'une couleur rouge-brune: le calice manque; il est en quelque sorte remplacé par une espèce de collerette, située à plus d'un pouce au dessous de la corolle, et partagée en un grand nombre de folioles

[1] Pline dit que l'anémone doit son nom (de ανεμος, vent) à ce que sa fleur ne s'épanouit que par le souffle du vent. Mappus et Théis pensent que l'anémone est ainsi nommée, parce qu'elle croît aux lieux élevés et battus des vents. Ne serait-il pas plus raisonnable d'attribuer cette dénomination à ce que la fleur et le fruit de la pulsatille, présentant une surface étendue, et portés sur une faible tige, sont agités par le vent le plus léger?

étroites et velues. — Le fruit consiste en un amas de graines nues, situées sur un réceptacle commun, et surmontées de longues queues plumeuses.

Toutes les parties de l'anémone sont presque inodores; mais elles sont imprégnées d'une âcreté qui, moins prononcée dans la racine, se manifeste surtout dans les feuilles. Ces feuilles sont pourtant recherchées des moutons, qu'elles nourrissent mal; elles facilitent même le développement de la pourriture chez ces animaux, ainsi que l'observe M. Huzard.

L'eau distillée d'anémone est âcre et pénétrante; elle dépose, au bout d'un certain temps, des cristaux blancs, striés, de nature camphrée. Ces cristaux ont offert au célèbre professeur Murray une particularité bien remarquable. Presque insipides dans leur état d'intégrité, ils acquièrent, par la fusion à la flamme d'une bougie, une extrême causticité.

Le docteur Stœrck a rangé l'anémone des prés parmi les plantes héroïques injustement négligées; il la recommande sous les diverses formes de poudre, d'extrait, d'infusion, d'eau distillée, contre une foule de maladies tellement variées, qu'elles ne semblent guère devoir céder aux mêmes moyens thérapeutiques. En effet, l'archiâtre viennois trace une longue énumération dans laquelle on voit figurer la paralysie, la mélancolie, l'aménorrhée, les symptômes les plus graves de la syphilis, tels que tophus, condylomes, ulcères sordides, caries, douleurs ostéocopes. Stœrck vante principalement l'anémone comme le remède par excellence des maladies des yeux. Il cite des amauroses, des cataractes, des ptérygions, des néphélions, guéris ou singulièrement améliorés par l'administration de cette plante. Les expériences du baron autrichien ont été répétées sans succès par Smucker, Bergius, Richter, et d'autres praticiens d'un mérite et d'une probité également irrécusables. Faut-il pour cela bannir l'anémone de la matière médicale? Non, sans doute : il faut réitérer les essais, et ne par négliger la propriété irritante, rubéfiante, épispastique de ce végétal, que dans certains cas on a substitué aux sinapismes et aux vésicatoires.

La coquelourde, *anemone pulsatilla*, L., se rapproche singulièrement de l'anémone des prés, par ses propriétés médicinales comme par ses caractères botaniques; elle semble même ne s'en distinguer que par la plus grande élévation de sa tige et la rectitude de ses pétales.

L'anémone des bois, ou sylvie, *anemone nemorosa*, L., est rarement administrée à l'intérieur : on préfère l'appliquer sur diverses parties du corps, à titre de révulsif, dans la céphalée, le rhumatisme, la sciatique; on en fait un épicarpe qui, dit-on, guérit fréquemment la fièvre-tierce.

Plusieurs espèces et variétés d'anémones font l'ornement des jardins, et les délices des amateurs.

BELWING (George-André), *Floræ campana, seu pulsatilla cum suis speciebus et varietatibus methodicè considerata, et intersparsis variis observationibus oculis curiosorum exposita;* in-4°. fig. *Lipsiæ*, 1720.

STOERCK (Antoine), *Libellus de usu medico pulsatillæ nigricantis ;* in-8°. fig. *Vindobonæ*, 1771.

EXPLICATION DE LA PLANCHE. (*La plante est de grandeur naturelle.*) — 1. Pistil. — 2. Étamine grossie. — 3. Tête composée d'un grand nombre de fruits. — 4. Fruit isolé. — 5. Le même grossi et coupé horizontalement. — 6. Autre également grossi, coupé verticalement, pour faire voir la situation de l'embryon dans le périsperme. — 7. Embryon isolé. — 8. Racine et feuille radicale.

26.

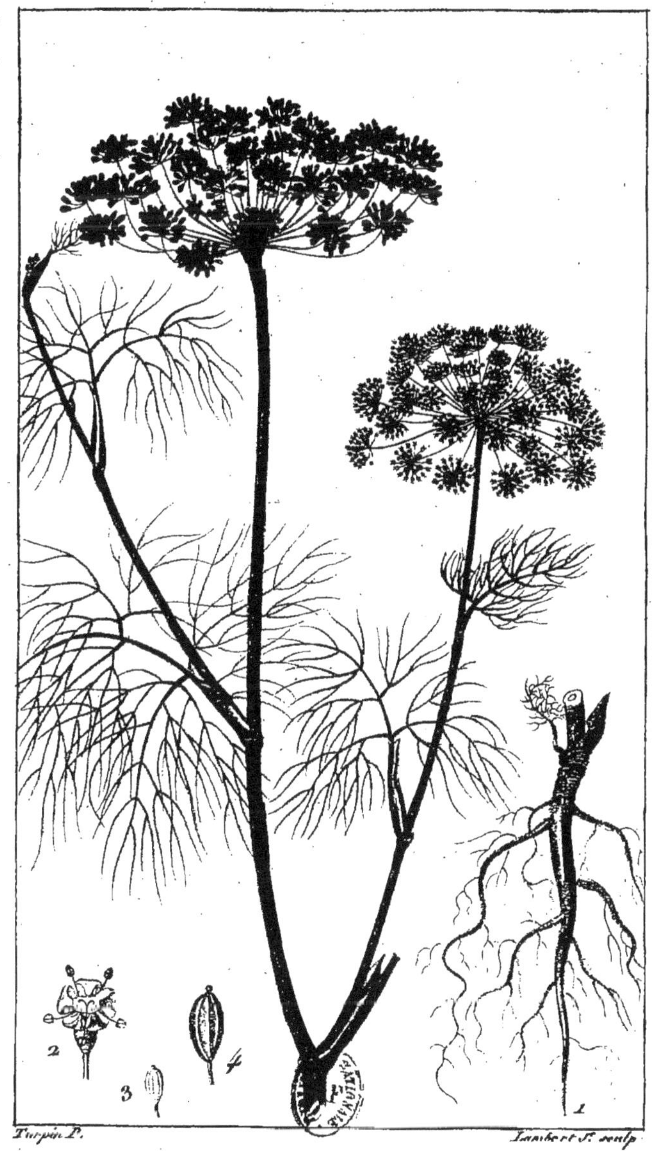

ANETH.

a. l-l.

XXVI.

ANETH.

Grec.	ανηθον.
Latin.	ANETHUM HORTENSE; Bauhin, Πιναξ, lib. 4, sect. 4; — Tournefort, clas. 7, *ombellifères*. ANETHUM GRAVEOLENS, *fructibus compressis;* Linné, clas. 4, *pentandrie digynie;* — Jussieu, clas. 12, ord. 2, *ombellifères*.
Italien.	ANETO.
Espagnol.	ANELDO.
Français.	ANETH; ANET; ANETH ODORANT, Lamarck.
Anglais.	DILL; DILLE.
Allemand.	DILLE.
Hollandais.	DILLE.

CETTE plante annuelle croît dans les champs de la Turquie, du Portugal, de l'Espagne, de l'Italie.

La racine est blanche, fibreuse, fusiforme. — La tige s'élève à la hauteur d'un pied et demi environ; elle est cylindrique, glabre, striée, à stries alternativement blanches et rougeâtres; feuillée et un peu rameuse. — Les feuilles sont alternes, presque trois fois ailées, à découpures menues et à pétioles membraneux, amplexicaules à leur base. — Les fleurs sont constamment jaunes, rosacées, disposées en ombelles doubles, demi ouvertes, dépourvues de colerette, et placées au sommet de la tige. Chaque fleur présente cinq pétales entiers, lancéolés, recourbés en dedans; cinq étamines libres, dont les anthères sont arrondies; un ovaire inférieur, chargé de deux styles courts. — Le fruit est ovale, comprimé, divisé en deux graines convexes et canelées d'un côté, aplaties de l'autre, entourées d'un petit rebord jaunâtre.

L'aneth exhale une odeur forte, pénétrante, qui pourtant n'est pas désagréable; il a une saveur vive, piquante [1], aromatique. Quatre livres de graines fournissent, par la distillation, deux onces d'huile essentielle jaune, conservant l'odeur de la plante, et se figeant facilement au froid.

[1] *Non tibi sit spretum, si linguam pungit anethum.*

ANETH.

On cultive l'aneth dans nos jardins potagers, où il faut semer la graine aussitôt qu'elle est mûre. Les feuilles, les fleurs et les semences sont un assaisonnement utile, qui rend plus savoureux la viande et les légumes. Cuit avec le poisson, dit le docteur Gilibert, l'aneth lui donne un goût agréable et en facilite la digestion.

L'action très-prononcée que l'aneth exerce sur nos organes suffirait pour révéler ses propriétés médicales, qui d'ailleurs sont constatées par de nombreuses observations. Dioscoride ne dit pas précisément que l'aneth soit anodin, comme l'insinue Murray, qui, dans un ouvrage plein de science et d'érudition (*Apparatus medicaminum*), n'a commis qu'un petit nombre d'erreurs, en quelque sorte inévitables. Le médecin d'Anazarbe recommande surtout l'aneth pour augmenter le lait des nourrices, et calmer les coliques venteuses; il indique la préparation d'une huile grasse de fleurs d'aneth (ανηθινον), propre à dissiper le frisson des fièvres intermittentes, à soulager les douleurs sciatiques et rhumatismales. Telles sont encore à peu près aujourd'hui les vertus que l'on reconnaît à l'aneth; on doit même regretter que cette ombellifère ne soit pas plus souvent employée dans la pratique médicale. Outre l'huile et l'eau distillée que l'on obtient de ses graines, qui font partie des semences carminatives, on en pourrait préparer une teinture alcoolique très-efficace. L'infusion aqueuse édulcorée stimule doucement et agréablement le système digestif; diminue, quelquefois même arrête le hoquet et le vomissement. Les feuilles, les fleurs et les graines d'aneth sont pilées et appliquées en cataplasmes, ou bien on les fait entrer dans les lavemens; en un mot, cette plante est une de celles dont toutes les parties peuvent être employées avec succès sous un grand nombre de formes diverses.

KARCHER (Jean-Baptiste), *De anetho*, *Diss.*, in-4°. *Argentorati*, 1734.

EXPLICATION DE LA PLANCHE. (*Cette figure est réduite à la moitié de sa grandeur naturelle.*) — 1. Racine. — 2. Fleur entière grossie. — 3. Fruit de grosseur naturelle. — 4. Le même grossi.

27.

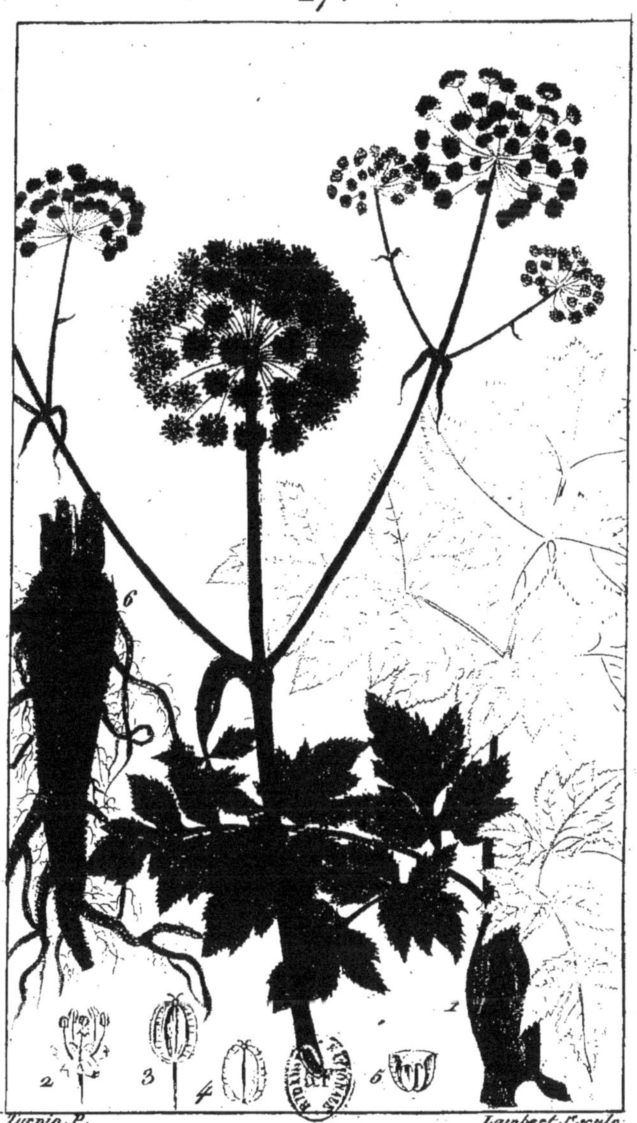

ANGÉLIQUE.

a. l. l.

XXVII.

ANGÉLIQUE.

Latin.	ANGELICA SATIVA ; Bauhin, Πιναξ, lib. 4, sect. 5. IMPERATORIA SATIVA ; Tournefort, clas. 7, *ombellifères.* ANGELICA ARCHANGELICA, *foliorum impari lobato ;* Linné, clas. 5, *pentandrie digynie ;* — Jussieu, clas. 12, ord. 2, *ombellifères.*
Italien.	ANGELICA.
Espagnol.	ANGELICA.
Français.	ANGÉLIQUE ; ANGÉLIQUE DES JARDINS, Lamarck.
Anglais.	ANGELICA ; COMMON GARDEN ANGELICA, Miller.
Allemand.	ANGELIKA ; ANGELIK ; ENGELWURZ.
Hollandais.	ANGELIKA ; ENGELWORTEL.

CETTE plante croît en Laponie, en Norwège, en Suisse, en Autriche, en Silésie, dans le comté de Birmingham en Angleterre, sur les Pyrénées et sur les Alpes, et le long des fleuves qui avoisinent ces montagnes.

La racine est grosse, brune à l'extérieur, blanche intérieurement, fusiforme, et garnie de quelques fibres. — La tige est épaisse, creuse, cylindrique, rameuse, rougeâtre dans la majeure portion de son étendue. — Les feuilles sont grandes, alternes, deux fois ailées, composées de folioles ovales, dentées en scie, et souvent lobées, surtout la terminale ; leurs pétioles embrassent la tige par une graine très-large, membraneuse et utriculée. — Les fleurs, disposées en ombelles doubles au sommet de la tige, sont d'une couleur jaune-verdâtre, s'épanouissent vers le milieu de l'été, et passent très-rapidement. Chacune d'elles présente une corolle régulière, rosacée, formée de cinq pétales entiers lancéolés, légèrement recourbés à leur sommet ; cinq étamines libres, plus longues que les pétales ; un ovaire inférieur, chargé de deux styles ouverts, ou réfléchis en dehors. — Le fruit est oblong, anguleux, solide, divisé en deux graines nues, appliquées l'une contre l'autre, aplaties d'un côté et entourées d'un rebord ; convexes de l'autre et marquées de trois stries.

L'angélique intéresse par la beauté de son port, par l'odeur suave qu'elle exhale, par l'utilité qu'on en retire[1]. Aussi la cultive-t-on dans nos jardins. Elle aime les lieux froids et humides, tels que les bords des fossés, des étangs. En semant avec beaucoup de précaution ses graines délicates, aussitôt qu'elles sont mûres, on obtient de belles tiges qui s'élèvent à plus de six pieds de hauteur, et que l'on coupe au mois de mai, si l'on veut faire durer pendant trois et même quatre années les racines de cette plante ordinairement bisannuelle.

C'est principalement en Laponie, en Islande, en Norwège, que l'angélique jouït de toutes ses vertus. Les habitans de ces contrées boréales la regardent comme une des productions les plus importantes de leur sol, l'emploient à une foule d'usages, et donnent différens noms à ses diverses parties. Les jeunes tiges récentes fournissent à ces peuples un aliment agréable, et, lorsqu'elles sont plus avancées, ils les font dessécher, les coupent par tranches minces, et s'en servent à titre d'aliment, d'assaisonnement et de remède, cuites dans le lait ou dans le bouillon. Nos confiseurs préparent, avec les tiges encore tendres de l'angélique, des sucreries qui flattent également le goût et l'odorat.

Les bestiaux recherchent avidement cette plante; elle augmente beaucoup la fétidité du bouc, et il est facile de distinguer le lait des vaches qui s'en nourrissent. Les plus habiles vétérinaires, tels que Bourgelat, Vitet, Huzard, assignent à l'angélique une place éminente dans leurs pharmacologies.

Les Lapons préparent avec les boutons des fleurs de cette plante, bouillis dans le petit-lait de renne, un extrait stomachique et astringent.

On fait avec les semences d'angélique une teinture, un baume; on en extrait une huile.

Cependant les qualités physiques sont infiniment plus développées, et par suite les propriétés médicinales bien plus prononcées dans la racine que dans tout le reste de la plante. L'arôme qu'elle répand se rapproche de celui du musc. Elle imprime sur la langue une sa-

[1] Elle doit à ces précieux avantages le titre flatteur d'*angélique*, et celui non moins brillant de *racine du Saint-Esprit*, sous lequel on la désigne quelquefois.

veur comme balsamique, suivie d'une amertume qui n'est point désagréable. Le suc jaunâtre gommo-résineux dont elle est pénétrée s'en écoule à l'aide d'incisions faites au commencement du printemps. Cette racine, dont les Norwégiens font du pain, offre aux médecins les plus grandes ressources pour ranimer le principe de la vie et réveiller les organes de la digestion; elle est indiquée, selon le docteur Gilibert, dans toutes les maladies aiguës ou chroniques qui exigent des cordiaux, des fortifians : telles sont les fièvres intermittentes et hémitritées, l'anorexie, la paralysie, la chlorose, l'aménorrhée.

J'ai fréquemment prescrit la racine d'angélique pulvérisée, à la dose d'un, deux et trois grammes, dans les cachexies, les dyspepsies, les affections muqueuses et catarrhales. Je pense avec Costeo qu'elle peut être substituée au costus d'Arabie, et, avec le professeur Hildenbrand, qu'elle peut suppléer dans plusieurs cas la racine de serpentaire de Virginie, et celle de contrayerva. J'ai constaté les bons effets d'une excellente boisson que je prépare en versant un litre d'eau bouillante sur trente grammes de racine d'angélique coupée en tranches minces, et ajoutant à l'infusion quatre centilitres d'eau-de-vie, un hectogramme de sirop de vinaigre, et quelques gouttes d'huile volatile de citron.

Indépendamment des produits divers que fournit l'angélique, elle entre dans un grand nombre de compositions pharmaceutiques, telles que l'eau thériacale, l'eau de mélisse des Carmes, l'esprit carminatif de Sylvius, le baume du commandeur, la thériaque céleste, l'emplâtre diabotanum, etc.

L'angélique sauvage, ou angélique des prés, *angelica silvestris*, L., se rapproche singulièrement de la précédente par le port et par les autres caractères botaniques; mais elle est loin de posséder au même degré les propriétés alimentaires et médicamenteuses. On l'administre souvent en Suède pour combattre les affections hystériques, et quelques praticiens assurent l'avoir prescrite avec succès contre l'épilepsie. On se sert en outre de sa graine pulvérisée pour détruire les poux. La culture de cette plante, dit Willich, devrait être encouragée. Les tanneurs et les mégissiers lui ont reconnu des propriétés analogues à celles de l'écorce de chêne; les abeilles puisent dans ses fleurs un miel balsamique; Dambourney prépare, avec les feuilles, une teinture qui imprègne les étoffes de laine d'une belle couleur d'or; on ajoute la solution de bismuth à titre de mordant.

EXPLICATION DE LA PLANCHE. (*La plante est réduite au cinquième de sa grandeur naturelle.*) — 1. Feuille entière. — 2. Fleur entière grossie. — 3. Fruit entier de grandeur naturelle. Le fruit des ombellifères est composé de deux péricarpes accolés. — 4. Partie détachée du même. — 5. Coupe horizontale de cette même partie. — 6. Racine réduite.

28.

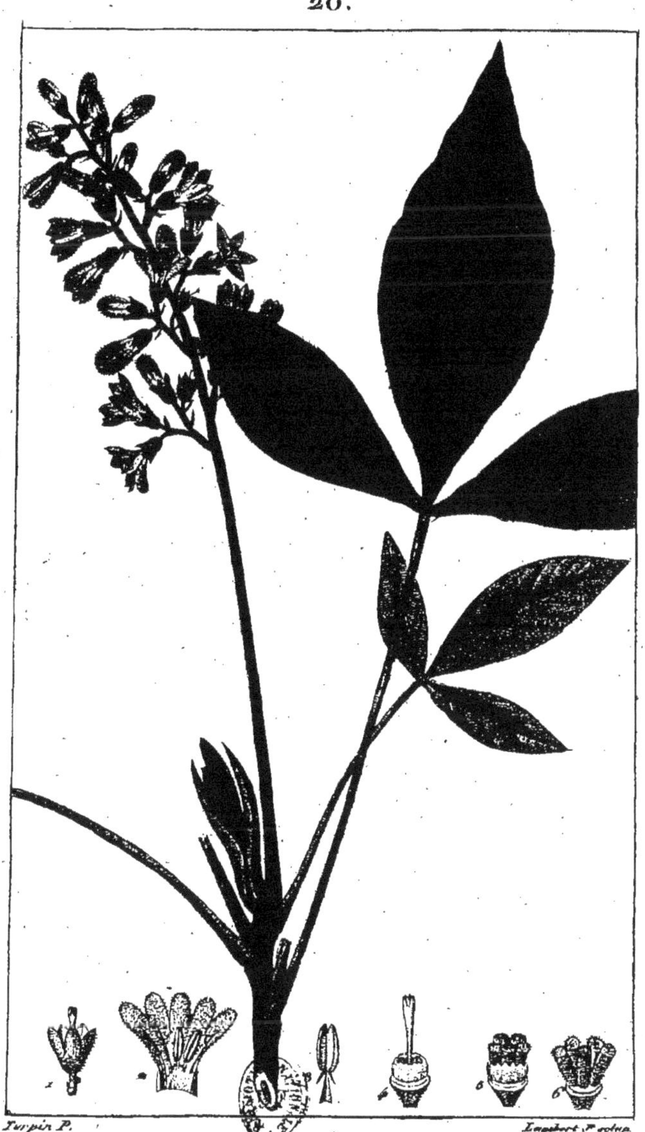

Turpin P. Lambert J.e sculp.

ANGUSTURE.

a.11.

XXVIII.

ANGUSTURE.

Latin.	ANGUSTURA; vulg. BONPLANDIA TRIFOLIATA; Willdenow.
Italien.	ANGUSTURA.
Espagnol.	ANGOSTURA; ANGUSTURA.
Français.	ANGUSTURE; CUSPARÉ.
Anglais.	ANGUSTURA.
Allemand.	ANGUSTURA.
Hollandais.	ANGUSTURA.

DEUX médecins de l'île de la Trinité, Ewer et Williams, firent connaître les premiers, en 1788, l'écorce d'angusture; mais ils ne désignèrent point avec exactitude l'arbre qui la fournit. Quelques-uns la rapportèrent à une espèce du genre *brucea;* mais le plus grand nombre des naturalistes crut que cette écorce appartenait à une *magnolia*, et spécialement à la magnolie glauque. Les illustres voyageurs de Humboldt et Bonpland ont prouvé que ces deux opinions étaient également erronées. C'est au mois de juin 1800, que, pendant leur séjour à Saint-Thomas de la nouvelle Guyanne, ils ont examiné avec soin l'arbre qui produit l'écorce d'angustura. Cet arbre, que les indigènes appellent *cusparé*, semble appartenir, selon M. de Humboldt, à ces groupes de plantes précieuses auxquelles la nature n'a assigné qu'une très-petite étendue de terrain. On le trouve principalement au sud du bas Orénoque, dans les missions de Carony, habitées par des Indiens Caraïbes, à vingt-huit lieues à l'est de la ville de Saint-Thomas de la nouvelle Guyanne, appelée vulgairement sur les côtes de la Terre-Ferme le *Détroit* ou la *Angostura*, parce que l'Orénoque se rétrécit considérablement vers cet endroit. Il est commun dans les belles forêts qui entourent la ville de Upatu, l'Alta-Gracia et Copapui; on le rencontre aussi parmi les plantes du golfe de Santa-Fé, entre Cumana et la nouvelle Barcelone.

Le cusparé forme un genre nouveau, consacré par le professeur Willdenow à M. Aimé Bonpland. Cet arbre, toujours vert, d'un port élégant et majestueux, s'élève, dit de Humboldt, à la hauteur de soixante à quatre-vingt pieds. Le tronc est droit, cylindrique, divisé à son sommet en un grand nombre de rameaux alternes. L'écorce, d'une couleur grisâtre, n'a que deux à trois lignes d'épaisseur; elle est quelquefois gercée. Le bois, d'un jaune clair, a de très-grands rapports avec le buis par sa couleur, et par le poli qu'il est susceptible de recevoir. Toutes les jeunes branches sont revêtues d'une écorce lisse, d'une belle couleur verte, et couvertes de petits tubercules grisâtres. — Les feuilles sont alternes, longues d'un à deux pieds, composées de trois folioles supportées par un pétiole commun, cylindrique, long de dix à douze pouces, offrant, comme les jeunes rameaux, de petits tubercules grisâtres : les folioles sont oblongues, aiguës à l'une et à l'autre extrémité, membraneuses, parsemées de points glanduleux, comme les feuilles de millepertuis; la foliole du milieu est plus longue d'un sixième que les deux latérales. — Les fleurs sont blanchâtres, disposées en grappe terminale longue de quatorze à dix-huit pouces, supportée par un pédoncule de même longueur à peu près que les pétioles : chaque fleur présente un calice infère, campaniforme, persistant, divisé à son limbe en cinq dents égales, couvert extérieurement d'un duvet tomenteux; une corolle en forme de tube, composée de cinq pétales si exactement unis dans leurs deux tiers inférieurs, qu'ils semblent n'en faire qu'un lorsqu'on les observe sur une fleur récemment cueillie; cinq étamines, un peu plus courtes que les pétales auxquels elles sont attachées; un pistil formé de cinq ovaires supères, distincts, du centre desquels s'élève un seul style terminé par cinq stigmates charnus, verts, réunis en un seul corps. — Le fruit est composé de cinq capsules ovales, bivalves, dont chacune renferme une graine. — D'après cette description, puisée dans l'ouvrage du célèbre naturaliste Humboldt, la *bonplandia* vient se ranger dans la cinquième classe de Linné (*pentandrie monogynie*), et dans l'ordre 15 de la classe 13 de Jussieu (*magnoliers*). — Les feuilles du cusparé sont d'un beau vert; elles exhalent une odeur aromatique très-agréable. La dureté du bois et la finesse de son grain le rendent propre aux ouvrages de charpente et de menuiserie. Mais c'est à son écorce, généralement connue sous le nom d'*angusture*, que le cusparé doit presque toute sa renommée. Cette écorce nous est apportée en fragmens un peu convexes, ayant communément plus de largeur et plus d'épaisseur que celle du quinquina. L'épiderme qui la recouvre, dit le docteur Alibert, est blanchâtre, inégal, parsemé d'aspérités : la substance recouverte par cet épiderme est d'un brun fauve et d'une texture dense et ferme; réduite en poudre, elle a un aspect très-jaune. La saveur de l'angusture est très-amère; son odeur est un peu nauséabonde quand l'écorce n'a pas vieilli.

M. Planche, pharmacien de Paris, a signalé deux autres espèces d'écorce qui sont débitées dans le commerce sous le nom d'*angusture*, et qui proviennent d'arbres inconnus jusqu'à présent. L'une doit à sa couleur le titre de *ferrugineuse* ou *fausse* [1]; elle est d'une amertume si prononcée, qu'on ne peut la goûter sans éprouver des nausées. L'autre [2] diffère de la véritable angusture par la couleur intérieure de l'écorce qui tire sur le rouge, par son amertume peu sensible, et par la teinte particulière de sa poudre, qui présente une analogie très-marquée avec celle du quinquina gris.

Le professeur Vauquelin a trouvé qu'elle ne précipite pas la gélatine, mais bien le tartrate de potasse antimonié, le fer, le cuivre, le plomb, et l'infusion de tan. M. Planche a déterminé l'action diverse des réactifs chimiques sur les deux sortes de fausse angusture.

Les propriétés médicinales de l'angusture ont été singulièrement exaltées par les docteurs anglais qui l'ont introduite en Europe. Ils ne se sont pas bornés à la comparer au quinquina; ils l'ont mise au dessus de ce remède héroïque, sous prétexte qu'elle produit plus sûrement le même effet, administrée à moindres doses. S'il faut les en croire, l'angusture est un puissant tonique, un antiseptique assuré, un fébrifuge infaillible. Chisholm et Seamen lui donnent la préférence sur l'écorce du Pérou dans le traitement de la fièvre jaune. C'est au moyen de l'angusture que Jean Wilkinson parvint à se délivrer d'une fièvre tierce fort rebelle, et vainement combattue par le quinquina. On ajoute que la diarrhée chronique et la dysenterie adynamique résistent bien rarement à l'emploi judicieux de l'angusture, qui se donne tantôt en substance à la dose de douze à vingt grains, plusieurs fois par jour, tantôt en infusion ou en décoction, tantôt sous forme de teinture vineuse ou alcoolique. Humboldt

[1] Les droguistes l'appellent *angusture fine*.

[2] Angusture plate ou commune, des officines.

nous apprend que les religieux capucins catalans qui gouvernent les missions de Carony préparent avec beaucoup de soin l'extrait d'angusture, qu'ils distribuent aux couvens de la Catalogne.

Au milieu de ce concert de louanges, deux médecins exempts d'enthousiasme soumirent à un examen impartial l'écorce si fastueusement vantée. Le docteur Gemello Villa, à Lodi, n'a retiré aucun succès de l'emploi de l'angusture dans le traitement des fièvres intermittentes, de la diarrhée, du scorbut, tandis que ces affections diverses ont été promptement guéries par les remèdes ordinaires. Le savant Alibert n'a pas été plus heureux. Voici la manière dont il s'exprime : « J'ai administré l'angusture en substance à plusieurs fébricitans, et les effets que j'ai obtenus n'ont répondu ni à la renommée de cette écorce, ni à mon attente particulière. Je la donnais à la dose de huit décigrammes de trois en trois heures dans l'apyrexie. »

C'est par de nouvelles tentatives, faites avec la même candeur, que l'on parviendra à dissiper les doutes qui règnent encore sur les propriétés de l'angusture, et à lui assigner sa véritable place dans la matière médicale.

MEYER (F.-A.-A.), *De cortice angusturæ, Diss. med. therap. inaug.*, in-8°. *Gottingæ*, 13 *decemb.*, 1790.

L'auteur a traduit en 1793 (in-8°. *Gottingue*) sa Thèse en allemand, et l'a enrichie de nouvelles Observations et de bonnes Notices bibliographiques.

FILTER (François-Ernest), *De cortice angusturæ, ejusque usu medico, Diss. inaug.*, in-4°. *Ienæ*, 18 *febr.*, 1791. — Traduit en allemand en 1793 (in-8°. Leipsic), avec la Dissertation de C.-C.-G. Amelung, sur le mercure soluble de Hahemann.

HAUPT (Christophe-Théophile), *De corticis angusturæ charactere botanico, Diss. inaug., præs. Petr. Emmanuel Hartmann*, in-4°. *Francoforti ad Viadrum*, 24 *septembr.* 1791.

BRANDE (Auguste-Evrard), *Experiments and observations on the angustura bark;* c'est-à-dire Expériences et observations sur l'écorce d'angusture; in-8°. Londres, 1791.

La seconde édition est de 1793.

BORNITZ (Frédéric-Auguste), *De corticis angusturæ patriâ, principiis, usuque medico, Diss. inaug., præs. Bernard. Christian. Otto;* in-8°. *Trajecti ad Viadrum*, 12 *januar.* 1804.

EXPLICATION DE LA PLANCHE. (*La plante est réduite au tiers de sa grandeur naturelle.*) — 1. Calice et pistil. — 2. Corolle ouverte, dans laquelle on aperçoit cinq étamines, dont trois avortées. — 3. Étamine fertile, grossie. — 4. Pistil dont les ovaires sont entourés d'un anneau denté en son bord. — 5. Ovaires après la fécondation. — 6. Les mêmes dont on a enlevé l'anneau.

29.

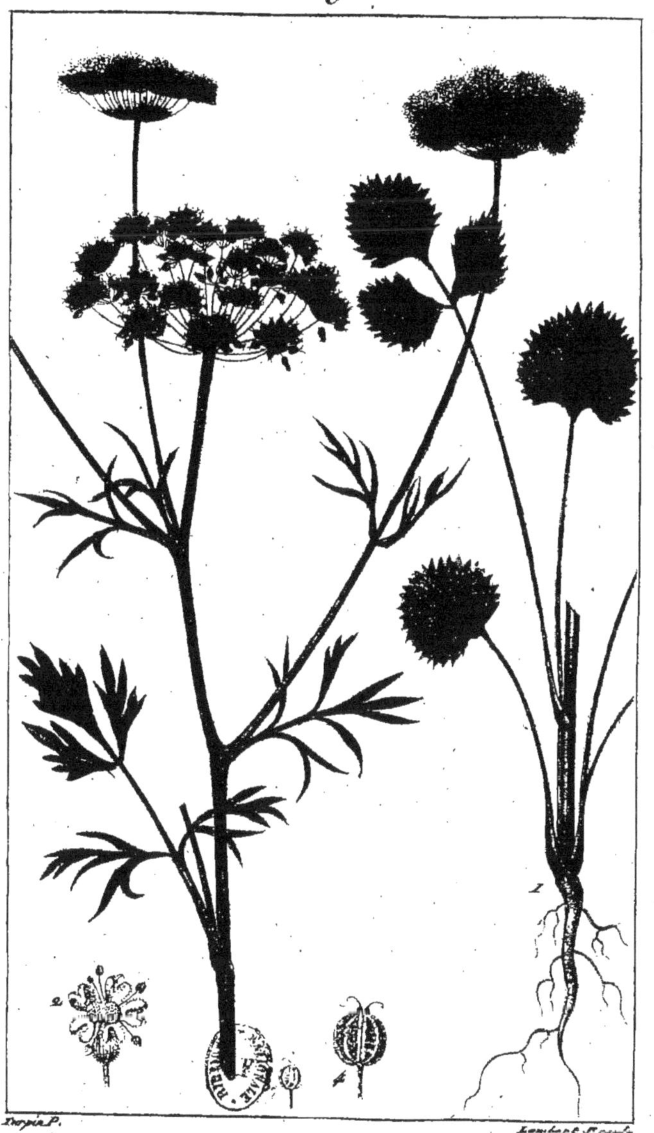

ANIS.

a.l.l.

XXIX.

ANIS.

Grec.	ανισον [1].
Latin.	ANISUM HERBARIIS ; Bauhin, Πιναξ, lib. 4, sect. 5. APIUM ANISUM DICTUM, SEMINE SUAVEOLENTE ; Tournefort, clas. 7, *ombellifères.* PIMPINELLA ANISUM, *foliis radicalibus trifidis, incisis ;* Linné, clas. 5, *pentandrie digynie ;* — Jussieu, clas. 12, ord. 2, *ombellifères.*
Italien.	ANICE.
Espagnol.	ANIS.
Français.	ANIS ; ANIS, OU BOUCAGE A FRUITS SUAVES, Lamarck.
Anglais.	ANISE.
Allemand.	ANIS ; ANIES.
Hollandais.	ANYS.

CETTE plante croît spontanément en Égypte, en Turquie, en Sicile, en Italie.

La racine est menue, fibreuse, blanche. — La tige ne s'élève guère qu'à la hauteur d'un pied ; elle est creuse, striée, pubescente, rameuse. — Les feuilles sont alternes, amplexicaules ; les inférieures portent chacune, à l'extrémité de leur pétiole, trois folioles cunéiformes à leur base, arrondies, dentées, et un peu incisées en leur bord : les feuilles de la partie moyenne de la tige sont ailées, et ont des folioles plus petites et plus profondément incisées ; enfin les feuilles du sommet sont partagées en quelques découpures étroites et pointues. — Les fleurs sont petites, blanches, et disposées en ombelles doubles terminales, sous lesquelles on trouve assez souvent une ou deux folioles linéaires en guise de collerette. Chaque fleur offre cinq pétales ovales, un peu cordiformes, disposés en rose, et courbés légèrement à leur sommet ; cinq étamines libres, dont les filamens soutiennent des anthères arrondies ; un ovaire inférieur,

[1] On a proposé diverses étymologies de ανισον : les uns dérivent ce mot des feuilles inégales de l'anis, ανισα φυλλα ; les autres, tels que Vossius, disent que l'anis a reçu cette dénomination, parce qu'il diminue, dissipe (ανιησι) les flatuosités. La conjecture de Pline est encore plus invraisemblable. J'aime mieux croire, avec l'érudit Théis, que les Grecs ont imité et presque copié dans leur langue le mot *radical* par lequel les Arabes désignent l'anis.

surmonté de deux styles droits, dont les stigmates sont globuleux. — Le fruit est ovoïde, composé de deux petites graines d'un gris verdâtre, convexes et canelées sur leur dos.

L'anis est cultivé en grand dans diverses contrées de l'Europe qui ne le produisent pas spontanément, telles que la Saxe, la Thuringe, la Franconie : on en fait surtout des semis considérables dans les champs fortunés de cette belle Touraine, nommée à si juste titre *le Jardin de la France*. On aide la germination, dit M. de Launay [1], par des arrosemens qu'il faut continuer si la saison est sèche; car l'anis aime à avoir le pied humide et la tête au soleil. Quelquefois les racines repoussent encore la seconde année, bien que cette plante soit généralement annuelle.

On ne fait aucun usage des racines d'anis; les feuilles sont très-rarement employées; mais les graines sont l'objet d'un commerce étendu. Leur saveur piquante, agréable, l'odeur suave qu'elles exhalent, justifient la célébrité dont elles jouissent, et l'immense consommation qui s'en fait. Dans certains pays du Nord, elles entrent dans la fabrication du pain; dans d'autres, on se contente de les semer à la surface de la pâte; chez nous, ce sont principalement les confiseurs qui s'emparent de l'anis, avec lequel ils font des dragées et des liqueurs excellentes, telles que la fameuse anisette de Bordeaux.

Depuis un temps immémorial, l'anis occupe une place distinguée dans la matière médicale. Dioscorides énumère les vertus de ces graines avec sa concision accoutumée, et cependant avec une telle sagacité, qu'après deux mille années on est réduit en quelque sorte à copier les expressions du philosophe d'Anazarbe. Il mentionne d'abord la qualité échauffante de l'anis, qui est effectivement une des quatre semences chaudes majeures [2]; il le proclame ensuite comme diurétique, excitant, carminatif, galactopoïétique, aphrodisiaque; il le dit propre à calmer la céphalalgie, à modérer les

[1] Le Bon Jardinier, 1814, page 80.

[2] Je suis bien éloigné d'adopter aveuglément, et comme règles fondamentales, ces dénominations vulgaires de *semences chaudes* et *froides*, de *fleurs pectorales*, de *racines apéritives*, etc. J'ai cité cet exemple, et j'aurai probablement occasion d'en citer d'autres analogues, pour signaler des propriétés universellement reconnues par les maîtres de l'art, et seulement contestées par l'ignorance présomptueuse.

flueurs blanches, à étancher la soif des hydropiques, à corriger la mauvaise haleine.

C'est principalement à titre de carminatif que le peuple se sert de l'anis, et c'est précisément cette propriété sur laquelle M. Macquart a élevé des doutes, qui ne sont pas dépourvus de vraisemblance. Voici comment il s'exprime à ce sujet :

« N'est-il pas raisonnable de croire que l'anis, ainsi que le fenouil et l'aneth, ne chasse les vents de l'estomac et des intestins, que parce qu'ils les ont auparavant produits, en se décomposant dans ces organes? Ce qui le prouve, c'est que si on fait manger de ces semences à des personnes qui n'ont point de vents habituellement, on ne manque pas ainsi de leur en procurer. »

Quant à la vertu galactopoïétique, M. Virey présume qu'elle est due à la secousse légère imprimée à tout le système vasculaire : en effet, ajoute ce médecin, on observe que toutes les ombellifères augmentent le lait chez les animaux, et même ce fluide en retient souvent l'odeur.

Les praticiens recommandent parfois de joindre, comme correctif, aux potions purgatives, une certaine dose d'anis.

L'huile volatile aromatique concentrée dans la pellicule externe de cette graine s'obtient par la distillation avec l'eau qu'elle surnage. Cette huile, légèrement citrine, se fige en lamelles à dix degrés au dessus de zéro, elle se dissout parfaitement dans l'alcool, et forme avec lui divers élixirs, teintures, esprits, ratafiats, eaux composées, etc.

A l'intérieur de la semence est une petite amande contenant une huile fixe, verdâtre, qu'on retire par expression, mêlée d'un peu d'huile volatile, et dont l'emploi est presque nul.

Outre les nombreuses préparations qui reçoivent leur nom de l'anis, cette graine entre dans une foule de médicamens composés, tels que l'eau carminative, l'eau générale, l'esprit carminatif de Sylvius, l'élixir pectoral de Wedel, le sirop de Velar, le mithridate, la thériaque, etc.

ANIS.

BOECLER (JEAN), *De aniso*, *Diss. inaug.*, *præs. Joan. Sigism. Henninger*; in-4°. *Argentorati*, 1704. — *Idem*, in-4°, 1718.

EXPLICATION DE LA PLANCHE. (*Plante réduite à la moitié de sa grandeur naturelle.*) — 1. Racine; feuilles radicales et caulinaires. — 2. Fleur entière grossie. — 3. Fruit de grosseur naturelle. — 4. Le même grossi.

30.

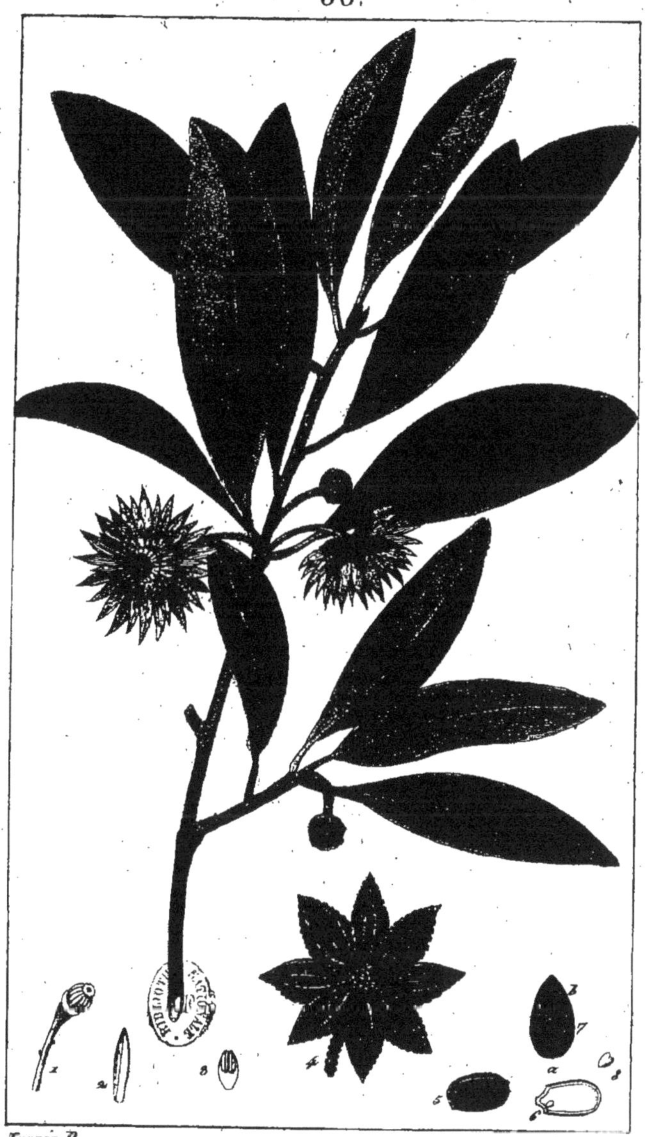

ANIS ÉTOILÉ.

a. l. l.

XXX.

ANIS ÉTOILÉ.

Grec.	ανισον καταστερισθεν ; C.
Latin.	ANISUM STELLATUM; vulg. ANISUM PEREGRINUM; Bauhin, Πιναξ, lib. 4, sect. 5. ILLICIUM ANISATUM, *floribus flavescentibus;* Linné, clas. 13, *polyandrie polygynie ;* — Jussieu, clas. 13, ord. 15, *magnoliers.*
Italien.	ANICE STELLATO ; ANICE DELLA CINA.
Espagnol.	ANIS ESTRELLADO ; ANIS DE LA CHINA.
Français.	ANIS ÉTOILÉ ; ANIS ÉTOILÉ DE LA CHINE ; BADIAN ; BADIANE.
Anglais.	INDIAN ANISE.
Allemand.	STERNANIS.
Hollandais.	STER-ANYS.

CET arbrisseau, toujours vert, originaire de la Chine et du Japon, s'élève à la hauteur de douze pieds environ, et offre, dans son port, beaucoup de ressemblance avec le laurier.

Le tronc est assez gros et branchu; le bois roux, dur et fragile. — Les feuilles sont lancéolées, éparses autour des rameaux, ou rapprochées en rosettes vers leur sommet. — Les fleurs sont jaunâtres et terminales; chacune d'elles présente, dit Lamarck, un calice de six folioles caduques, dont trois extérieures, ovales, concaves et un peu scarieuses, et trois intérieures plus étroites et pétaliformes; seize à vingt pétales disposés sur trois rangs; vingt à trente étamines, plus courtes que les pétales; et dont les filamens élargis et comprimés soutiennent des anthères oblongues; dix à vingt ovaires supérieurs, pointus, redressés et ramassés en un faisceau conique, laissant un vide dans leur milieu, et se terminant chacun par un style très-court, au sommet duquel est un stigmate oblong et latéral. — Le fruit est formé de plusieurs capsules ovales-comprimées, bivalves, disposées en une étoile orbiculaire; chaque capsule renferme un petit noyau lenticulaire, lisse, d'un gris-roussâtre, composé d'une coque mince et fragile, qui couvre une amande blanchâtre [1].

[1] Les graines de l'anis étoilé offrent à leur base deux cicatrices ombilicales très-remarquables, et dont pourtant le célèbre carpologiste Gærtener n'a fait aucune mention. L'une de ces cicatrices, indiquée en *a* (voyez la planche 30,

ANIS ÉTOILÉ.

Les Japonais et les Chinois regardent l'anis étoilé comme une plante sacrée; ils l'offrent à leurs pagodes, en brûlent l'écorce, comme un parfum, sur leurs autels, et en placent des branches sur les tombeaux de leurs amis. En Chine, les gardes publics pulvérisent l'écorce de cet arbrisseau, dont ils remplissent de petites boîtes allongées en forme de tuyau, lesquelles sont graduées à l'extérieur de distance en distance; ils mettent le feu à cette poudre par une des extrémités du tuyau; elle se consume très-lentement et d'une manière uniforme, et lorsque le feu est parvenu à une distance marquée, ils sonnent une cloche; et, par le moyen de cette espèce d'horloge pyrique, annoncent l'heure au public[1].

Le bois que recouvre cette écorce aromatique exhale lui-même l'odeur de l'anis, dont il a reçu le nom; sa dureté le rend propre aux ouvrages de tour et de marqueterie.

Quoi qu'il en soit, de toutes les parties de l'anis étoilé, c'est le fruit qu'on emploie plus généralement. Son odeur et sa saveur, analogues à celle de l'anis et du fenouil, sont plus pénétrantes[2]; aussi les Orientaux lui donnent-ils la préférence. Les Chinois en mangent souvent après le repas, pour faciliter la digestion et se parfumer la bouche; ils en font une infusion théiforme, avec la racine de ninsin, et la boivent pour rétablir les forces abattues; ils en mêlent avec le café, le thé, le sorbet, et les autres boissons qu'ils veulent rendre plus agréables. Ils regardent cette substance comme l'antidote de plusieurs poissons vénéneux. On pourrait, dit M. Virey, faire l'essai de cet aromate, et de quelques autres de même nature, contre les moules vénéneuses, et les effets des œufs de barbeau, de brochet, de foie de chat marin, etc.

fig. 7), est l'ombilic nourricier, ou ombilic proprement dit; l'autre, représentée en *h*, est le mycropyle, organe important que M. Turpin a découvert sur toutes les graines à un et à deux cotylédons. L'intéressant *Mémoire* de M. Turpin, *sur l'organe par lequel le fluide fécondant peut s'introduire dans l'ovule des végétaux*, est inséré dans le tome VII des *Annales du muséum d'histoire naturelle.*

[1] Rozier, *Cours d'agriculture*, tome I, page 563.

Murray, *Apparatus medic.*, tome III; 1784, page 563.

[2] C'est à la suavité de cet arôme, dont il est imprégné, que le badian doit sa dénomination générique *illicium*, de *illicio*, j'attire, je séduis, je flatte, je charme.

ANIS ÉTOILÉ.

Les Indiens infusent dans l'eau les fruits de la badiane, et en retirent, par la fermentation, une liqueur vineuse fort estimée[1].

L'Écluse, qui paraît avoir le premier fait mention de cette graine, dit qu'elle fut apportée en Europe, des îles Philippines, vers la fin du seizième siècle, par un Anglais nommé Candisch, ou Cavendish, selon Ellis. Les médecins français n'en font guère usage, et quoi qu'en disent Elsholz et Peyrilhe, je la vois rarement figurer dans les pharmacopées russes et anglaises.

Les distillateurs préparent avec l'anis étoilé une excellente liqueur connue sous le titre d'eau de badiane.

JEANNET-DESLONGROIS (Jean-Baptiste-Claude), *An nebuloso tempore seminis badiani usus? affirm. Quæst. med. inaug. præs. Anton. Casamajor*; in-4°. *Parisiis*, 1777.

1 Desportes, *Dictionnaire des Sciences naturelles*, tome III; 1804, page 394.

EXPLICATION DE LA PLANCHE. — 1. Pistil. — 2. Pétale. — 3. Étamine. — (*Ces trois figures sont réduites à la moitié de leur grandeur naturelle.*) — 4. Fruit entier de grandeur naturelle. — 5. Graine isolée. — 6. La même coupée verticalement, afin de faire voir la situation de l'embryon à la base du périsperme. — 7. Une graine grossie représentée du côté de son attache, pour faire voir en *a* l'ombilic, et en *b* le micropyle. — 8. Embryon isolé.

31.

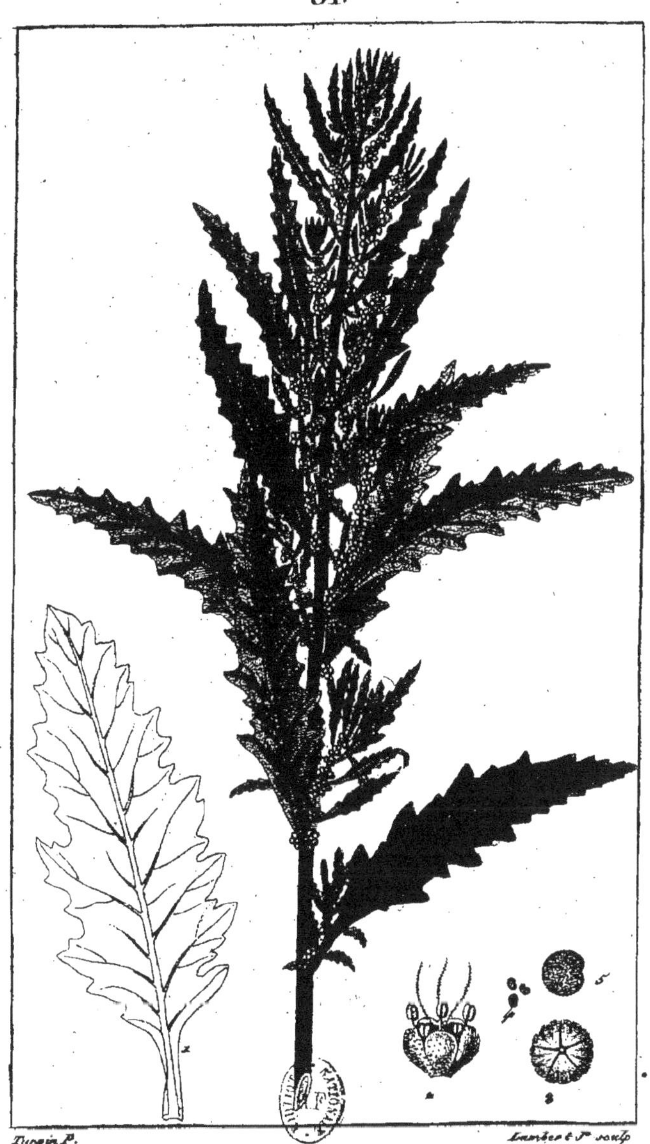

Turpin P.　　　　　　　　　　　　　　Lambert J.ne sculp

ANSERINE.

a l l.

XXXI.

ANSÉRINE ANTHELMINTIQUE

Grec.	χηνοποδιον ελμινθαγωγον; C.
Latin.	CHENOPODIUM ANTHELMINTICUM, *foliis ovato-oblongis, dentatis; racemis aphyllis;* Linné, clas. 5, *pentandrie digynie;* — Jussieu, cl. 6, ord. 6, *arroches.*
Italien.	ANSERINA ANTELMINTICA.
Espagnol.	ANSERINA ANTELMENTICA; CENIGLO ANTELMENTICO.
Français.	ANSÉRINE ANTHELMINTIQUE.
Anglais.	SHRUBBY GOOSE-FOOT.
Allemand.	WURMMELDE; WURMMELTE.
Hollandais.	WURM-MELDE.

Cette plante vivace, indigène de l'Amérique Septentrionale, croît surtout en Pensylvanie, à New-Jersey, à Buenos-Ayres; elle aime les lieux secs et sablonneux; on la cultive au Jardin du Roi, à Paris.

La tige s'élève, dit Lamarck, à la hauteur de trois pieds environ: elle est droite, dure, grosse à peu près comme le doigt inférieurement, rougeâtre dans la plus grande partie de son étendue, striée, divisée en quelques rameaux jusque vers sa partie moyenne. — Les feuilles sont alternes, ovales, rétrécies à leur base, dentées en leurs bords, vertes des deux côtés, légèrement velues en dessous. Les feuilles radicales sont plus larges, ressemblent davantage à la patte de l'oie, et, par conséquent, justifient la dénomination donnée avec trop peu de réserve au genre entier[1]. — Les fleurs naissent en petites grappes nues, verdâtres, situées dans les aisselles supérieures des feuilles, le long des rameaux et de la tige. Chaque fleur présente un calice de cinq folioles lancéolées, persistantes; cinq étamines de la longueur du calice, opposées à ses folioles, et terminées par des anthères arrondies; un ovaire supérieur, chargé d'un style extrêmement court, bifide, et parfois trifide[2]. — Le fruit est une graine

[1] *Chenopodium* est formé de χην, gén. χηνος, oie, et πους, gén. ποδος, pied. *Ansérine* est dérivé de *anser*, gén. *anseris*, oie.

[2] Les chénopodes, privés de pétales, viennent se ranger dans la quinzième classe de Tournefort : *fleurs à étamines*.

petite, obronde, comprimée, brune luisante, renfermée dans le calice, qui forme cinq angles autour d'elle.

L'ansérine anthelmintique exhale une odeur forte de ses feuilles et de ses graines. Celles-ci sont la seule partie de la plante dont les médecins fassent usage; encore cet usage est-il fort borné, du moins en Europe. Clayton et Kalm célèbrent la propriété vermifuge des semences d'ansérine, qu'on administre depuis un demi-gros jusqu'à deux gros. On les donne tantôt en poudre, tantôt étendues sur des tartines de beurre; d'autres fois on les mêle avec une marmelade quelconque : mais il faut toujours avoir soin, ajoute M. Biett [1], de diviser la dose en plusieurs prises pour ne point occasioner du dégoût. Calmers recommande particulièrement un électuaire préparé avec les graines d'ansérine bien pulvérisées, et incorporées dans le miel. On prend, durant trois jours consécutifs, matin et soir, une cuillerée de cet électuaire, qui, si l'on en croit Chalmers, est un vermifuge excellent, et en quelque sorte infaillible.

[1] *Dictionnaire des Sciences médicales*, tome II, page 179.

EXPLICATION DE LA PLANCHE. (*La plante est de grandeur naturelle.*) — 1. Feuille radicale. — 2. Fleur entière grossie. — 3. Fruit enveloppé par le calice, grossi. — 4. Graines de grosseur naturelle. — 5. Graine grossie.

32.

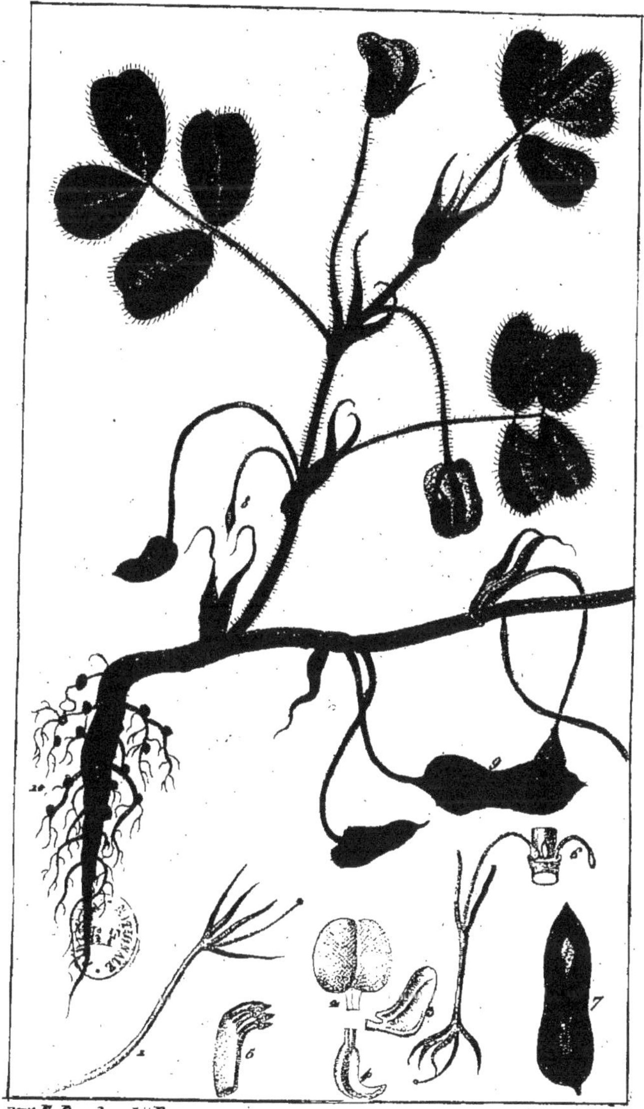

ARACHIDE.

a ll.

XXXII.

ARACHIDE.

Grec.	αραχιδνα; Théophraste?
Latin.	ARACHIDNA; Bauhin, Πιναξ, lib. 9, sect. 3. VICIA SILIQUAS SUPRA INFRAQUE TERRAMEDENS; Tournefort, clas. 10 *papilionacées.* ARACHIS HYPOGÆA; Linné, clas. 17, *diadelphie décandrie;* — Jussieu, clas. 14, ord. 11, *légumineuses.*
Italien.	ARACHIDE; ARACHIDNA; PISTACCHIO DI TERRA; NOCE DI TERRA.
Espagnol.	CACAHUETTE; CACAHUATE; ALFONSIGO DI TIERRA.
Français.	ARACHIDE; ARACHINE; PISTACHE DE TERRE; NOIX DE TERRE; POIS DE TERRE; ARACHIDE A QUATRE FEUILLES, Lamarck.
Anglais.	AART NUT; GROUND-NUT.
Allemand.	ERDNUSS; UNTERIRDISCHE NUSS; ERDPISTAZIE.
Hollandais.	AAKDE-NOOT; GROND-NOOT; AARDE-PISTAS.

Cette plante annuelle prospère dans les climats chauds. Les naturalistes ne sont pas d'accord sur sa véritable patrie. Quelques-uns, tels que M. Mordant Delaunay, prétendent qu'elle est originaire d'Amérique; d'autres pensent avec Miller, qu'elle a été transportée dans le Nouveau-Monde par les nègres; Sonnini regarde l'arachide comme indigène de l'Afrique et de l'Amérique tout à la fois, et les raisonnemens sur lesquels il fonde cette conjecture ne sont pas dépourvus de vraisemblance. Enfin ceux qui ne voient dans l'arachide décrite par Rumph qu'une simple variété, disent que cette plante croît spontanément en Asie, en Afrique et en Amérique.

La racine est fibreuse, garnie de nombreux chevelus, qui sont eux-mêmes parsemés de petits tubercules; tantôt cette racine plonge dans une direction perpendiculaire, tantôt elle est contournée en S, et pénètre horizontalement dans le sol à la profondeur de sept à huit pouces. — La tige s'élève à la hauteur d'environ deux pieds : dans l'origine, elle est droite et simple, dit Sonnini; elle se ramifie, et tous ses rameaux acquièrent à peu près une égale grosseur; la moitié inférieure est arrondie, et d'une couleur de rouille foncée, la supérieure a une forme carrée, et présente une nuance vert tendre. — Les feuilles sont alternes, ailées, composées de deux paires de folioles ovales, disposées sur un pétiole commun, long d'environ deux pouces, et muni à sa base d'une stipule membraneuse qui l'embrasse et se partage en deux découpures lancéolées; à la naissance de chaque stipule, on remarque un nœud ou une articulation; des deux paires de folioles, l'une est terminale, et l'autre est située au dessous, à une petite distance de la première. — Les fleurs, solitaires sur leurs pédoncules, qui sont plus courts que les pétioles, naissent dans les aisselles des feuilles; le calice a deux lèvres, dont la supérieure est tridentée, et l'inférieure entière, concave et aiguë; la corolle est jaune, papilionacée, renversée; l'étendard est presque rond et sans bords; les ailes sont ovales; la carène est recourbée, et bifide à sa base; les étamines ne sont pas toujours au nombre de dix; souvent on n'en trouve que huit; leurs filamens réunis en un seul faisceau, sont l'un court et l'autre long alternativement, surmontés d'anthères alternativement ovales et globuleuses. Le style parcourt toute la longueur du pédoncule et le faisceau des étamines, et il se montre avec un simple stigmate près les anthères. Les fleurs qui naissent au sommet de la tige sont mâles; celles situées plus inférieurement, sont les unes mâles et les autres hermaphrodites.

La fructification de l'arachide est infiniment curieuse: elle a été observée par le savant agronome Sonnini, dont j'emprunterai les expressions: « Après la fécondation, les fleurs mâles périssent et disparaissent; les fleurs hermaphrodites périssent également, mais de la base de leur pédoncule, qui correspond à l'ovaire, on voit poindre une petite corne aiguë comme la pointe d'une épingle, et qui presque aussitôt se recourbe vers la terre : alors elle commence à s'allonger rapidement, et dans cinq jours, conservant sa même grosseur et sa même pointe aiguë, quelle que soit la distance de la terre, elle y touche, acquérant jusqu'à près de cinq pouces de longueur, selon qu'elle en est plus ou moins éloignée. Malgré tout ce développement, la corne qui l'a acquis n'est point un fruit, et en l'examinant avec une lentille, après l'avoir ouverte, on n'y reconnaît aucune trace de fructification. Mais voici ce qu'il y a de surprenant: l'extrémité aiguë de cette corne parvient à peine à toucher la terre, et à s'y enfoncer de quelques lignes, qu'aussitôt elle commence à se gonfler; à mesure qu'elle se gonfle, elle s'enfonce davantage, et, parvenue en peu de jours à la profondeur de deux à quatre pouces, elle offre, ensevelie, une gousse longue d'environ un pouce, de substance coriacée, tantôt presque cylindrique, tantôt étranglée, selon qu'elle renferme une, deux ou trois semences, rougeâtres, de la grosseur d'une petite aveline[1]. »

Sonnini que je ne puis citer trop souvent, établit une comparaison très-judicieuse entre l'arachide et la pomme de terre. Quoique celle-ci conserve une prééminence bien marquée, l'arachide vient se placer sinon sur la même ligne, du moins à une légère distance. Sa culture est plus difficile, parce qu'elle est trop sensible au froid. Tous les terrains ne lui conviennent pas; elle demande un sol léger, même sablonneux, néanmoins substantiel et parfaitement divisé, pour que sa gousse s'y enfonce aisément, et y acquière sa maturité. L'Espagne, qui, outre les rapports de voisinage, en a de plus d'une espèce avec l'Afrique, a été la première contrée européenne qui ait adopté la culture de l'arachide. Elle est particulièrement répandue dans le royaume de Valence, ou elle a beaucoup de succès[2]. L'Italie, notamment le pays de Naples[3], et l'état romain, commencent à s'applaudir de se l'être appropriée, et nos départemens des Landes[4] et de l'Hérault en ont enrichi leur agriculture. Sonnini en a fait un heureux essai en petit à Vienne en Dauphiné. Plus au nord, par exemple aux environs de Paris, l'arachide n'a pas prosperé. Les îles Britanniques, plus froides, lui sont encore plus contraires; Miller dit positivement qu'elle n'y réussit point en plein air, et qu'on doit répandre au printemps ses graines, sur une couche chaude. Suivant la qualité des terrains, il faut de quatre à dix plantes pour donner une livre de graines; et si ces graines sont bien nourries, il en faut à

[1] La ressemblance qu'offre l'arachide avec l'espèce de légume appelé par les Grecs αραχος, lui a valu le titre générique de *arachis;* elle doit sa dénomination spécifique à sa fructification souterraine, υπο, sous, et γαια, terre. M. Bodard a voulu exprimer plus parfaitement ce mode singulier de fructification, en substituant au mot *hypogea* celui de *hypocarpogæa,* de υπο, sous, καρπος, fruit, et γαια, terre.

[2] Cavanilles, *De la utilitad del cacahuete, o arachis hypogæa :* dans les *Annales de historia natural,* tome IV, juin 1801, page 206.

[3] Tenore, *Memoria sul l'arachide :* dans le *Giornale enciclop. di Napoli*, an II.

[4] Recueil de Mémoires, Instructions, Observations, Expériences, et Essais sur l'arachide, imprimé par ordre du préfet du département des Landes; Mont-de-Marsan, an X.

peu près neuf cents pour faire une livre. Elles se conservent très-bien et autant que l'on veut dans leurs gousses, et il vaut toujours mieux ne les en dépouiller qu'au moment d'en faire usage. On ne saurait prendre trop de précautions pour les préserver des rats et des souris, qui les recherchent avidement.

La saveur de ces fruits n'est pas aussi agréable que celle des amandes, des noisettes et des pistaches, auxquelles on les a comparés. Il faut même quelque habitude pour les trouver bons, parce qu'un peu d'âcreté, une sorte de goût sauvage analogue à celui du pois-chiche encore vert, se mêle au goût d'amande; mais la cuisson leur fait perdre ce qu'ils ont d'âcre, et c'est alors seulement qu'ils approchent des pistaches. Frais, on les mange avec plus de plaisir que quand ils sont vieux. On peut, au reste, les conserver plusieurs années sans qu'ils rancissent ou pourrissent. Ils sont pour les nègres une vraie friandise, soit crus, soit grillés, soit enfin cuits dans l'eau ou sous les cendres. Les naturels de la Nouvelle-Espagne en font leur principal aliment. Les colons moins simples dans leurs goûts, après avoir fait rôtir légèrement les amandes d'arachide, les convertissent en dragées, en pralines, en massepains, et en d'autres sucreries, les mêlent dans leurs ragoûts en guise de marrons, et en parfument leurs liqueurs; on en prépare des crêmes, des émulsions, de l'orgeat; on en fait de fort bonnes purées; on les accommode à l'huile ou au beurre, comme les légumes; on a proposé de les substituer au café. De toutes les substances avec lesquelles on a essayé de suppléer le cacao dans la fabrication du chocolat, l'arachide est celle qui réussit le mieux. En Amérique, où cette fabrication a pris naissance, elle a obtenu un succès complet; les Espagnols se sont empressés de l'adopter. M. Bodard, auquel on doit une dissertation utile sur les plantes hypocarpogées (in-8°, Pise, 1798), regarde comme agréable et salutaire le chocolat fait avec les graines d'arachide, soit seules, soit unies à un tiers de cacao [1]. Mais le produit le plus important de ces graines est, sans doute, l'huile excellente dont elles fournissent la moitié de leur poids, quelquefois même plus : elle offre la consistance et la pesanteur de l'huile d'amandes. Limpide, blanchâtre, inodore, moins grasse que l'huile d'olive la plus fine, elle a une lé-

[1] *Cours de botan. méd. comp.*, tome 1, 1810, page 264.

gère saveur qui lui est propre, et n'a rien de désagréable. Elle ne le cède point à la meillenre huile d'Aix pour l'assaisonnement des mets et pour les salades. On assure qu'elle ne rancit jamais, et qu'elle s'améliore en vieillissant. Elle mérite la préférence pour le service des lampes; car elle donne une lumière plus vive, plus claire, plus durable, et produit moins de fumée que l'huile d'olive. Le marc qui reste après l'extraction de l'huile d'arachide est une substance amilacée que les cochons mangent avidement, et qui, joint à la farine de froment, donne un pain qui se garde très-long-temps. Mêlée à la lessive des savonniers, l'huile d'arachide forme un savon très-blanc, très-sec, et sans odeur.

La saine observation n'a pas présidé au jugement que Pison et Willemet ont porté sur les propriétés de l'arachide. Si les graines de cette plante doivent figurer dans les officines pharmaceutiques, ce n'est guère que pour y remplacer les amandes, dont l'huile est toujours chère, et rarement bonne.

M. Fremont, qui paraît avoir expliqué le premier avec exactitude le vrai mode de fructification de l'arachide[1], pense que la racine de cette plante pourrait suppléer celle de réglisse.

Enfin, pour compléter l'histoire de l'arachide, et prouver qu'aucune de ses parties n'est inutile, je dirai que ses feuilles sont un des fourrages les plus recherchés par les bestiaux.

SONNINI (charles-sigisbert), Traité de l'arachide ou pistache de terre, contenant la description, la culture et les usages de cette plante, etc., 87 pag. in-8°, fig. Paris, 1808.

[1] *Bibliothèque physico-économique;* 1805, tome 1, page 145.

EXPLICATION DE LA PLANCHE. (*La plante est un peu plus petite que nature.*) — 1. Calice tubuleux divisé, à son sommet, en quatre parties, trois supérieures et une inférieure. — 2. Étendard. — 3. Aile. — 4. Carène. — 5. — Étamine. — 6. Tronçon de tige dont on a enlevé circulairement une feuille et ses stipules, afin de faire voir comment les ovaires sont sessiles au moment de la floraison, et comment ils deviennent stipités et s'allongent après la fécondation. — 7. Fruit coupé verticalement, pour faire voir les deux graines qu'il renferme. — 8. Ovaire dont le stipe s'allonge vers la terre pour aller y mûrir son fruit. — 9. Fruit entier. — 10. Racine munie d'un grand nombre de petits tubercules.

33 *bis*

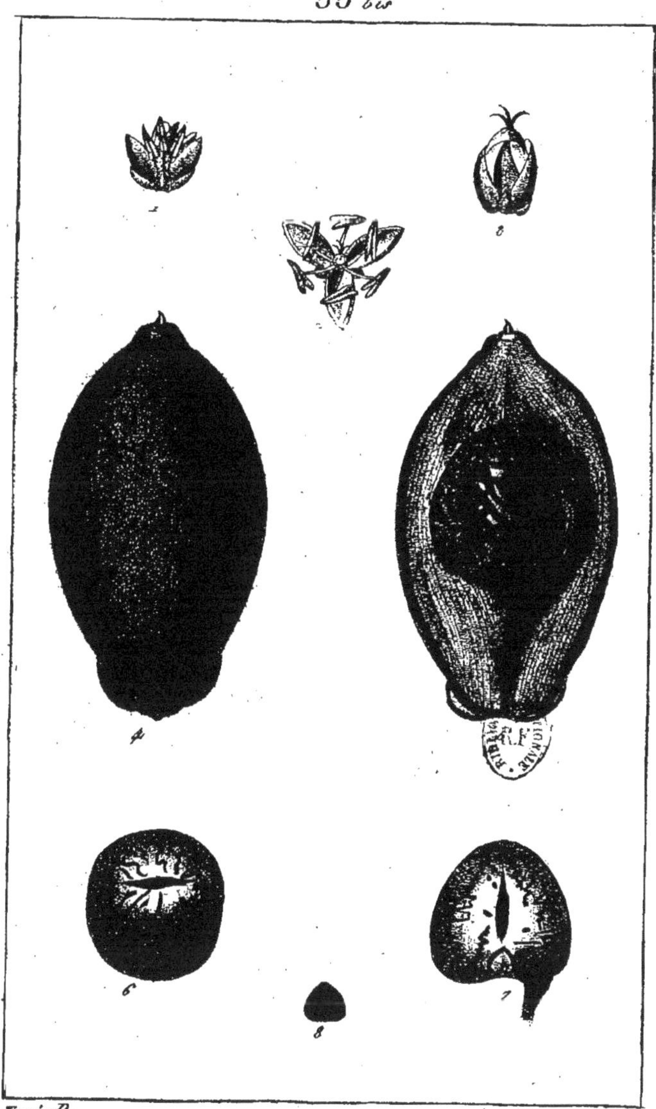

Turpin P. *Lambert P. sculp*

AREC.

a.l.l.

33.

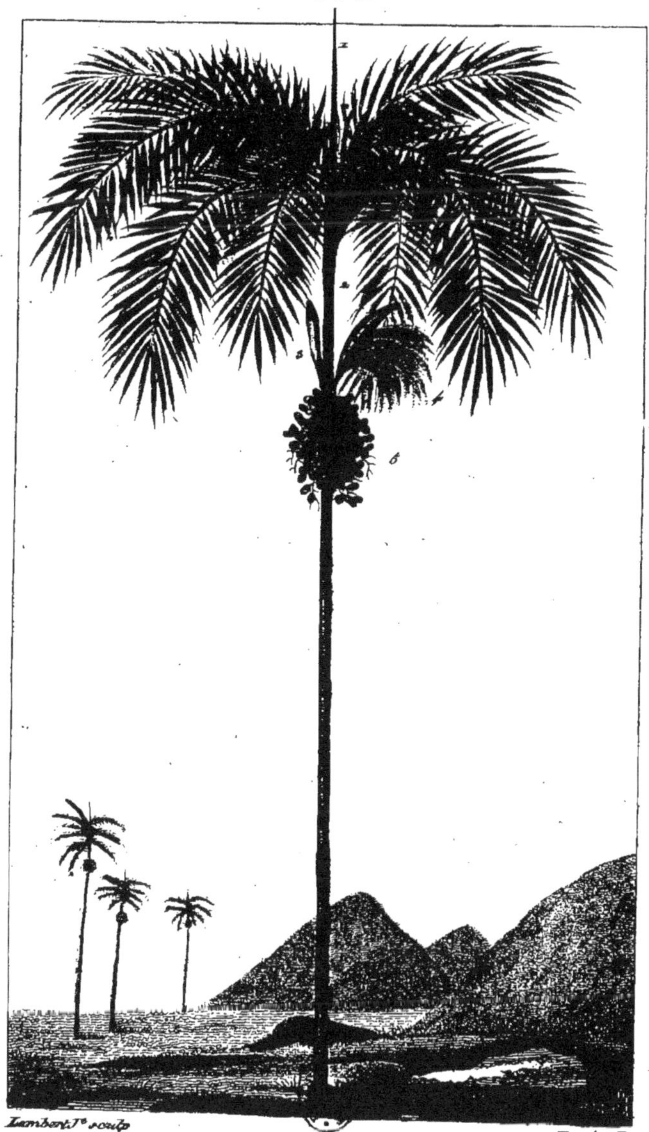

Lambert J.e sculp. Turpin P.

AREC.

a. 22.

XXXIII.

AREC.

Latin.	PALMA *cujus fructus sessilis* faufel *dicitúr;* Bauhin, Πιναξ, lib. XII, sect. 6. ARECA CATHECU, *frondibus pinnatis; foliolis replicatis, oppositis, præmorsis;* Linné, *palmiers;* — Jussieu, clas. 3, ord. 1, *palmiers.*
Italien.	ARECA.
Espagnol.	AREQUIERO.
Français.	AREC[1]; ARECK; AREQUE; AREC DE L'INDE, Lamarck.
Anglais.	ARECA; FAUFEL-NUT-TREE, Milne; DRUNKEN DATE-TREE, Knowles; FASELNUT, Willich.
Allemand.	AREKAPALME.
Hollandais.	ARECA-PALMBOOM.

Le port de l'arec est, comme celui de presque tous les palmiers, élégant et majestueux à la fois. Le tronc, qui s'élève à la hauteur de trente à quarante pieds, n'a guère que huit ou neuf pouces de diamètre; il est droit, nu, marqué dans toute sa longueur par des anneaux circulaires qui sont les cicatrices laissées par les anciennes feuilles, longues d'environ quinze pieds, épanouies de divers côtés dans une direction oblique, et formant une vaste tête. Chacune de ces feuilles est une fois ailée, composée de deux rangs de folioles étroites-lancéolées, la plupart opposées, pliées, plissées dans leur longueur, lisses, vertes, et situées assez près les unes des autres le long d'une côte épaisse et anguleuse. Ces folioles ont trois pieds et demi de longueur sur trois à quatre pouces de large, et la côte ou le pétiole commun qui les soutient embrasse le tronc à sa base par une gaîne cylindrique et coriace. — Au dessous de la cime feuillée est une espèce de bourgeon colomniforme, lisse, d'un beau vert, composé de l'assemblage des gaînes pétiolaires : au centre de ce bourgeon se trouvent les jeunes feuilles qui doivent se développer, et dont la plus avancée doit à sa pointe aiguë le nom de *flèche;* c'est ce bourgeon qu'on appelle *chou du palmier.* — L'arec ne commence

[1] *Arec* est le nom que ce palmier, lorsqu'il est âgé, porte au Malabar; jeune, on l'appelle *pinangue*. La dénomination spécifique *cathecu* lui a été donnée par Linné, qui croyait qu'on en retirait le cachou, réellement fourni par une *mimosa*.

[2] Encyclopédie méthodique, *Botanique*, tome 1, page 239.

à fleurir qu'à sa cinquième ou sixième année, et, quoique les fleurs naissent de l'aisselle des feuilles extérieures, ce n'est qu'après leur chute qu'on en voit sortir les spathes qui les contiennent, ce qui fait que les fleurs paraissent toujours situées un peu plus bas que les feuilles. Chaque spathe est une espèce de gaîne ou d'utricule coriace, ovale-lancéolée, aplatie en dessus et en dessous, longue d'un pied et demi, large de quatre à cinq pouces, lisse, d'un vert blanchâtre ou jaunâtre, et s'ouvrant par une fente longitudinale. Il en sort une panicule très-rameuse, chargée de petites fleurs sessiles et blanchâtres, éparses le long des ramifications qui la composent[1]. Souvent il se trouve deux ou trois de ces panicules sur le même pied, et, dans ce cas, la plus inférieure mûrit la première; celle qui est un peu au dessus, fleurit ensuite, et ainsi successivement, de sorte que la panicule supérieure est quelquefois à peine en fleur que l'inférieure a déjà ses fruits en maturité : cette panicule porte communément alors le nom de *régime*. — Les fruits ont à peu près la grosseur et la forme d'un œuf de poule : leur sommet est terminé par un petit ombilic, et leur base est garnie de six écailles très-adhérentes, situées sur deux rangs. L'écorce, très-mince, lisse, d'abord d'un vert pâle, puis jaune, recouvre une chair succulente, blanche et fibreuse, au centre de laquelle est un noyau aplati à sa base, d'une substance dure, et veinée comme la muscade. Ce noyau, d'abord tendre, creux dans son milieu, et plein d'une eau limpide, s'épaissit insensiblement; sa cavité disparaît, sa chair prend de la consistance, et ce n'est qu'après six mois de développement qu'il acquiert une texture ferme, et en quelque sorte cornée.

Ce palmier croît naturellement dans l'Inde, aux îles Moluques, et dans les contrées méridionales de la Chine. Son bois, plus fibrenx que celui du cocotier, spongieux dans sa jeunesse, ensuite tenace, enfin extrêmement dur et compacte, est aussi difficile à couper en travers que facile à fendre dans sa longueur.

Le *chou* de l'arec, quoique blanc et tendre, a une saveur telle-

[1] Les panicules sont chargées de deux sortes de fleurs : les plus nombreuses, simplement mâles, petites, blanchâtres, garnissent la presque totalité des rameaux, et tombent après l'acte de la fécondation; celles qui persistent sont situées, au nombre d'une à trois, à la base de chaque rameau; elles sont grosses, verdâtres, femelles. (T.)

ment âpre et amère, qu'il n'est pas employé à titre d'aliment comme celui de plusieurs autres espèces. — Lorsque les fleurs s'épanouissent, elles répandent une odeur, faible, à la vérité, mais agréable, et plus sensible le matin ou le soir que dans la chaleur du jour.

Les Indiens mangent, sous le nom de *pinangue*, le péricarpe frais de l'arec; il est alors charnu et succulent; mais il se change, par la dessiccation, en une espèce de bourre filamenteuse, molle, roussâtre, sans suc, et désormais sans utilité.

C'est à la noix d'arec surtout que les Indiens attachent un grand prix; elle est pour eux une vraie friandise, et un présent d'honnêteté dans les visites qu'ils se rendent. Leur manière de servir l'arec est de l'offrir entier ou coupé par tranches. Dans le premier cas, on sert en même temps un instrument propre à le couper; quand on l'offre par tranches, elles sont ordinairement enveloppées dans des feuilles de betel, et saupoudrées de chaux, destinés l'un et l'autre à diminuer la stipticité de l'arec. Comme ce mélange porte le nom de *betel*, bien que l'arec en soit le principal ingrédient, c'est en traitant de cette espèce de poivre que j'en ferai une mention plus détaillée; c'est là que je tâcherai d'apprécier à leur juste valeur les réflexions du savant naturaliste Peron.

Les habitans de la côte de Coromandel ont une façon particulière de préparer l'arec vieux et trop sec, qu'ils appellent *koffol*, et d'en faire un mets délicat. Ils le coupent en petits morceaux, qu'ils font macérer dans de l'eau de rose, dans laquelle a infusé du cachou broyé, et qu'ils dessèchent ensuite au soleil; pour s'en servir au besoin. Ces fragmens se conservent longtemps, sans se corrompre, se portent au delà des mers, et sont jugés propres à raffermir les gencives, et à procurer une haleine agréable.

Le palmiste franc, ou arec d'Amérique, *areca oleracea*, L., est un des plus grands palmiers du Nouveau-Monde. Sa tige, droite et nue, s'élève à la hauteur de quarante à cinquante pieds. Son bois, dit Lamarck, est brun, compacte, plus dur que l'ébène, mais n'a qu'un pouce et demi d'épaisseur dans toute la circonférence de l'arbre, dont l'intérieur est fibreux, spongieux et mollasse. Le chou de ce palmiste a un goût délicat, analogue à celui de l'artichaut, et se mange, comme lui, à la poivrade, à la sauce blanche, au jus, frit, sous forme de beignets. Les Américains en sont si friands, que, pour se le procurer, ils sacrifient l'arbre. On fait, avec le tronc, des tuyaux, des gouttières, des planches; on prépare, avec la moelle, une sorte de sagou.

Indépendamment de ces deux espèces d'arec, les seules indiquées par Linné, Lamarck en signale trois autres[1], parmi lesquelles je dois mentionner l'arec glandiforme, dont le fruit peut se manger au défaut de l'arec ordinaire. « Ce palmier croît également sur les rivages et sur les montagnes des îles Moluques, où il est semé par les chauves-souris, qui aiment beaucoup la chair de ses fruits. Son bois sert à faire des poutres et des planches; les habitans de l'île des Célèbes tirent de ses jeunes feuilles des fils dont ils font des sacs. »

KIRSTEN (JEAN-JACQUES), *De areca Indorum, Diss.*, in-4°. *Altdorfii*, 1739.

[1] Des découvertes plus récentes ont encore enrichi ce genre de cinq espèces nouvelles. (T.)

EXPLICATIONS. — PLANCHE 33. (*L'arbre représenté dans cette planche n'ayant que six pouces de hauteur, donne conséquemment à peu près la soixantième partie de sa grandeur naturelle, qui est de trente pieds.*) — 1. Feuille centrale, plissée à la manière d'un éventail, que l'on appelle la flèche. — 2. Cette colonne verte qui a l'air de la continuité du tronc, est la partie qui se mange sous le nom de chou; elle est composée des pétioles vaginans des feuilles, engaînés les uns dans les autres. — 3. Spathe non ouverte. — 4. Spathe ouverte d'où sort le spadix ou régime de fleurs. — 5. Régime de fruits.

PLANCHE 33 *bis*. (*Tous les détails contenus dans cette planche sont de grandeur naturelle.*) — 1. Fleur mâle par avortement du pistil. — 2. La même ouverte, afin de faire voir l'ovaire avorté autour duquel sont insérées les six étamines. — 3. Fleur femelle par avortement des étamines. — 4. Fruit entier de grandeur naturelle, à la base duquel persistent le calice et la corolle. — 5. Le même coupé verticalement, pour faire voir la noix qui se trouve au milieu du brou filamenteux. — 6. Noix coupée horizontalement, dont on voit, au milieu de la coupe, une cavité longitudinale, analogue à celle qui contient le lait dans le fruit du coco. — 7. La même coupée verticalement, à la base de laquelle on aperçoit une cavité qui contient l'embryon. — 8. Embryon isolé.

34.

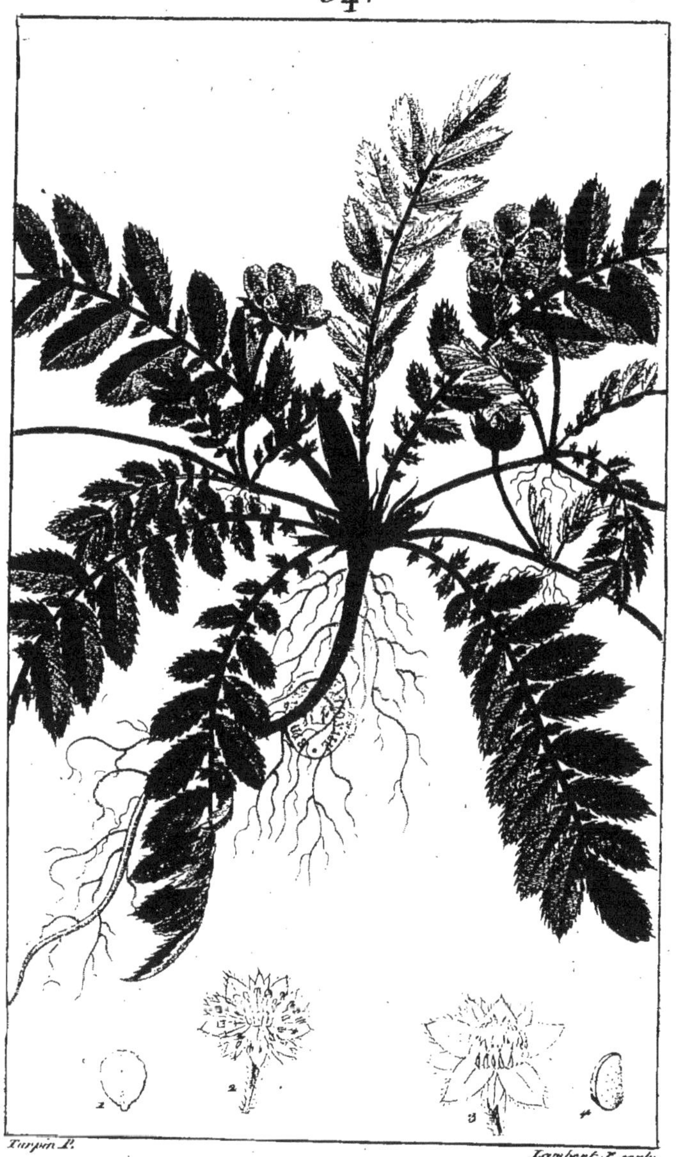

Turpin P. Lambert J. sculp

ARGENTINE.

a.l.l.

XXXIV.

ARGENTINE.

Grec............	πενταφυλλον αργυροειδες; C.
Latin...........	POTENTILLA; Bauhin, Πιναξ, lib. VIII, sect. 5. PENTAPHILLOIDES ARGENTEUM, ALATUM; seu POTENTILLA; Tournefort, clas. 6, *rosacées*. POTENTILLA ANSERINA, *foliis pinnatis, serratis, caule repente, pedunculis unifloris;* Linné, clas. 12, *icosandrie polygynie;* — Jussieu, clas. 14, ord. 10, *rosacées*.
Italien...........	ARGENTILLA; POTENTILLA.
Espagnol.........	PLATEADA.
Français.........	ARGENTINE; POTENTILLE ARGENTINE, Poiret.
Anglais..........	SILVER CINQUE-FOIL; SILVERWEED, Knowles.
Allemand.........	SILBERKRAUT; GÆNSERICH; GÆNSEKRAUT.
Hollandais.......	ZILVERKRUIDT; ZILVERSCHOON; GANZERIK.

TRÈS-COMMUNE dans presque toutes les régions de l'Europe, cette plante vivace croît au bord des chemins, sur les sables humides, et indique assez généralement la stérilité du sol : elle gâte les prairies, dit Gilibert, et se multiplie considérablement dans les endroits où l'eau séjourne.

La racine, noirâtre, fibreuse; longue, est garnie de nombreux ramuscules. — La tige est mince, faible, rampante et stolonifère. — Les feuilles sont proportionnellement très-grandes, ailées avec une impaire, composées de quinze à dix-sept folioles sessiles, ovales-oblongues, dentées en scie, vertes en dessus, tandis que la surface inférieure est couverte d'un duvet argenté, auquel la plante doit son nom : ces folioles, parfaitement développées, sont entremêlées d'autres plus petites, qui semblent comme avortées. La base des feuilles inférieures est environnée d'écailles membraneuses, minces et roussâtres. — Les fleurs sont axillaires, portées sur de longs pédoncules ordinairement simples et uniformes. Elles présentent : un calice monophylle, partagé en dix découpures aiguës, blanchâtres, soyeuses, alternativement plus petites, imbriquées, réfléchies en dehors; une corolle formée de cinq pétales ouverts, arrondis, jaunes, beaucoup plus grands que le calice sur lequel ils sont insérés; un nombre indéfini d'étamines, plus courtes que la corolle; les ovaires supérieurs, surmontés de styles filiformes, terminés par des stigmates obtus. —

Le fruit est composé de graines nombreuses, nues, acuminées, attachées à un réceptacle commun, environnées par le calice persistant.

Quoique l'odeur et la saveur de l'argentine ne soient pas très-prononcées, elle manifeste pourtant, surtout quand elle est sèche, une légère stipticité; elle noircit la solution de sulfate de fer, et son suc rougit le papier bleu. La racine a le goût du panais, selon la remarque de Gilibert, et plaît aux cochons. Les chevaux, les vaches, les chèvres broutent l'argentine, que les brebis négligent. Elle est mise au nombre des plantes potagères par les Écossais et les Irlandais, qui mangent la feuille apprêtée de diverses manières, et font du pain avec la racine dans les temps de disette.

Les médecins ont long-temps regardé l'argentine comme un astringent précieux : elle a joui d'une grande réputation pour modérer les flueurs blanches, les diarrhées, les dysenteries, les hémorrhagies internes. Vogel dit que le suc de ses feuilles, appliqué sur le front, arrête l'hémorrhagie du nez, et Murray observe judicieusement que le suc d'argentine agit peut-être ici uniquement comme corps froid. Les propriétés fébrifuges, antiphthisiques, diurétiques et même lithontriptiques, attribuées à cette plante par Withering, Rosen, Bergius, et Timéus de Gueldenklee, sont tout-à-fait inadmissibles; enfin, l'argentine, presque complètement tombée en désuétude, n'a point justifié le titre de *potentille*[1], retenu par Linné[2].

Cette légère astringence, qui caractérise l'argentine, la rend propre à divers usages économiques. On prétend, dit M. Poiret, que son eau distillée donne de la fermeté aux gazes; elle rétablit et entretient la tonicité de la peau, ce qui la range parmi les cosmétiques; elle peut même servir au tannage, ainsi que l'attestent Gleditsch, Gilibert et Willich.

[1] De *potentia*, puissance, vertu, efficacité.

[2] La dénomination spécifique *anserina* vient-elle de ce que les oies recherchent avidement l'argentine, comme le pense Théis? ou bien, n'est-il pas plus raisonnable de croire qu'elle doit ce nom à la forme de ses feuilles, en quelque sorte palmées comme les pattes de l'oie, ou, du moins, très-analogues à celles de la plupart des ansérines?

EXPLICATION DE LA PLANCHE. (*La plante est réduite aux deux tiers de sa grandeur naturelle.*) — 1. Pétale. — 2. Calice double, étamines et pistils. — 3. Calice contenant douze à quinze petites capsules un peu arquées et sillonnées extérieurement. — 4. Capsule isolée.

35.

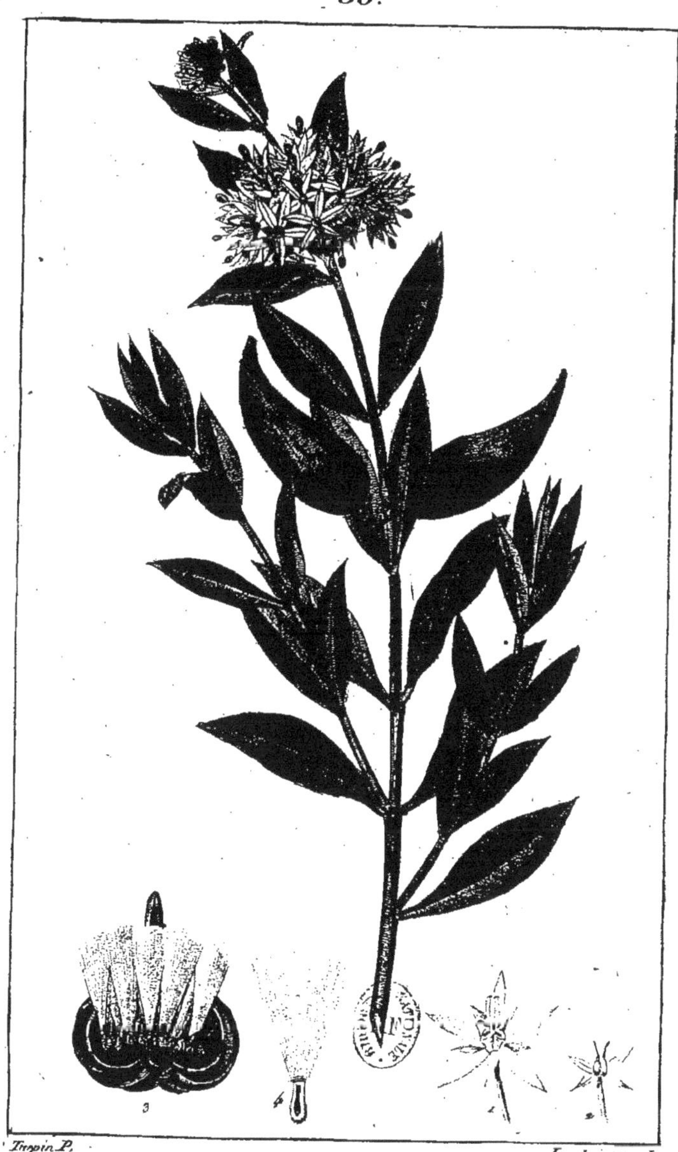

Turpin P. Lambert J.e sculp.

ARGUEL.

a.l.l.

XXXV.

ARGUEL.

Latin. . . . . CYNANCHUM OLEÆFOLIUM; Nectoux [1].
Français. . . . . ARGUEL [2] : CYNANQUE A FEUILLES D'OLIVIER.

CETTE plante vivace croît en Égypte, en Nubie, et particulièrement dans la vallée du Woaadé-Chègre, et de Béchérié, au dessus de Syène.

La tige, qui n'est pas grimpante comme la plupart des cynanques, ne s'élève guère qu'à la hauteur de deux pieds : ses rameaux sont simples, flexibles, assez nombreux, et peu écartés. — Les feuilles sont ovales-lancéolées, tomenteuses. — Les fleurs sont disposées en corymbes. Chacune d'elles présente : un calice monophylle, divisé profondément en cinq parties; une corolle monopétale, campanulée, partagée en cinq découpures; cinq corpuscules ou cornets, qui entourent les deux ovaires, au sommet desquels est un corps stigmatique, charnu, et autour duquel sont adaptées les cinq anthères. — Le fruit est un follicule oblong, presque ligneux, légèrement recourbé vers sa pointe, uniloculaire, et contenant un grand nombre de petites semences aigrettées [3].

Il serait injuste de refuser des éloges au zèle de M. Nectoux, et à ses recherches pleines d'intérêt sur les différentes sortes de séné. Toutefois nous ne prononcerons pas avec lui que les feuilles de l'arguel méritent la préférence. En effet, elles ont une saveur âcre, amère et nauséabonde; MM. Delisle et Rouillure prétendent qu'elles purgent avec violence, et occasionent des coliques atroces. M. Nec-

[1] Les cynanques appartiennent aux campaniformes de Tournefort, clas. 1; à la pentandrie digynie de Linné, clas. 5; aux apocinées de Jussieu, clas. 8, ord. 14.

[2] Tel est le nom que les habitans des bords du Nil donnent à cette plante, qu'ils appellent aussi *sena-mekky*.

[3] Je dois les principaux traits de cette description à M. Turpin, qui a dessiné la plante d'après un individu pris dans le riche herbier de M. le docteur Delisle, membre de la Commission des sciences et arts d'Égypte.

toux assure au contraire que les médecins du pays exaltent les vertus de l'arguel, et il ajoute que le docteur Pugnet en a constaté la prééminence.

Il ne me semble pas bien prouvé que le séné soit une drogue indispensable. Cependant, comme il est prodigieusement usité, peut-être conviendrait-il d'acclimater les végétaux divers qui le fournissent, et par conséquent l'arguel. M. Nectoux présume que cette culture réussirait en Espagne, en Italie et en Corse. Ce naturaliste nous apprend que l'on trouve parfois sur les rameaux de l'arguel, notamment sur ses petites souches, une gomme résine d'une acrimonie remarquable, et fortement aromatique; il a observé en outre que les graines, mises sur les charbons ardens exhalent une odeur très-pénétrante.

EXPLICATION DE LA PLANCHE. (*La plante est réduite aux deux tiers de sa grandeur naturelle.*) — Le rameau représenté dans cette planche, indépendamment du bouquet de fleurs blanches qui se trouve placé au sommet, porte deux fruits ou follicules. — 1. Fleur entière grossie. — 2. Calice au centre duquel on distingue deux ovaires. — 3. Follicule ouvert dans lequel on voit une grande quantité de graines aigrettées. — 4. Graine isolée sur laquelle on aperçoit une espèce de rainure.

36.

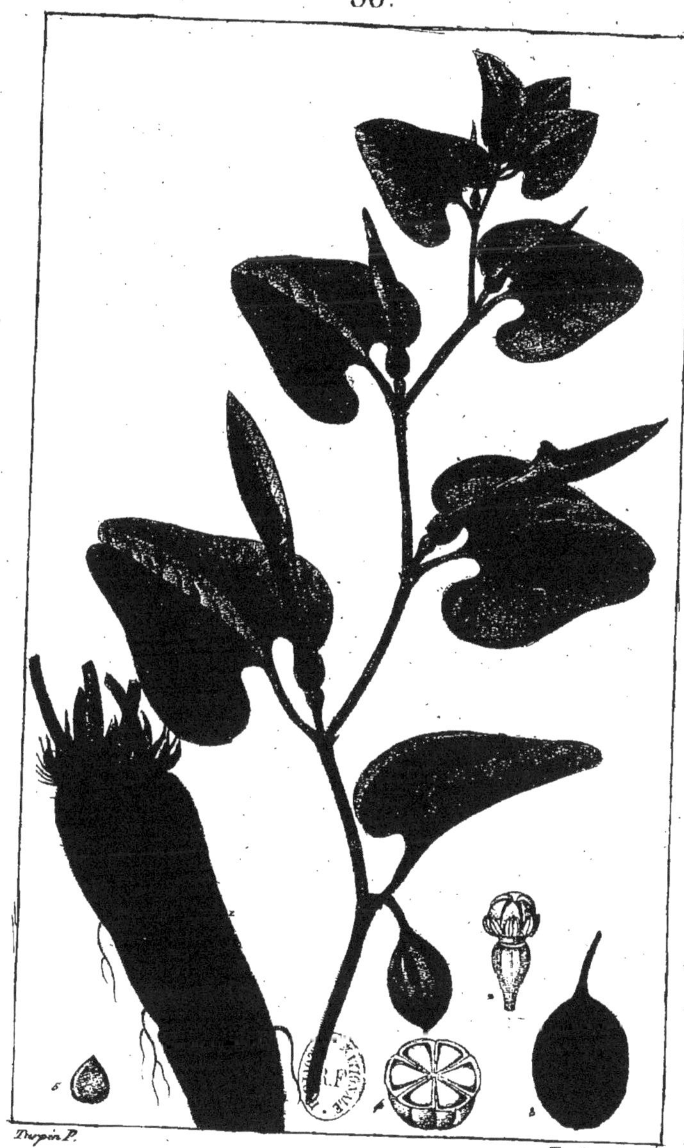

ARISTOLOCHE LONGUE.

XXXVI.

ARISTOLOCHE LONGUE.

Grec. . . . . αριστολοχια μακρα; αριστολοχια αρρην.

Latin. . . . . ARISTOLOCHIA LONGA, VERA; Bauhin, Πιναξ, lib. VIII, sect 3 : — Tournefort, clas. 3, *péronées*.
ARISTOLOCHIA LONGA, *foliis cordatis, petiolatis, integerrimis, obtusiusculis, caule infirmo, floribus solitariis;* Linné, clas. 20, *gynandrie hexandrie.*

Italien. . . . . ARISTOLOCHIA LUNGA; ARISTOLOGIA LUNGA.

Espagnol. . . . . ARISTOLOQUIA LARGA.

Français. . . . . ARISTOLOCHE LONGUE.

Anglais. . . . . LONG-ROOTED BIRTHWORT.

Allemand. . . . . LANGE OSTERLUZEY; LANGE OSTERLUCEY.

Hollandais. . . . . . . LANGE OSTERLUCY; HOLWORTEL.

CETTE plante vivace aime les pays chauds; elle croît le long des haies et dans les champs des provinces méridionales de la France, en Italie, en Espagne, en Asie.

La racine, qui parvient à la longueur de près d'un pied, est plus grosse que le pouce, et va en s'amincissant vers son extrémité dans les jeunes individus, tandis que dans les autres cet amincissement est presque insensible : la surface extérieure de cette racine est brune et rugueuse, l'intérieur est jaunâtre. — La tige est faible, grêle, penchée, anguleuse, divisée inférieurement en plusieurs rameaux, et longue d'un pied et demi à deux pieds. — Les feuilles sont alternes, pétiolées, cordiformes, obtuses, souvent même échancrées à leur sommet. — Les fleurs, axillaires, solitaires, plus longues que les feuilles et d'un vert blanchâtre, ont une forme remarquable. Le calice est d'une seule pièce, tubulé, irrégulier, ventru à sa base, élargi vers son orifice, dont le bord, tronqué obliquement et sans divisions, se prolonge d'un côté en languette. Les six anthères sont portées sur le pistil. L'ovaire est inférieur, oblong-anguleux, surmonté d'un style très-court, que termine un stigmate concave, à six divisions. — Le fruit est une capsule ovale, ressemblant à une petite poire, divisée intérieurement en six loges, dont chacune renferme plusieurs graines aplaties, disposées horizontalement les unes sur les autres.

ARISTOLOCHE LONGUE.

L'odeur légèrement nauséeuse, la saveur vive, âcre, amère, de la racine d'aristoloche[1], décèlent un principe médicamenteux, reconnu par les plus anciens et les plus célèbres maîtres de l'art, tels qu'Hippocrate et Galien. Dioscorides en fait un éloge pompeux; il exhalte ses vertus alexipharmaques et alexitères; il recommande de l'administrer à l'intérieur, et de l'appliquer extérieurement, pour faciliter le flux menstruel, la sortie du fœtus, et l'écoulement des lochies. C'est à cette dernière propriété, confirmée par les modernes *dans certains cas d'atonie*, que l'aristoloche doit son nom[2]. Le docteur Gilibert la regarde comme un remède précieux trop rarement employé : il en conseille l'infusion édulcorée à titre de diurétique et d'emménagogue; il prescrit la poudre dans le vin, contre la chlorose, la leucophlegmasie, les fièvres intermittentes, l'asthme humide, l'anorexie glaireuse; il ajoute qu'elle déterge et mondifie les ulcères sordides. Le savant observateur Alibert ne juge point aussi favorablement l'aristoloche: on a tout dit, selon lui, quand on a énoncé que cette plante jouit d'une vertu stimulante assez énergique; sa réputation pour le traitement de la goutte n'est pas mieux fondée.

On obtient de la racine d'aristoloche un extrait gommo-résineux très-amer, offrant plusieurs traits d'analogie avec l'aloès, et que l'on prescrit à la dose d'un gros, ainsi que la poudre.

Les espèces d'aristoloches sont très-nombreuses, et la plupart méritent d'occuper une place dans la matière médicale; il suffira de signaler les plus connues.

1°. L'aristoloche ronde, *aristolochia rotunda*, L., ne se distingue guère de la précédente que par la forme de sa racine, dont elle tire son nom. Ses propriétés médicinales sont absolument les mêmes que celles de l'aristoloche longue. Plusieurs médecins illustres, Schrœder, Fernel, Cartheuser, Spielmann, la regardent même comme plus active, et lui donnent la préférence. C'est elle qui constitue le principal ingrédient de la trop fameuse poudre anti-arthritique du prince

[1] Geoffroy observe que le suc de cette racine rougit le papier bleu, et Bergius, que l'infusion aqueuse n'est point altérée par le sulfate de fer.

[2] De αριστος, excellent, et λοχια, lochies (λοχος, *puerpera*, femme en couche). Cette étymologie est aussi claire, aussi évidente que celle proposée par Cicéron est invraisemblable. Cet écrivain immortel prétend que l'aristoloche a été ainsi appelée, parce qu'un certain Aristolochus en a le premier fait usage.

de la Mirandole, ou du duc de Portland, poudre renouvelée des Grecs et des Arabes, qui parfois calme les douleurs de la goutte, mais prépare des accidens funestes, dont Cullen et Cadogan ont tracé une peinture effrayante.

2°. L'aristoloche clématite, ou aristoloche commune, *aristolochia clematitis*, L., porte une tige ordinairement droite, ferme, haute de deux pieds. La racine est longue, menue, cylindrique, rampante et fibreuse. Elle a pour nous le précieux avantage d'être indigène, et le docteur Gilibert, fondé sur des observations multipliées, atteste qu'elle ne le cède point en vertus aux deux espèces dont je viens de faire mention.

3°. L'aristoloche pistoloche, aristoloche crénelée, Lamarck; *aristolochia pistolochia*, L., est aussi nommée petite aristoloche, parce que sa tige grêle s'élève peu au dessus du sol. Sa racine est composée de fibriles nombreuses, jaunâtres, fasciculées : elle croît en Languedoc et en Suisse. Spielmann la range, dans son *Traité de matière médicale*, sur la même ligne que la clématite.

4°. L'aristoloche anguicide, *aristolochia anguicida*, L., s'élève en grimpant autour des arbres, jusqu'à la hauteur d'environ dix pieds. Ses racines, cylindriques et rameuses, contiennent une moelle blanchâtre, imprégnée d'un suc amer, fétide, et d'une couleur orangée. Ce suc, mêlé à la salive par la mastication, engourdit un serpent de médiocre grandeur, si l'on en introduit dans sa gueule deux ou trois gouttes; une quantité plus considérable lui donnerait la mort. Jacquin, qui rapporte et semble garantir ces faits, attribue à l'odeur très-pénétrante et très-diffusible de cette racine la faculté de chasser au loin les serpens.

L'aristoloche odorante, *aristolochia odoratissima*, L., qui diffère à peine de la précédente par les caractères botaniques, et l'aristoloche trilobée, qui doit sa dénomination à la forme de ses feuilles, jouissent *également* de la propriété *anguicide*. Il en est de même de la serpentaire de Virginie, *aristolochia serpentaria*, L. : toutefois, comme celle-ci est en outre un agent médicamenteux très-fréquemment et très-utilement employé, nous lui consacrerons un article particulier, sous le titre de SERPENTAIRE.

ARISTOLOCHE LONGUE.

FORSTER (Guillaume-Emmanuel), *De aristolochia, Diss. inaug. præs. Joan. Jac. Baier*; in-4°, *Altdorfii*, 1719.

EXPLICATION DE LA PLANCHE. (*La plante est un peu plus petite que nature.*) — 1. Racine. — 2. Pistil : ovaire inférieur, style très-court, stigmate divisé en six parties, autour et au dessous desquelles sont attachées six anthères. — 3. Fruit mûr de grosseur naturelle. — 4. Le même coupé transversalement, pour faire voir les six loges dans chacune desquelles les graines sont empilées. — 5. Graine isolée.

37.

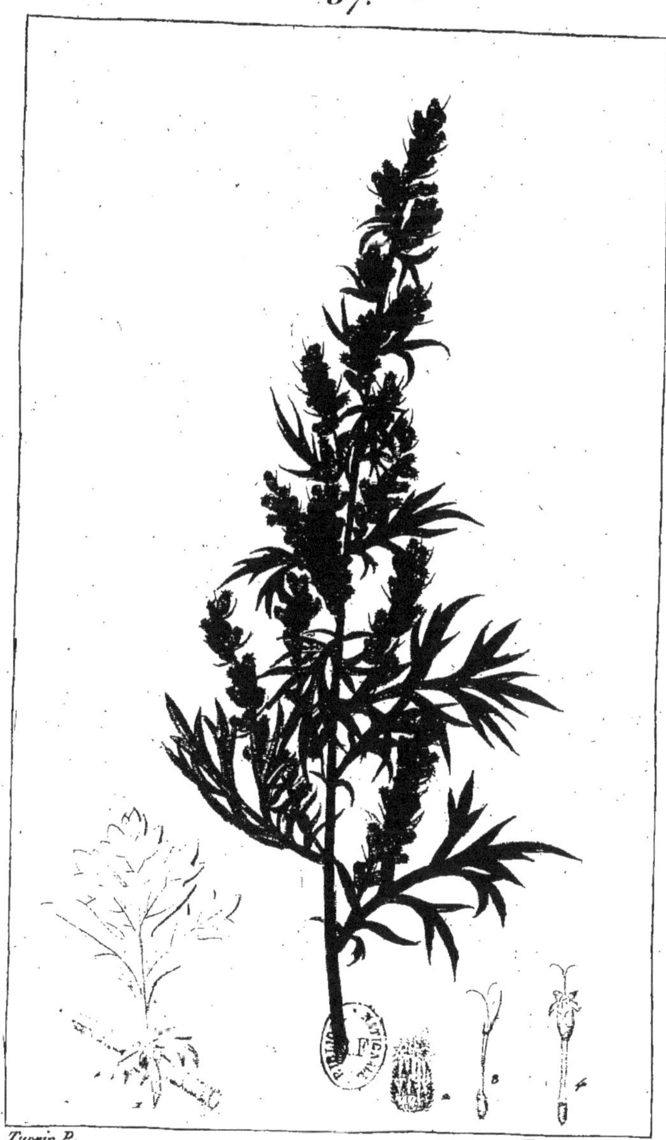

Turpin P. Lambert J.e sculp.

ARMOISE.

a. 11.

XXXVII.

ARMOISE.

Grec.	αρτεμισια.
Latin.	ARTEMISIA VULGARIS MAJOR; Bauhin, Πιναξ, lib. IV, sect. 2; — Tournefort, clas. 12, *flosculeuses.* ARTEMISIA VULGARIS, *foliis pinnatifidis, planis, incisis, subtus tomentosis, racemis simplicibus, recurvatis, florum radio quinquefloro;* Linné, clas. 19, *syngénésie polygamie superflue;* — Jussieu, clas. 10, ord. 3, *corymbifères.*
Italien.	ARTEMISIA.
Espagnol.	ARTEMISIA; ARTEMISA.
Français.	ARMOISE; HERBE DE LA SAINT-JEAN.
Anglais.	MUGWORT.
Allemand.	BEYFUSS; BEIFUS; SANT JOHANNIS GUERTEL.
Hollandais.	BYVOET; SINT JANS KRUID; SINT JANS GORDEL.

On rencontre cette plante vivace dans presque tous les climats : elle croît dans les lieux incultes, le long des chemins, sur le bord des champs, et fleurit chez nous au mois de juillet.

La racine est à peu près de la grosseur du doigt, longue, ligneuse, fibreuse, rampante. — Les tiges, bien qu'herbacées, s'élèvent à la hauteur de trois à quatre pieds; elles sont droites, fermes, cylindriques, cannelées, rameuses, purpurines, quelquefois d'un vert blanchâtre. — Les feuilles sont vertes en dessus, blanches et cotonneuses en dessous, alternes, planes, ailées, incisées; les découpures sont d'autant plus étroites, que les feuilles approchent davantage du sommet de la tige, en sorte que les supérieures sont presque linéaires. — Les fleurs sont disposées en épis latéraux, qui naissent dans les aisselles des feuilles, et forment, par leur réunion, de longues grappes terminales. Chaque fleur est sessile, ovale, composée de plusieurs petits fleurons pâles ou rougeâtres, placés sur un réceptacle nu. Les fleurettes du centre sont hermaphrodites; celles de la circonférence sont femelles et au nombre de cinq : les unes et les autres sont environnées d'un calice commun tomenteux, imbriqué. — Le fruit consiste en petites graines nues.

ARMOISE.

Toutes les parties de l'armoise exhalent une odeur aromatique assez agréable[1]. La saveur de la racine est douce, celle des feuilles et des tiges est amère; cependant le docteur Anderson a vu les moutons brouter avidement la plante entière, qui, dans certains pays, est regardée comme potagère. On en farcit la volaille, et notamment les oies, dont elle rend la chair plus tendre et plus savoureuse.

La réputation médicale de l'armoise est fondée sur des titres aussi anciens que multipliés. Elle fut employée, dit-on, par la célèbre Artémise[2], qui lui donna son nom. D'autres prétendent avec plus de vraisemblance que le mot *artemisia* est dérivé du mot αρτεμις, Diane, patrone des vierges, parce qu'on fait usage de l'armoise pour provoquer l'éruption des menstrues[3] : aussi la trouve-t-on parfois désignée sous la dénomination de παρθενις et παρθενιον. C'est effectivement la propriété emménagogue de cette plante qui a surtout été préconisée par les médecins de l'antiquité, et souvent confirmée par les praticiens de nos jours. Après avoir invoqué le témoignage d'Hippocrate, de Dioscorides et de Galien, je dirai que Zacutus Lusitanus a rétabli, au moyen de l'infusion d'armoise, un flux men-

[1] L'infusion aqueuse de l'herbe récente, dit Alibert, est d'un rouge obscur orangé; elle noircit par l'addition du sulfate de fer : son suc rougit le papier bleu, suivant Goulin.

[2] Cette reine, qui s'est immortalisée par son amour conjugal, fit élever à Mausole, son époux, un tombeau magnifique (mausolée), l'une des sept merveilles du monde, et, pendant plusieurs siècles, le plus bel ornement d'Halicarnasse.

[3] *Herbarum varias dicturus carmine vires,*
Herbarum matrem justum puto ponere primo,
Cui græcus sermo dedit αρτεμισια *nomen.*
Hujus opem fertur prior invenisse Diana,
Artemis a Græcis quæ dicitur; indeque nomen
Herba tenet, quia sic inventrix dicitur ejus,
Præcipue morbis muliebribus illa medetur
(MACER.)

Les dénominations vulgaires *herbe de la Saint-Jean*, *couronne de saint Jean*, *ceinture de saint Jean* (*cingulum sancti Joannis*, *Johannis Guertel*), *etc.*, tiennent à des superstitions ridicules. On a eu la folie de s'imaginer que, pour être pendant plusieurs années exempt de l'*apparition des spectres*, de malheurs et d'infirmités, il suffisait de cueillir et de porter une guirlande d'armoise la veille de la Saint-Jean, etc.

struel arrêté depuis dix ans; j'ajouterai que le docteur de Meza a obtenu dans un cas analogue un égal succès.

Le professeur Gilibert énumère ainsi les diverses manières d'administrer l'armoise : l'herbe fournit une eau distillée peu usitée; des sommités sèches on tire une poudre; les feuilles s'emploient en infusion, décoction, lavement, fomentation; on pulvérise les vieilles racines, qu'on donne à la dose d'un gros.

C'est avec le sommet de la tige et les feuilles, ou avec ces dernières seulement, desséchées, pilées et cardées, que les Japonais et les Chinois préparent le moxa, sorte de mèche conoïde, qu'ils brûlent lentement sur diverses parties du corps, pour combattre plusieurs maladies, principalement celles qui affectent les articulations. Les avantages de cette ustion ne peuvent être révoqués en doute; aussi est-elle pratiquée dans presque tous les pays, seulement avec de légères modifications. Outre la plupart des plantes cotonneuses, qui sont susceptibles de remplacer l'armoise, on a employé aux mêmes usages divers champignons, la racine d'aristoloche, la moelle de quelques joncs, le lin, le chanvre, la charpie. C'est avec cette dernière substance que nous formons communément le moxa, plus douloureux, dit-on, et moins efficace que celui des Japonais.

Les espèces comprises dans le genre *artemisia* sont très-nombreuses. Linné en signale vingt-quatre, Lamarck en décrit quarante, et Wildenow soixante-onze. Les unes sont fébrifuges, telles que l'absinthe grande (*voyez* page 1), petite, maritime, le génépi, l'armoise bleuâtre, sur laquelle le docteur Mandruzzato a publié un opuscule, etc. D'autres sont plus éminemment anthelmintiques, comme la santoline, à laquelle nous consacrerons un article, etc. Plusieurs partagent la propriété emmémagogue de l'armoise vulgaire, telle est surtout l'auron, que son odeur fait appeler vulgairement *citronelle*, et qui mériterait d'être employée plus souvent; enfin il est une espèce d'armoise fort connue dans les cuisines, et très-digne de figurer dans les pharmacies; c'est l'estragon, *artemisia dracunculus*, L.

HERMANN (Gottlob-Ephraïm), *De artemisia, Diss. inaug. præs. Joan. Jac. Baier*; in-4°. *Altdorfii*, 1720.

STECHMANN (Jean-Paul), *De artemisiis, Diss.*; in-4°. *Gottingæ*, 1775.

ARMOISE.

EXPLICATION DE LA PLANCHE. (*La figure est un peu plus petite que nature.*) — 1. Feuille inférieure. — 2. Fleur composée d'un grand nombre de fleurons hermaphrodites au centre, et de quelques-uns simplement femelles à la circonférence. — 3. Fleuron femelle. — 4. Fleuron hermaphrodite.

38.

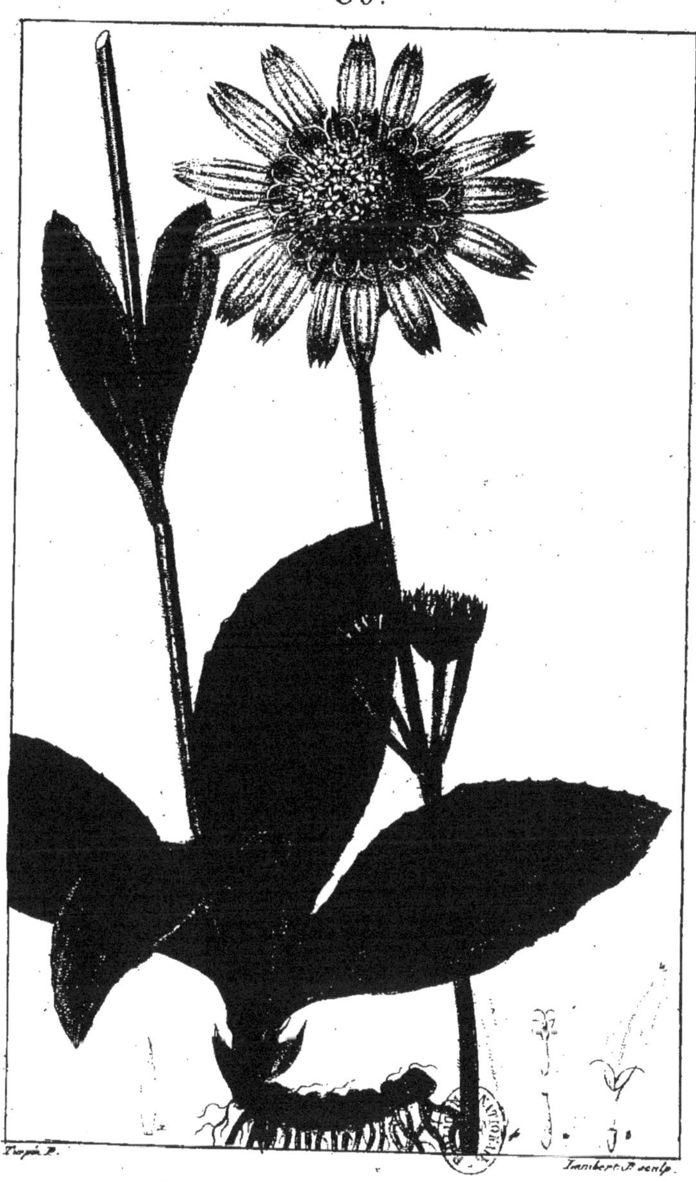

Turpin P. — Lambert J. sculp.

ARNIQUE.

a. l. l.

XXXVIII.

ARNIQUE.

Grec.	$\alpha\lambda\iota\sigma\mu\alpha$; Mattioli.
Latin.	DORONICUM PLANTAGINIS FOLIO ALTERUM ; Bauhin, Πιναξ, lib. v, sect. 4 ; — Tournefort, clas. 14, *radiées*. ARNICA MONTANA, *foliis ovatis integris, caulinis geminis oppositis;* Linné, clas. 19, *syngénésie polygamie superflue;* — Jussieu, clas. 10, ord. 3, *corymbifères*. DORONICUM OPPOSITIFOLIUM ; Lamarck.
Italien.	ARNICA.
Espagnol.	ARNICA ; TABACO DE MONTANA.
Français.	ARNIQUE; ARNICA ; TABAC DES VOSGES; BÉTOINE DES MONTAGNES.
Anglais.	ARNICA ; GERMAN LEOPARD'S BANE.
Allemand.	ARNIKA ; WOHL VERLEIH ; WOLVERLEY ; FALLKRAUT ; LURIANSKRAUT.
Hollandais.	ARNICA ; WOLVERLEY ; VAL-KRUID ; GROOT LUCIAEN KRUID.

Il est très-incertain, pour ne rien dire de plus, que l'$\alpha\lambda\iota\sigma\mu\alpha$ des Grecs, et notamment de Dioscorides, soit notre arnique, comme le pense Mattioli, dont l'autorité est en général peu imposante. Conrad Gessner, qui en a parlé un des premiers, la nomme *ptarmica*, que Jean-Michel Fehr a probablement transformé en *arnica*. Quoi qu'il en soit, cette plante vivace aime les lieux élevés, froids, humides et ombragés; elle croît abondamment en Europe, sur les montagnes, dans les bois et les pâturages montueux de la Laponie, de la Suède, de la Bohème, de la Suisse et de la France. Le docteur Gilibert, qui a fréquemment recueilli l'arnique en Pologne, et sur le mont Pila, dans le Lyonnais, a observé plusieurs variétés; il a trouvé des individus à feuilles étroites, à tiges de huit pouces, uniflore; d'autres à larges feuilles, à tiges de trois pieds, multiflore, etc. Je décrirai celle qui, étant la plus commune, doit, en quelque sorte, servir de type, et j'emprunterai au professeur Lamarck les principaux traits de cette description.

La racine, irrégulière, brune en dehors, blanchâtre en dedans, ne plonge point perpendiculairement dans le sol; mais elle rampe obliquement à une petite profondeur, jetant de nombreuses fibres. — La tige est cylindrique, légèrement velue, s'élève jusqu'à la hauteur de deux pieds, et porte ordinairement trois fleurs. — Les feuilles radicales sont ovales, entières, longues de deux à trois pouces, nervées comme celles du plantain, le plus souvent au nombre de quatre, couchées sur la terre, embrassant le bas de la tige par une gaîne courte. Les feuilles caulinaires sont opposées, lancéolées, plus petites que les radicales. — La fleur terminale est grande, fort belle, d'un jaune d'or, et présente un diamètre de deux pouces au moins; lorsqu'il existe des fleurs latérales, elles sont un peu plus petites. Chacune d'elles a un calice commun, formé de deux rangs d'écailles linéaires, égales, aiguës, ouvertes : elle est radiée, composée de fleurons hermaphrodites, tubuleux, quinquéfides, placés dans son disque, et de demi-fleurons femelles à languette linéaire-lancéolée, situés à sa circonférence. — Le fruit consiste en plusieurs graines ovales, légèrement comprimées, et toutes couronnées d'une aigrette plumeuse sessile[1].

Le professeur Lamarck a cru, non sans des motifs très-plausibles, devoir réunir le genre de l'arnique à celui du doronic. En effet, Linné donne pour caractères distinctifs de l'arnica, toutes les semences aigrettées, et cinq filamens stériles dans les demi-fleurons. Or, le premier de ces caractères est trop peu important pour établir une distinction générique; le second n'existe pas dans l'arnique montanière, selon Haller, Jussieu et Turpin; le docteur Gilibert dit seulement qu'on ne le trouve pas toujours.

On préfère généralement l'arnica recueillie sur les montagnes de la Bohème. Elle exhale, surtout quand on l'écrase, une odeur vive, aromatique, assez agréable, et imprime sur la langue un sentiment d'amertume et d'âcreté qui ne déplaît pas. Ces qualités, remarquables dans toutes les parties de la plante, sont néanmoins plus prononcées dans les fleurs que dans les feuilles et dans la racine. Cette dernière, long-temps regardée comme inefficace, et condamnée à un injuste oubli, a été depuis célébrée avec une sorte d'enthousiasme. On a principalement exalté sa vertu antiseptique; Althof n'a pas craint de lui donner la préférence sur l'écorce du Pérou, dans

[1] Si pour les fruits des plantes à fleurs composées dont le sommet s'allonge, comme dans ceux des laitues, des pissenlits, des belminties, des chondrilles, etc., les botanistes eussent donné à cette partie un nom spécial, comme ils l'ont fait pour la prolongation des ovaires, à laquelle ils ont attaché celui de *style*, ils auraient évité la distinction vicieuse d'*aigrette sessile* et d'*aigrette pédiculée*, distinction qui donne une idée tout-à-fait fausse de cet organe, puisque l'aigrette est toujours immédiatement assise sur le sommet du fruit. (T.)

les maladies putrides, et l'illustre Stoll n'hésite point à lui accorder le titre de *quinquina des pauvres*, de *spécifique de la dysenterie*, titres qu'elle est loin d'avoir complètement justifiés. On la donne pulvérisée à la dose de six gros par jour; les diarrhées colliquatives exigent que cette dose soit portée à une once, et même à une once et demie. On peut aussi l'administrer, sous forme d'infusion aqueuse ou vineuse, l'incorporer dans un électuaire, dans un sirop.

De tous les animaux qui habitent les montagnes où croît l'arnica, les chèvres seules la recherchent et s'en nourrissent. Les paysans de quelques départemens de la France, surtout de celui des Vosges, ceux de diverses provinces de la Suède, tels que les Smalandais, font dessécher les fleurs et les feuilles, dont ils se servent en guise de tabac. Outre cet usage économique, les feuilles d'arnica infusées dans l'eau ou dans le vin, partagent les propriétés médicinales de la racine. Appliquées en cataplasmes sur des tumeurs douloureuses, elles en ont puissamment favorisé la résolution, s'il faut en croire Scopoli. Toutefois, ce sont les fleurs qui ont été spécialement préconisées avec une exagération ridicule.

Les fièvres muqueuses, adynamiques, putrides, pétéchiales, veulent être combattues par des stimulans, des excitans, propres à rendre aux fibres l'énergie, le ton qu'elles ont perdus. Fréquemment on a vu l'arnique remplir cette indication, et je puis joindre ici les résultats de mon expérience à ceux obtenus par Stoll, Collin, Kausch, Crichton, Gilibert. Je ne proclamerai point avec la même confiance les succès de l'arnica dans le traitement des fièvres intermittentes, parce que les tentatives de Donald Monro, de Bergius, de Wauters, ont été, comme les miennes, trop souvent infructueuses. J'ajouterai moins de confiance encore à la vertu antiphlogistique de cette plante, et je ne la prescrirai point avec Müller, Buechner et Lamarche, dans la péripneumonie, la néphrite, le rhumatisme et la goutte.

Si l'extrême anomalie, qui caractérise la plupart des névroses, est un sujet inépuisable d'étonnement et de méditation, elle devient en quelque sorte un instrument d'erreur pour le praticien vulgaire. Certaines affections nerveuses disparaissent quelquefois tout à coup, à l'instant même où elles inspiraient des craintes graves. Cette disparition peut coïncider avec l'emploi d'un médicament auquel on attribue le mérite de la guérison. Je n'hésite point à rapporter ici les observations accumulées par Junker, Eschenbach, Collin, sur les hémiplégies, les apoplexies, les épilepsies, les amauroses, que l'arnique a, suivant eux, merveilleusement dissipées. Ce serait, dit M. Biett, se bercer d'une vaine espérance que de compter sur ce seul moyen dans les diverses espèces de paralysies; il ne peut être avantageux que comme auxiliaire de remèdes plus héroïques.

Les propriétés de l'arnica, beaucoup trop exaltées, ont valu à cette plante le nom de *panacea lapsorum*, qui lui a d'abord été imposé par Fehr, celui de *fallkraut* et *valkruid*, que lui donnent les Allemands et les Hollandais.

Les effets de l'arnica se manifestent pour l'ordinaire assez rapidement par des démangeaisons à la peau, des nausées, des anxiétés, des étourdissemens, quelquefois même par des tremblemens, des secousses analogues aux commotions électriques. Loin d'apercevoir dans ces effets des symptômes alarmans, Collin se plaît à les envisager comme les avant-coureurs d'une guérison prochaine. Si pourtant ils se développaient avec trop d'énergie, il conviendrait de les calmer à l'aide de boissons acidulées.

Stoll prescrivait la décoction de fleurs d'arnique; l'infusion théiforme est préférable : on verse une livre d'eau bouillante sur deux gros de ces fleurs; on peut aussi les administrer en poudre, ou bien en préparer un extrait, qui se donne à la dose d'un gros.

LAMARCHE (G.-A. de), *De arnicæ veræ usu*, *Diss. inaug. præs.*, *M. Alberti;* in-4°. *Halæ*, 1719. — *Id.* 1744.

MEISNER (L.-F.), *Panacea lapsorum*, *seu arnica*, *Diss. in. resp. Andreides;* in-4°. *Pragæ*, 1736.

BUECHNER (André-Élie); *De genuinis principiis et effectibus arnicæ*, *Diss. inaug. resp. Hornschuh;* in-4°. *Erfordiæ*, 1741. — *Id.*, in-4°. *Lipsiæ*, 1749.

COLLIN (Henri-Joseph), *Florum arnicæ vires*, etc.; in-8°. *Viennæ Austriæ*, 1773. — *Arnicæ in febribus et aliis morb. putridis vires, sive Observat.*, etc.; in-8°. *Viennæ Austriæ*, 1775.

SCHUETT (Pierre-André), *De viribus arnicæ*, *Diss.*, in-4°. *Gottingæ*, 1774.

DOELLINGER (Joseph-Ignace), *Dissertatio inauguralis sistens fasciculum observationum circa arnicam*, etc., *resp. J. F. C. Mueller;* in-4°. *Bambergæ*, 15 *april.* 1776.

FRIED (Ignace), *De viribus et usu arnicæ*, *Diss.*; in-8°. *Viennæ Austriæ*, 1780.

BIRKHOLZ (Adam-Michel), *De arnicæ virtute propria atque specifica*, *Diss. inaug. resp. Aug. Ferd. Witke;* in-4°. *Lipsiæ*, 1785.

BUCHOLZ (J.-H.-S.), *Versuche ueber d. antisept. Kræfte d. Wolverley*, etc.; in-4°. Erford, 1785.

EXPLICATION DE LA PLANCHE. (*La plante est de grandeur naturelle.*) — 1. Écaille détachée de la rangée extérieure du calice commun. — 2. Fleuron hermaphrodite du centre. — 3. Demi-fleuron de la circonférence, ligulé, tridenté, femelle. — 4. Trois soies détachées d'une aigrette, grandies, afin de faire voir qu'elles sont plumeuses.

39.

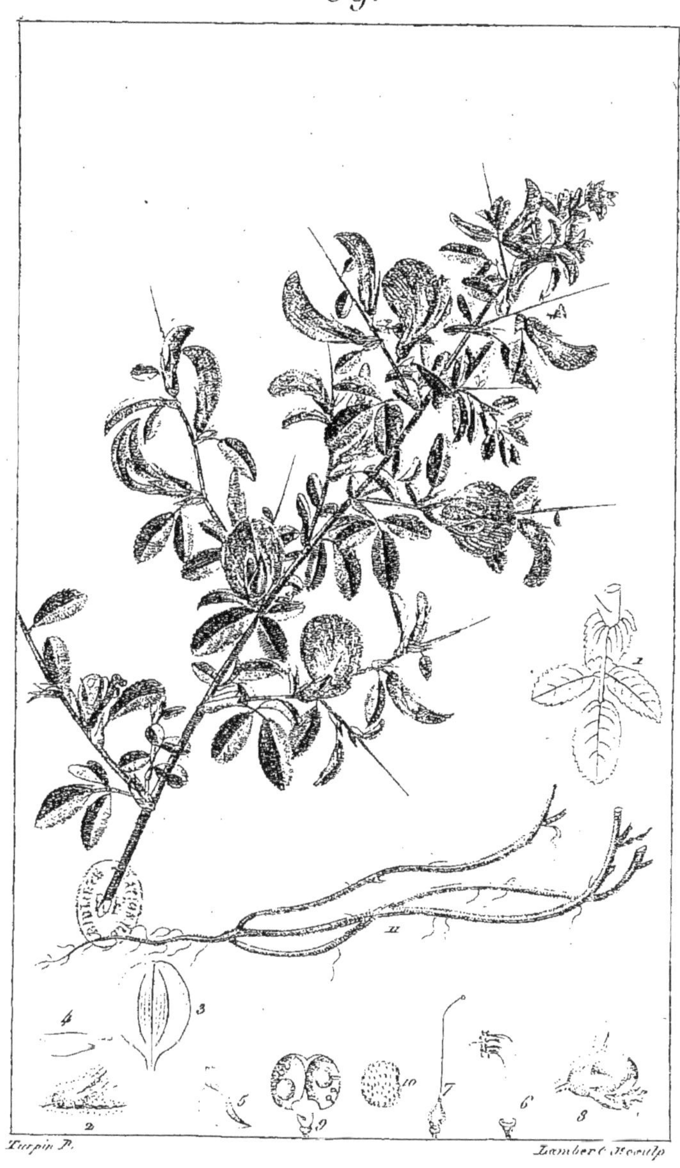

ARRETE-BŒUF.

a. l. l.

XXXIX.

ARRÊTE-BŒUF.

Grec.	ονωνις; ανωνις.
Latin.	ANONIS, SIVE RESTA BOVIS; Bauhin, Πιναξ, lib. 10, sect. 6; — Tournefort, clas. 10, *papilionacées*. ONONIS ARVENSIS, *floribus racemosis, subsessilibus, foliis ternatis, superioribus solitariis, ramis subvillosis;* Linné, clas. 17, *diadelphie décandrie;* — Jussieu, clas. 14, ord. 11, *légumineuses*.
Italien.	ONONITE; ANONIDE; BULINACA; BULIMACA; BONA.
Espagnol.	DETIENEBUEY; GATUNA.
Français.	ARRÊTE-BOEUF; BUGRANE; BUGRANDE; BUGRAVE.
Anglais.	REST-HARROW; CAMMOCK; PETTY-WHIN.
Allemand.	HAUHECHEL; OCHSENBRECH; STALLKRAUT.
Hollandais.	PRANGWORTEL; STALKRUID.

CETTE plante vivace, très-commune dans les champs incultes, dans les terrains sablonneux, sur les bords des chemins, fleurit aux mois de juin et de juillet.

La racine, brune en dehors, blanchâtre en dedans, est grosse tantôt comme un tuyau de plume, tantôt comme le doigt, longue d'un pied, quelquefois même davantage, elle rampe sous le sol en diverses directions, et par son extrême ténacité retarde la marche de la charrue [1]; c'est de là que lui vient le nom d'*arrête-bœuf*. — Les tiges sont dures, très-rameuses, rougeâtres, velues ou pubescentes, ordinairement penchées, et même couchées ou étalées sur la terre; internes dans leur jeunesse, elles acquièrent en vieillissant des épines longues et fortes, remarquables surtout à l'extrémité des rameaux [2]. — Les feuilles inférieures sont ternées, composées de folio-

[1] *Luctantes plaustro tauros cunctatus ononis.*

(RAPIN.)

[2] M. Turpin pense que la bugrane épineuse appartient à la même espèce que celle des anciens (*ononis antiquorum*, L.). En effet, les botanistes donnent pour seuls caractères distinctifs des épines plus longues et plus nombreuses, des feuilles plus petites, des tiges presque glabres. Or, ces caractères, d'ailleurs très-variables, et soumis à l'influence du sol et du climat, loin de constituer une espèce, sont à peine suffisans pour établir une variété.

les ovales-obtuses, dentées, striées, vertes, légèrement pubescentes, les pétioles sont courts, et semblent ailés, par l'effet des stipules situées à leur base: les feuilles supérieures sont simples [1]. — Les fleurs sont axillaires, solitaires ou géminées, soutenues par des pédoncules fort courts, et leur couleur varie du pourpre au blanc. Chacune d'elles présente : un calice velu, monophylle, campanulé, partagé en cinq dents longues et linéaires; une corolle papilionacée, formée d'un étendard plus ample que les autres pétales, et agréablement varié, de deux ailes plus courtes que l'étendard, et d'une carène pointue; dix étamines dont les filets sont tous réunis dans leur partie inférieure; un ovaire supérieur, ovale, verdâtre, surmonté d'un style filiforme, que termine un stigmate simple et obtus. — Le fruit est un légume court, renflé, velu, uniloculaire, bivalve, contenant des graines réniformes.

La saveur de la bugrane est douceâtre, et presque nauséeuse. Son odeur est désagréable; les moutons, les chevaux et les cochons refusent de s'en nourrir, tandis que les vaches et les chèvres la broutent, ainsi que les ânes, qui, dit-on, aiment en outre à se vautrer sur cette plante [2]. Les pauvres habitans de certains pays mangent les jeunes pousses en salade, ou apprêtées comme les autres herbes potagères. Dioscorides regarde ces pousses marinées comme un mets, ou plutôt comme un assaisonnement très-agréable.

Les médecins de l'antiquité employaient fréquemment la racine d'arrête-bœuf, principalement son écorce, et lui attribuaient de grandes vertus; Galien la place au premier rang des diurétiques et des lithontriptiques; elle est encore aujourd'hui une des cinq racines apéritives. Lentilius prétend, qu'administrée dans un cas de dysurie, elle a non-seulement rempli l'indication curative, mais déterminé une incontinence d'urine. Simon Paulli ne connaît pas de meilleur remède contre le calcul des reins et de la vessie. Bergius, savant professeur et praticien habile de Stockolm, confirme, par son expé-

[1] Les feuilles, vues à la loupe, sont ponctuées, ou plutôt recouvertes de petits mamelons sur lesquels sont de petits poils.

[2] Telle est probablement l'étymologie de *ononis* (ονος), âne; car je ne puis admettre, je n'ose même citer celle de *anonis*, proposée par quelques érudits.

La bugrane porte encore, dans certaines provinces, les noms vulgaires de *chaupoint*, *tenon*, etc.

rience et par celle de son illustre collègue Acrel, l'action puissante de la racine de bugrane sur les organes urinaires et génitaux; il atteste avoir vu des dysuries calculeuses, des sarcocèles, des hydrocèles, des hydrosarcocèles totalement dissipés ou très-notablement diminués par ce moyen. Meyer et Gilibert la recommandent dans les obstructions viscérales et glanduleuses, dans les cachexies, dans la chlorose. Elle se donne communément pulvérisée à la dose d'un gros, et à celle de trois, infusés dans une livre d'eau, ou digérés dans une égale quantité de vin.

Bien que la propriété diurétique réside plus particulièrement dans l'écorce de la racine, elle n'y est pas exclusivement concentrée. De Haen rapporte l'exemple d'une guérison opérée par la décoction des feuilles.

On distillait autrefois la bugrane, dit Fourcroy, et l'on employait cette eau distillée dans les hémorroïdes internes. On s'en est servi avec succès pour gargariser les gencives et laver les ulcères scorbutiques; elle a même été utile dans les ulcères vénériens. Les Hongrois, pour apaiser le délire de la fièvre maligne, fomentent la tête et les membres du malade avec la décoction vineuse de cette plante, à laquelle ils ajoutent un ognon, et quelques clous de girofle.

EXPLICATION DE LA PLANCHE. (*La plante est de grandeur naturelle.*) — 1. Feuille avec sa stipule. — 2. Calice. — 3. Étendard. — 4. Aile. — 5. Carène d'une seule pièce. — 6. Étamines monadelphes et pistil. — 7. Pistil. — 8. Fruit de grandeur naturelle. — 9. Fruit ouvert contenant six graines, mais dont la plus grande partie avortent toujours. — 10. Graine grossie. — 11. Racine et tiges couchées.

40.

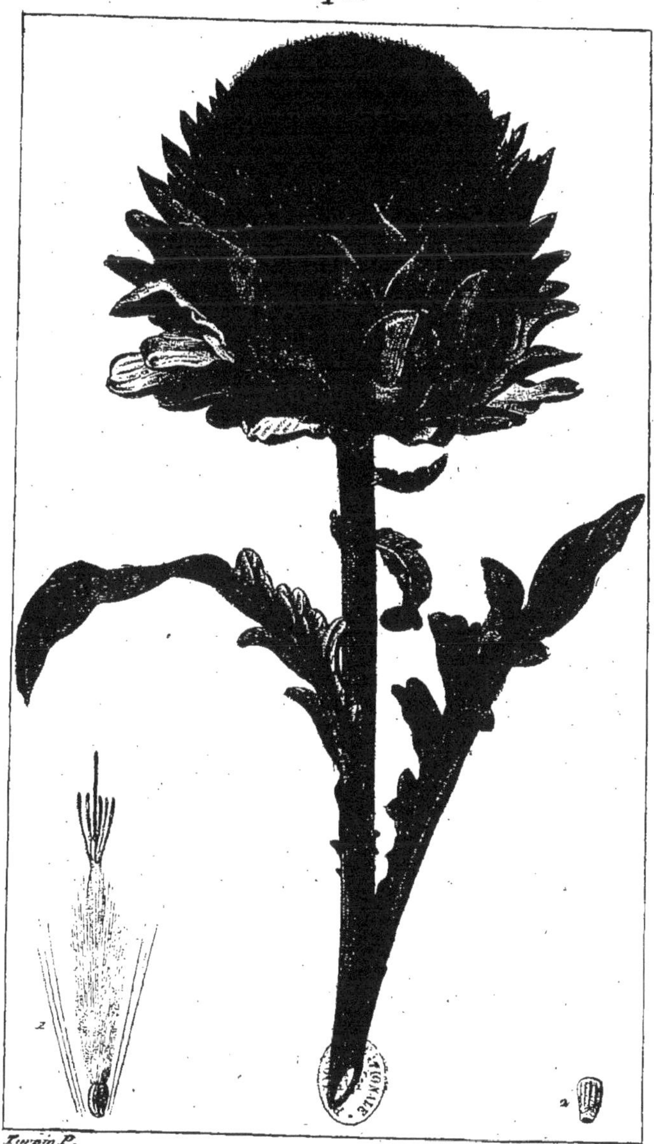

Turpin P. Lambert J. sculp

ARTICHAUT Commun

a. l. l.

XL.

ARTICHAUT.

Grec.	*σκολυμος* ; *σκολιμος* ; *κακτος* ; Théophraste; *κυναρα*, Galien, *αρτυτικη*, Alexandre de Tralles.
Latin.	CINARA HORTENSIS, etc. Bauhin, Πιναξ, lib. 10, sect. 6; — Tournefort, clas. 12, *flosculeuses*. CYNARA SCOLYMUS, *foliis subspinosis, pinnatis indivisisque, calycinis squamis ovatis;* Linné, clas. 19, *syngénésie polygamie égale;* — Jussieu, clas. 10, ord. 2, *cinarocéphales*.
Italien.	CARCIOFFO; ARTICHIOCCO.
Espagnol.	ALCACHOFA; CARDO ALCACHOFERO; Ortega.
Français.	ARTICHAUT; ARTICHAUD; ARTICHAUX.
Anglais.	ARTICHOKE.
Allemand.	ARTISCHOCKE.
Hollandais.	ARTISCHOCK; ARTISJOK.
Polonais.	KARCZOCH; KARCIOCH; KARCIOF.

Originaire de l'Afrique et de l'Europe méridionale, l'artichaut est aujourd'hui cultivé presque partout dans les jardins potagers.

La racine de cette plante vivace est grosse, longue, ferme, fusiforme. — La tige, droite, épaisse, cannelée, cotonneuse, garnie de plusieurs rameaux, s'élève à la hauteur de deux à trois pieds. — Les feuilles sont alternes, très-grandes, armées d'épines que la culture fait disparaître, profondément découpées, presque ailées, à découpures dentées ou pinnatifides, d'un vert cendré en dessus, blanchâtres et tomenteuses en dessous. — La fleur, disposée en tête volumineuse terminale, souvent solitaire, présente : un calice commun très-grand, évasé, formé d'écailles nombreuses, imbriquées, charnues à leur base, pointues à leur sommet [1]; une quantité très-considérable

[1] La comparaison de ces pointes dures et mordantes avec les dents du chien a fait donner à l'artichaut le nom de cynara (κυων, gen. κυνος, chien). Cette étymologie, adoptée par le savant glossographe Théis, me paraît incontestable, et je vois avec étonnement l'illustre Gaspard Bauhin dériver *cinara* de *cineres*, sous le prétexte frivole que la cendre est le fumier qui convient à l'*artichaut*. Ce mot vient très-probablement de αρτυτικη; les autres origines qu'on lui a attribuées sont beaucoup moins naturelles et plus invraisemblables, à l'exception peut-être de celle de Bullet, qui dérive *artichaux* du celtique *art*, pointe, épine, et *chaulx*, chou; chou épineux.

de fleurons tubulés, quinquéfides, réguliers, tous hermaphrodites, irritables, environnés par le calice, et placés sur un réceptacle commun charnu et tapissé de poils ou soies. — Le fruit consiste en plusieurs graines ovales-oblongues, presque tétragones, couronnées d'une aigrette sessile et plumeuse.

Très-commun et très-renommé dans les cuisines, l'artichaut tient à peine une place dans les pharmacies. Cependant les racines ont été employées par divers médecins comme diurétiques et apéritives. On peut manger les feuilles bouillies dans l'eau et assaisonnées; leur suc mêlé avec d'excellent vin a, dit on, guéri des hydropisies contre lesquelles avaient échoué les remèdes les plus vantés dans ces maladies, généralement si opiniâtres. Toutefois l'artichaut doit à sa *tête* la réputation dont il jouit, et les soins que l'on prend pour le multiplier. Ce sont les fleurs non épanouies que l'on sert sur nos tables; les seules parties que l'on mange sont la substance charnue qui forme la base des écailles du calice, et le réceptacle, appelé communément *cul d'artichaut* ou *portefeuille;* on rejette le foin, c'est-à-dire les soies et les fleurons naissans qui le couvrent.

Les artichauts encore jeunes et tendres ont une saveur agréable, qui devient âpre à mesure que la maturité s'avance. L'artichaut ne peut plus alors être mangé cru à la poivrade; mais par la cuisson il perd son âpreté, sa consistance trop solide, et préparé de diverses manières, il devient un aliment fort recherché. En effet, loin de mériter le reproche que lui fait Galien d'engendrer des sucs bilieux et mélancoliques, l'artichaut se digère très-facilement, et nourrit assez bien. Il stimule les organes génitaux et ceux qui sécrètent l'urine; ce fluide excrémentitiel acquiert même une odeur nauséabonde.

L'infusion des fleurs d'artichaut dans l'eau froide, à laquelle on ajoute un peu de sel, coagule le lait; aussi les Arabes et le Maures s'en servent-ils pour faire leurs fromages.

Willich dit que l'artichaut est employé avantageusement dans la fabrication de la soude, et que les feuilles préparées avec le bismuth donnent à la laine une couleur d'or fine et durable.

Peut-être ne sera-t-il pas inutile de jeter un coup d'œil très-rapide sur la culture de l'artichaut. Transporté dans nos jardins, dit M. de Launay [1], il s'y est perfectionné et a produit plusieurs variétés,

[1] *Le bon Jardinier,* 1814, page 7.

dont les plus remarquables sont : l'artichaut vert, à têtes fort grosses; le blanc, plus petit, plus délicat, plus précoce; le rouge et le violet, dont les têtes petites et tendres se mangent à la poivrade : le sucré de Gênes, ainsi nommé à cause de son excellent goût, ne doit pas non plus être soumis à la cuisson. Toutes ces variétés se cultivent de la même manière; on peut les élever de graines, ou les multiplier par le moyen des œilletons. La propagation des semences est usitée seulement lorsque le froid ou les trop grandes pluies ont fait périr les anciens plants. Pour multiplier les artichauts par œilletons, c'est-à-dire par les bourgeons qui s'élèvent des racines des vieux pieds, on commence par séparer les œilletons des racines-mères. Cette opération se pratique le plus communément à la fin de l'hiver, ou après que la plante a donné son fruit, ou au mois de septembre; on peut même œilletonner pendant toute l'année, excepté dans la saison froide[1]. Bien conduits, arrosés suffisamment et à propos, enfin binés et purgés de mauvaises herbes, quelques œilletons donneront des artichauts dans l'année; mais leur plus grande production aura lieu les deux années suivantes, après quoi l'artichaudière devra être renouvelée.

On peut, à l'aide d'une demi-cuisson dans l'eau, conserver les artichauts, de manière à en avoir toujours au besoin une certaine provision.

Le genre *cynara* renferme une espèce qu'il importe de signaler : c'est le cardon, *cynara carduncului*, L., dont les feuilles, prodigieusement amples, deviennent, en blanchissant, une de nos meilleures plantes potagères. La culture en a fait des variétés et des sous-variétés, dont deux, dépouillées d'épines, sont plus faciles à manier; cependant on préfère au cardon d'Espagne, tout inerte qu'il est, le cardon de Tours, armé d'épines longues et très-aiguës. Celui-ci est moins sujet à monter; ses côtes sont plus grosses, plus tendres, et beaucoup plus délicates

Le professeur Gilibert a connu un médecin, qui depuis dix ans prenait tous les matins un verre de décoction des feuilles vertes de cardon, avec la persuasion intime que ce rémède l'avait guéri d'une engorgement au foie, et en prévenait le retour.

[1] Thouin, dans le *Dictionnaire des Sciences naturelles*, tome III (1804), page 168.

ARTICHAUT.

EXPLICATION DE LA PLANCHE. (*Plante en fleur réduite au tiers de sa grandeur naturelle.*) — 1. Fleur détachée de l'intérieur du calice commun, à la base de laquelle on a représenté quelques-unes des soies qui tapissent le fond du calice. — 2. Fruit mûr duquel on a enlevé l'aigrette.

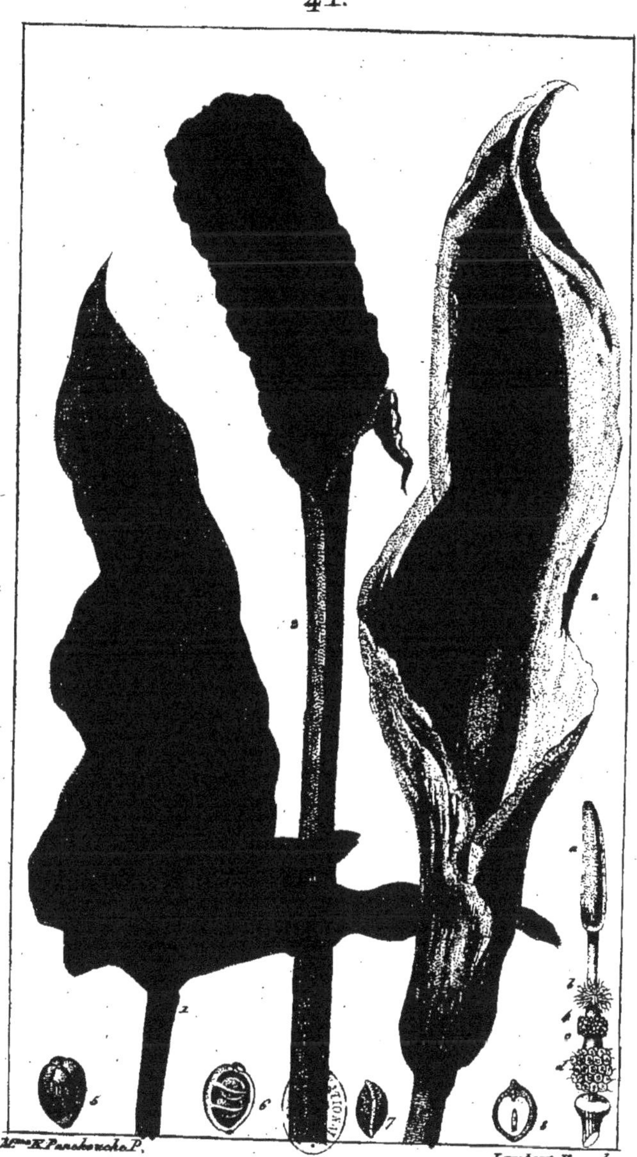

ARUM *Tacheté.*

XLI.

ARUM.

Grec.	αρον.
Latin.	ARUM VULGARE, etc. Bauhin, Πιναξ, lib. 5, sect. 6; — Tournefort, clas. 3, *personnées*. ARUM MACULATUM, *acaule, foliis hastatis, integerrimis, spadice clavato;* Linné, clas. 20, *gynandrie polyandrie;* — Jussieu, clas. 2, ord. 1, *aroïdes*.
Italien.	ARO; JARO; GICARO; GICHERO; PIÈ VITELLINO; BARBAARON.
Espagnol.	ARO.
Français.	ARUM; GOUET; PIED-DE-VEAU; GOUET COMMUN, Lamarck.
Anglais.	WAKE-ROBIN; CUCKOW-PINT.
Allemand.	ARON; KALBFUSS.
Hollandais.	ARON; KALFS-VOET.

Cette plante vivace est commune dans presque tous les climats, on la trouve en France, en Angleterre, en Allemagne, en Pologne, dans les lieux humides, le long des haies, sur le bord des chemins, à l'ombre des bois.

La racine, arrondie, grosse à peu près comme un œuf de pigeon, est tubéreuse, garnie de quelques fibres, brunâtre extérieurement, blanche à l'intérieur, charnue, et imprégnée d'un suc laiteux. — La tige est une hampe cylindrique, haute de six à sept pouces, enveloppée inférieurement par les gaînes des pétioles. — Les feuilles, longues de neuf à dix pouces, sont très-entières, sagittées, à oreillettes peu divergentes[1]: leur surface est verte, lisse, luisante, veinée, et souvent parsemée de taches blanches ou noirâtres. — La fleur, remarquable par sa forme et par sa disposition, présente, au lieu du calice, une spathe monophylle, membraneuse, très-ample, droite, terminée en oreille d'âne, verdâtre en dehors, blanchâtre en dedans;

[1] Cette figure a quelque ressemblance avec l'empreinte d'un *pied de veau*, nom vulgaire de l'*arum*. Les étymologistes ne sont pas d'accord sur ce terme générique. Lobel le fait remonter au pontife Aaron; Morison prétend qu'il vient de ροα, grenade, à cause de la forme et de la couleur du fruit. Je pense que l'on doit rejeter ces étymologies ridicules, et ne vois dans *arum* que le mot radical égyptien imité par les Grecs en celui de αρον. Bauhin dit que les Syriens nomment cette plante λουφα.

un spadice très-simple, bien plus court que la spathe qui l'environne, d'abord blanc jaunâtre, puis rougeâtre ou pourpre livide, fleuri dans sa partie inférieure, nu à son sommet ou chaton, lequel est en massue, se flétrit et tombe avant la maturation; des anthères nombreuses, sessiles, tétragones, situées au dessous d'une double rangée de filamens cirrhiformes; des ovaires très-multipliés, qui entourent la base du spadice. — Les fruits sont des baies globuleuses, succulentes, qui prennent en mûrissant une couleur rouge éclatante : elles forment un bel épi serré, et contiennent, dans une seule loge, une ou deux graines dures et arrondies.

Tout ce qui provient du pied-de-veau, dit Peyrilhe est âcre, styptique, brûlant; toute la plante est pénétrée d'un suc qui verdit le sirop violat et se coagule par les acides minéraux. On en fait, dans divers pays, en Angleterre, dans la Belgique, dans le Poitou, une pâte qui sert à blanchir le linge. L'acrimonie des feuilles est telle, que, pilées et appliquées sur une peau délicate, elles l'irritent, l'enflamment, la corrodent, et peuvent ainsi, dans certains cas, devenir un rubéfiant, un épispastique très-utile; elles détergent les ulcères sanieux, et, infusées dans le vin, elles sont regardées comme antiscorbutiques; toutefois leur usage est beaucoup plus limité que celui de la racine. Celle-ci est sans odeur, et paraît insipide quand on commence à la mâcher : mais bientôt une saveur âcre et brûlante se développe; l'intérieur de la bouche semble piqué, déchiré par des milliers d'aiguilles, suivant l'expression de Bergius. La douleur, rebelle à tous les autres liquides, ne se calme que par les boissons huileuses. Cette violente acrimonie diminue considérablement par la dessiccation; il n'en reste plus aucune trace si l'on soumet l'arum à la torréfaction ou à des ébullitions répétées. On obtient par ces procédés une fécule blanche, douce, très-nourrissante, propre à faire non-seulement de la colle, de l'amidon, des pâtes cosmétiques, mais de fort bon pain, comme Cirillo l'a vu pratiquer en Dalmatie. On aperçoit ici une frappante analogie entre l'arum et le manioc : dans l'un comme dans l'autre, l'aliment se trouve mêlée au poison, dont il est facile de le séparer.

Les médecins prescrivent la racine de gouet, recueillie en automne, contre la plupart des affections cachectiques. Les anciens, spécialement Dioscorides, l'ont surtout vantée dans les maladies chroniques de la poitrine, et les modernes se sont efforcés de lui conserver son antique renommée. Hors, Müller, Gesner prétendent avoir guéri, avec la racine d'arum, l'asthme pituiteux, et même la phthisie confirmée; les professeurs Bergius et Gilibert ont dissipé des fièvres intermittentes et des céphalées gastriques rebelles à tous les autres remèdes. Cependant, si l'on réfléchit que la racine fraîche de l'arum, trop caustique pour être employée, perd, en se desséchant, toutes ses propriétés médicinales, on conviendra qu'il est imprudent d'administrer une substance dont l'action est aussi versatile, dont la dose ne peut être exactement fixée, et qui, même dans les circonstances les plus favorables, ne possède point les propriétés fébrifuges et antiphthisiques qui lui ont été attribuées.

Parmi les préparations pharmaceutiques dont la racine d'arum est un des principaux ingrédiens, on vante surtout la poudre stomachique de Birkmann, et la poudre cachectique de Duchesne *(pulvis cachecticus Quercetani)* : ces remèdes composés m'inspirent encore moins de confiance que l'arum lui-même.

Plusieurs espèces de gouet méritent d'être signalées, soit par la singularité de leur forme, soit par les phénomènes curieux qu'elles présentent, soit par l'utilité qu'on en retire.

1°. Le gouet serpentaire, *arum dracunculus*, L., offre des propriétés analogues à celles du pied-de-veau, mais plus faibles.

2°. La colocase, *arum colocasia*, L., simple variété du gouet comestible *(arum esculentum)*, selon Lamarck, croît naturellement en Égypte, dans les lieux humides : on la cultive aux Indes Orientales, en Amérique, et dans quelques contrées de l'Europe, telles que le Portugal; sa racine acquiert, par la cuisson, une saveur douce, et fournit, ainsi que les feuilles, une nourriture agréable, saine et abondante. Sa fleur fait partie de la coiffure d'Isis et d'Osiris; elle se trouve aussi sur la tête d'Harpocrate, dans les monumens anciens.

3°. Le gouet gobe-mouche, *arum muscivorum*, exhale de ses fleurs une odeur cadavéreuse qui attire les mouches : elles se précipitent au fond de la spathe, en écartant les poils qui en forment l'orifice; mais ces poils se rapprochent aussitôt, et opposent une barrière insurmontable à l'insecte, qui périt dans le piège.

4°. Le gouet d'Italie, *arum italicum*, n'est probablement qu'une variété du pied-de-veau commun. Le professeur Lamarck fit, en 1777, l'observation intéressante que le spadice de ce gouet s'échauffe au moment de la fécondation, jusqu'à devenir presque brûlant pendant plusieurs heures. Par cette faculté calorifique, le gouet semble participer de la nature des animaux, dont il se rapproche encore par les émanations putrides que répandent plusieurs espèces, et par l'azote qu'y révèle l'analyse chimique.

SCHELHASS (Élie), *De aro, Diss. inaug. præs. Georg. Wolfg. Wedel;* in-4°. *Jenæ*, 1701.
WEITSCH (Jean-chrétien), *De aro maculato, Diss. inaug.;* in-4°. *Erlangæ*, 1798.

EXPLICATION DE LA PLANCHE. (*La plante est réduite à la moitié de sa grandeur naturelle.*) — 1. Feuille. — 2. Spathe dans laquelle on voit la partie supérieure du spadice. — 3. Fruit mûr. — 4. Spadice réduit, sur lequel on distingue d'abord en *a* le chaton, en *b* les filamens cirrhiformes, en *c* les étamines, et en *d* les ovaires. — 5. Fruit entier de grandeur naturelle. — 6. Le même coupé verticalement pour montrer la situation des graines. — 7. Graine détachée, grossie. — 8. La même coupée longitudinalement pour faire voir la position de l'embryon dans le périsperme.

42.

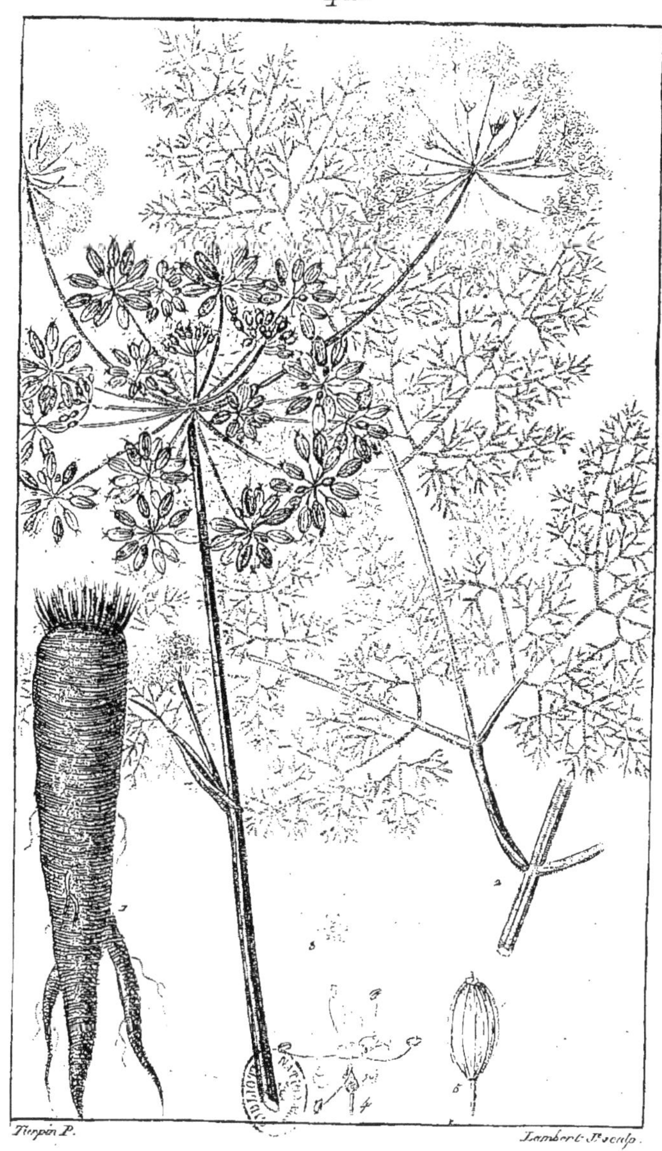

Turpin P. Lambert J.e sculp.

ASA FOETIDA.

XLII.

ASA FŒTIDA.

Grec.	σκοροδολασαρον.
Latin.	ASA FOETIDA; Bauhin, Πιναξ, lib. 12, sect. 6; — Tournefort, clas. 7, *ombellifères.* FERULA ASSA FOETIDA; *foliis alternatim sinuatis, obtusis;* Linné, cl. 5, *pentandrie digynie;* — Jussieu, clas. 12, ord. 2, *ombellifères.*
Italien.	ASSA FETIDA; ZAFFETICA.
Espagnol.	ASA FÉTIDA.
Français.	ASA FOETIDA; ASSA FOETIDA; FÉRULE DE PERSE, Lamarck; FÉRULE FÉTIDE, C.
Anglais.	ASA FOETIDA; DEVIL'S DUNG.
Allemand.	STECKENKRAUT; STINKENDER ASAND; ASA FOETIDA; TEUFELS DRECK.
Hollandais.	ASA FOETIDA; DUIVELS DREK.

L'HISTOIRE de l'asa fœtida offre plusieurs problèmes à résoudre. Les anciens connaissaient-ils cette substance? Divers médecins, parmi lesquels je me bornerai à citer Geoffroy, Miller et Fourcroy, trouvant une ressemblance parfaite entre le suc cyrénaïque et l'asa fœtida, regardent comme identiques le σιλφιον de Dioscorides, le *laser*[1] ou *laserpitium* de Pline, l'*asa fœtida disgunensis* de Kæmpfer, et la *ferula assa fœtida* de Linné. Pour sentir la difficulté de décider cette question, il suffit de réfléchir que, malgré la description détaillée du savant voyageur Kæmpfer, nous ne connaissons point encore *précisément* le végétal qui fournit l'asa fœtida. Il paraît bien démontré que ce végétal est une férule : mais l'espèce n'a pas été irrévocablement déterminée; car celle que le docteur Hope a décrite et figurée[2] diffère notablement de celle signalée par Kæmpfer[3]. Cependant, comme l'exactitude et la bonne foi du médecin allemand sont généralement connues, et que d'un autre côté le docteur anglais a cultivé dans le jardin botanique d'Édimbourg la férule dont il a retiré l'asa fœtida, je croirais volontiers, avec Banks, que ce suc gommo-résineux distille plus ou moins abondamment de deux sortes

[1] Saumaise prétend que le mot *asa* est une contraction de *laser*.

[2] *Philosophical transactions*; 1785, vol. LXXV, page 36.

[3] *Amœnit. exotic.*; 1712, page 535.

de férule. Nous avons cru devoir donner la préférence à celle du docteur Hope, parce que, cultivée dans nos climats, elle peut être soumise à un examen plus facile et plus complet. Nous puiserons surtout dans l'Encyclopédie méthodique, où le professeur Lamarck, en adoptant la description tracée par le médecin d'Édimbourg, l'a portée à un plus haut degré de perfection.

La racine est vivace, grosse, fusiforme, souvent simple, quelquefois divisée inférieurement en deux ou trois branches; noirâtre à l'extérieur, blanche intérieurement. Le collet est un peu saillant hors de terre, couvert de fibres droites, sétacées, brunes. — La tige, qui ne parvient guère en Europe qu'à la hauteur de deux pieds, acquiert une élévation double et triple dans son pays natal. Elle est annuelle, légèrement striée, presque nue, munie de quelques rameaux, dont les inférieurs sont alternes et les supérieurs verticillés. — Les feuilles, dont la plupart naissent du collet de la racine, sont grandes, profondément divisées, plusieurs fois ailées, se terminant par des folioles très-étroites et comme déchiquetées. — Les fleurs forment de vastes ombelles composées de vingt à trente rayons, dont chacun soutient une ombellule hémisphérique, dépourvue de collerette ainsi que l'ombelle générale. Chaque fleur présente un calice supérieur et entier; cinq pétales ovales, planes et égaux; cinq étamines plus longues que la corolle, et courbées en dedans; un ovaire inférieur, chargé de deux styles. — Le fruit est ovale-oblong, comprimé, marqué des deux côtés de trois lignes saillantes, et formé de deux graines planes, appliquées l'une contre l'autre.

C'est dans les champs et sur les montagnes de la Perse que l'on trouve la férule fétide : elle prospère aux environs de la ville de Herat, dans le Koraçan, et particulièrement sur les monts voisins du territoire de Disguun, selon le témoignage de Kæmpfer. Les graines auxquelles on doit l'individu décrit par le docteur Hope, et celles examinées par Bergius, provenaient des montagnes de Ghilan, province considérable de Perse, sur le bord de la mer Caspienne.

Toutes les parties de cette plante contiennent des proportions très-inégales d'un suc extrêmement fétide, et tellement diffusible, qu'il infecte au loin l'atmosphère. Ce suc, disseminé dans la tige, dans les feuilles, et même dans les graines, est en quelque sorte accumulé dans la racine : il suffit de la couper successivement par tranches pour le voir distiller, d'abord blanc et fluide comme du lait, prenant bientôt, par le contact de l'air et la chaleur des rayons solaires, une consistance solide et une couleur jaunâtre, rouge pâle, ou bleuâtre. Kæmpfer a exposé fort au long la manière de faire cette récolte; il a prouvé que l'asa fœtida de Herat, quoique molle et onctueuse, ne diffère de celle de Disguun, qui est ferme et sèche, que par l'addition de substances étrangères : celle-ci nous est apportée dans des sacs de feuilles de palmier, celle-là dans des peaux de bouc ou de mouton. Nous préférons celle qui est solide, tenace, roussâtre, parsemée de larmes blanchâtres demi-transparentes, d'une saveur âcre, d'une odeur forte et très-pénétrante.

L'asa fœtida est une vraie gomme-résine : analysée par le professeur Trommsdorf, et plus récemment encore par M. Pelletier, elle a fourni, sur cinquante parties, plus de trente-deux de résine, environ deux d'huile volatile, plus de neuf de gomme, six d'une matière gommeuse insoluble à l'eau de même que la gomme de Bassora, et quelques traces de malate acide de chaux.

L'impression qu'exerce l'asa fœtida sur les organes des divers peuples présente un phénomène bien remarquable. Cette saveur que nous trouvons si repoussante, cette odeur qui nous paraît si nauséabonde; eh bien, cette òdeur et cette saveur font les délices des Orientaux; et tandis que nous donnons à l'asa fœtida l'épithète injurieuse de *stercus diaboli*, les Persans la décorent du titre brillant de *régal des dieux* : ils la mêlent à leurs alimens, pour en relever le goût et faciliter leur digestion; ils en frottent le bord des vases pour rendre les liqueurs plus odorantes et plus savoureuses. Certains états de l'économie animale rapprochent en quelque sorte les sensations des Européens et celles des Asiatiques. C'est ainsi qu'on voit souvent les hypocondriaques, les hystériques, les chlorotiques, rechercher avidement l'asa fœtida. J'avoue, en mon particulier, que l'odeur alliacée de cette gomme-résine ne me répugne point comme les effluves vireux de l'opium.

Si l'asa fœtida n'est pas rangée parmi nous au nombre des substances alimentaires, elle occupe une place distinguée dans la matière médicale. Bergius a guéri, par son moyen, des fièvres intermittentes qui duraient depuis long-temps, et avaient éludé l'action des amers, du quinquina lui-même. Toutefois, le judicieux praticien suédois avertit que l'écorce du Pérou n'en est pas moins le fébrifuge par excellence, et que l'asa fœtida convient seulement dans les cas où la fièvre, en se prolongeant, a dégénéré et perdu son véritable type.

C'est pour combattre les affections prodigieusement variées et singulièrement intéressantes, connues sous le nom de *névroses*, que les médecins ont principalement recours à l'asa fœtida. L'illustre Boerhaave déclare qu'il ne connaît point d'antispasmodique plus efficace; Whytt en conseille l'usage dans la plupart des maladies nerveuses, dont il a tracé l'histoire avec une rare perfection. Miller a calmé, par l'emploi de l'asa fœtida, les symptômes de l'asthme convulsif et de la coqueluche; Lange prétend avoir éloigné, et même dissipé, par le même moyen, les redoutables accès de l'épilepsie, et Theden avoir allégé les cruelles douleurs de la goutte et de la sciatique.

L'asa fœtida devrait être regardée comme le spécifique de la carie, s'il fallait adopter sans réserve les observations peu concluantes de Block, de Schneider, de Beerenbroek. Une autorité plus imposante est celle du docteur Hufeland, qui dit avoir vu l'asa fœtida unie au mercure guérir promptement des caries et des exostoses siphilitiques, long-temps rebelles au mercure seul.

A ces louanges exagérées, il convient d'opposer le témoignage du savant thérapeutiste Alibert, qui emploie rarement l'asa fœtida, parce que cette substance lui a semblé surcharger à pure perte les voies digestives.

On administre communément l'asa fœtida sous forme pilulaire, à la dose d'un scrupule, trois à quatre fois par jour. On peut encore la dissoudre dans un jaune d'œuf, en faire une teinture alcoolique, l'introduire dans les lavemens : on l'applique aussi, réduite en emplâtre, sur quelques tumeurs, spécialement sur celle de nature scrofuleuse; et sa grande diffusibilité la place évidemment parmi les agens de la médecine iatraleptique.

Pendant une longue suite d'années l'asa fœtida fut la panacée des maréchaux; « elle entrait, dit M. Huzard, dans toutes les recettes d'hippiatrique, et aujourd'hui encore, aussitôt qu'un cheval est dégoûté, on se hâte de lui mettre un billot d'asa fœtida. Au bout de quelques jours le dégoût est passé, et l'on ne manque pas de célébrer les heureux effets du remède, employé quelquefois bien gratuitement. »

Les formules dont l'asa fœtida constitue la base, ou dont elle est un des principaux ingrédiens, sont la teinture fétide et celle de suie, les pilules gommeuses, les pilules fétides, l'emplâtre fétide ou antihystérique, de la pharmacopée d'Édimbourg; la teinture hystérique de Fuller; l'élixir utérin de Duriet; la poudre hystérique de Charas; les trochisques de myrrhe; les pilules anthelmintiques de Frédéric Hofmann, de Wolf, et de Rosen.

RUNDT (JEAN), *De assa fœtida, Diss.;* in-4°. *Gottingæ*, 1778.

TROMMSDORF (JEAN-BARTHÉLEMI), *Chemische Zergliederung des stinkenden Asands, oder sogenannten Teufelsdrecks;* c'est-à-dire, Analyse chimique de l'asa fœtida, vulgairement appelée *merde du diable;* in-4°. Erford, 1789.

BOVIS (JEAN), *De assa fœtida, Diss. inaug.;* in-4°. *Augustæ Taurinorum*, 29 *sextil.* 1809.

EXPLICATION DE LA PLANCHE. (*La plante est reduite à la moitie de sa grandeur naturelle.*) — 1. Racine réduite au tiers de sa grandeur naturelle. — 2. Partie d'une feuille caulinaire, moitié de grandeur naturelle. — 3. Fleur entière de grandeur naturelle. — 4. La même grossie. — 5. Fruit de grosseur naturelle.

43.

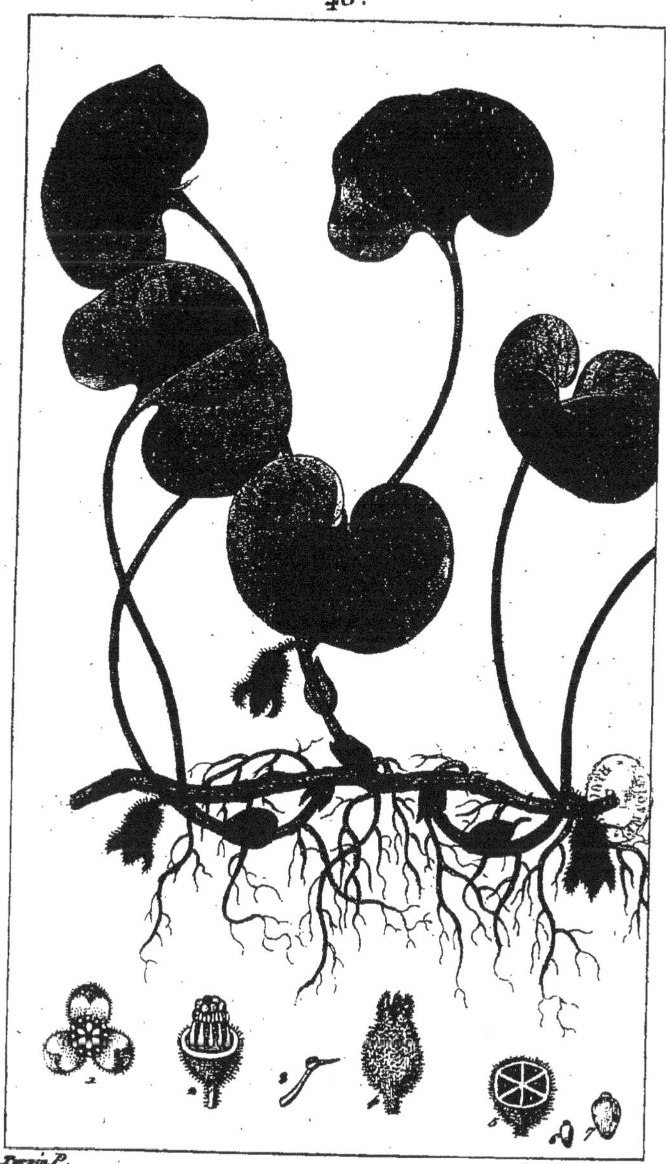

ASARET.

a l. l.

XLIII.

ASARET.

Grec.	ασαρον [1].
Latin.	ASARUM, Bauhin, Πιναξ, lib. 5, sect. 6; — Tournefort, clas. 15, *apétales*. ASARUM EUROPÆUM, *foliis reniformibus, obtusis, binis;* Linné, cl. 11, *dodécandrie monogynie;* — Jussieu, clas. 5, ord. 1, *aristoloches*.
Italien.	ASARO.
Espagnol.	ASARO.
Français.	ASARET; ASARUM; CABARET; RONDELLE; GIRARD-ROUSSIN; OREILLE D'HOMME; NARD SAUVAGE; ASARINE, Bodard.
Anglais.	ASARACACCA.
Allemand.	HASELKRAUT.
Hollandais.	HAZELKRUID; MANS OOREN.

Cette plante vivace croît dans presque tous les climats; elle se plaît surtout dans les forêts; Gilibert l'a recueillie dans celles de la Pologne; nous la retrouvons également dans la chaude Provence et aux environs de Paris.

La racine est rampante, tuberculeuse, grenouillée, tortueuse, d'une texture très-dense et comme ligneuse, de couleur brune grisâtre au dehors, jaunâtre en dedans : elle jette çà et là de nombreuses fibrilles. — Les tiges, qui conservent toujours leur verdure, sont petites, basses, et même couchées, terminées par une paire de feuilles, dans la dichotomie desquelles naît la fleur. — Les feuilles, portées sur de longs pétioles, sont arrondies dans la plus grande partie de leur contour, et représentent assez exactement la forme d'un rein [2], ou celle d'une oreille d'homme. Elles sont un peu coriaces, vertes et lisses en dessus, légèrement velues en dessous. — Les fleurs, soutenues par un pédoncule court, sont petites, solitaires, et d'un pourpre noirâtre. Elles offrent : un calice persistant, épais,

[1] La plupart des érudits dérivent ce mot de α privatif, σαιρω, je pare, j'orne, j'embellis; parce que les anciens ne faisaient point entrer cette plante dans les couronnes et les guirlandes. Je suis loin de garantir la justesse de cette étymologie, bien que je n'en connaisse pas de meilleure.

[2] *Atque asari folia in renis glomerata figuram.*

KNOWDES.

velu, monophylle, campanulé, divisé en trois découpures pointues, recourbées en dedans à leur sommet; douze étamines, moins longues que le calice, posées circulairement sur l'ovaire, d'où s'élève un style court, terminé par un stigmate à six divisions ouvertes en étoile. — Le fruit, formé par le calice, est une capsule hexagone, coriace, divisée intérieurement en six loges, qui contiennent de petites graines ovales, attachées au bord central des cloisons.

L'odeur forte, pénétrante, aromatique, qui s'exhale de la racine d'asarum, est analogue à celle du nard celtique[1], et plus encore à celle de la valériane : elle est due à une huile éthérée camphrée, que Gœrz a démontrée le premier. La saveur âcre, amère, nauséeuse de la racine se retrouve dans les feuilles.

Une substance qui agit aussi vivement sur nos organes, a dû fixer l'attention des médecins. En effet, nous voyons les plus anciens maîtres de l'art, tels que Dioscorides, Galien, Mésué, célébrer les vertus de l'asarum. Loin de s'affaiblir par le temps, cette antique renommée s'est accrue en traversant les siècles, et les plus illustres praticiens de nos jours regardent l'asaret comme un remède infiniment précieux, propre à remplir de nombreuses et importantes indications curatives. Le docteur Gilibert, dont je me plais à invoquer le témoignage, recommande la racine récente. « Dans cet état, dit-il, douze grains de la poudre font aussi bien vomir que la même dose d'ipécacuanha, et ne fatiguent pas davantage[2]. Quinze grains pulvérisés, mêlés à six onces de solution aqueuse de manne, font vomir trois ou quatre fois, et purgent copieusement par le bas. Ces épreuves cent fois répétées ne montrent-elles pas évidemment que le vrai congénère de l'ipécacuanha est la racine d'asaret? Long-temps gardée, elle n'est plus vomitive; après six mois, elle n'est que purgative; au bout de deux ans, elle ne purge presque plus, même donnée à trente grains. Elle acquiert alors la vertu diurétique. Donnée à la faible dose de six grains, elle soulève l'estomac, sans faire vomir. Judicieusement administré, soit en poudre, soit infusé dans

[1] De là l'origine du nom de *nard sauvage*.

[2] Cette propriété émétique est vraisemblablement la source de la dénomination vulgaire de *cabaret*, donnée à l'asarum, qui, dissipant les effets de la crapule, dispose à boire de nouveau.

l'eau, soit digéré dans le vin blanc, l'asarum peut guérir les maladies les plus rebelles, les fièvres intermittentes invétérées, les obstructions du foie, de la rate, du mésentère; des hydropisies ont cédé à son action : c'est un des plus sûrs remèdes contre les affections cutanées. L'énergie des feuilles et des fleurs est beaucoup moins puissante que celle de la racine. »

M. Coste, qui préfère employer la racine du cabaret desséchée à l'air libre, porte la dose de vingt-quatre à quarante grains; il donne depuis quatre jusqu'à douze feuilles de cette plante, infusées pendant une nuit sur les cendres chaudes, dans six onces d'eau bien pure : on peut ajouter un petit morceau de cannelle, ou une once de miel ou de sirop de violettes.

Ce n'est pas à l'intérieur seulement que l'asarum est utile. On en prescrit la racine et les feuilles en qualité de sialagogue et de sternutatoire : aussi ces dernières sont-elles un des ingrédiens principaux de la fameuse poudre capitale de Saint-Ange, de la poudre céphalique de la pharmacopée d'Édimbourg, etc. Il convient cependant d'observer que les errhines sont généralement des moyens empiriques, infidèles, et sur l'usage desquels il faut être extrêmement réservé.

Les vétérinaires regardent l'asaret comme un bon cathartique, propre à guérir le farcin, à chasser les vers, et à combattre diverses autres maladies. Dambourney, dont tout le monde connaît les importantes recherches sur la propriété tinctoriale des végétaux indigènes, a retiré de l'asaret une couleur vert-pomme, qui, par une ébullition prolongée, devient brun clair, et se communique facilement aux étoffes de laine préparées avec le bismuth, à titre de mordant.

SCHEFFLER (Jean-Christophe), *De asaro, Diss. inaug. præs. Joan. Jac. Baier;* in-4°. *Altdorfii*, 1721.

SCHULZE (Jean-Henri), *De asaro, Diss. inaug. resp. Heinz;* in-4°. *Halæ*, 1739.

ASARET.

EXPLICATION DE LA PLANCHE. (*La plante est réduite à la moitié de sa grandeur naturelle.*) — 1. Fleur entière de grandeur naturelle, vue de face, afin de faire voir les six parties du stigmate disposées en étoile, et autour duquel on distingue le sommet des douze étamines. — 2. Pistil et étamines. — 3. Étamine isolée, anthère attachée vers les deux tiers du filet. — 4. Fruit mûr de grosseur naturelle, couronné par les trois divisions du calice. — — 5. Le même coupé horizontalement pour faire voir qu'il se divise en six loges. — 6. Graine de grosseur naturelle. — 7. La même grossie.

44.

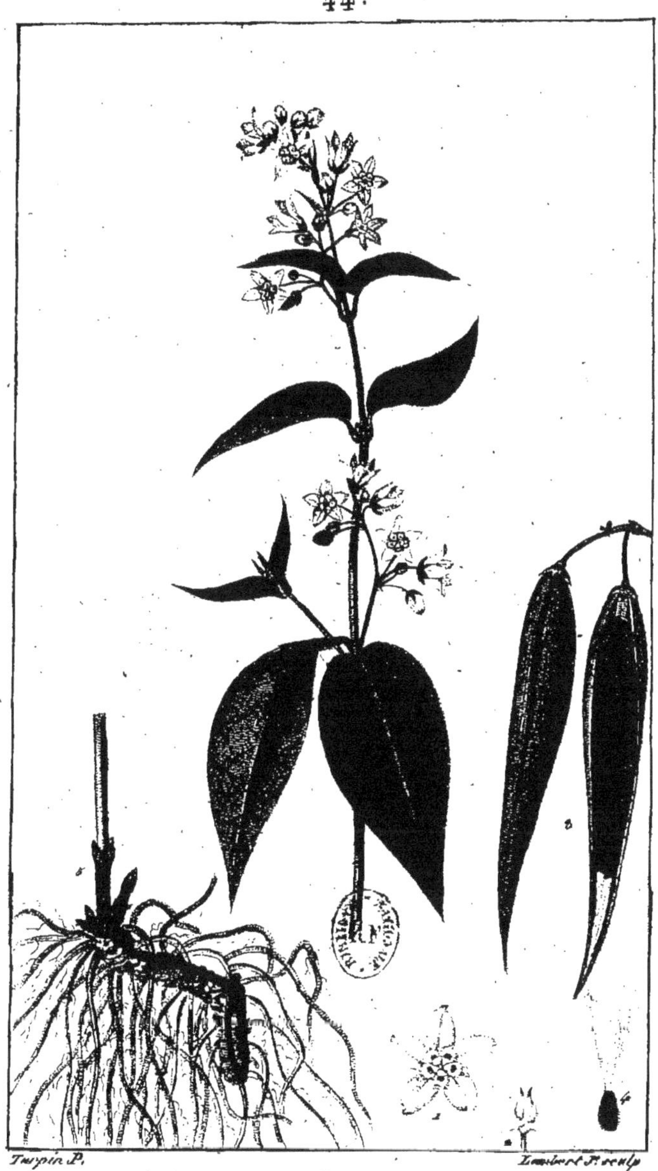

Turpin P. Lambert J. sculp

ASCLÉPIADE.

a. l. l.

XLIV.

ASCLÉPIADE.

Grec.	ασκληπιας; νικυτοξικον.
Latin.	HIRUNDINARIA; vulg. ASCLEPIAS ALBO FLORE; Bauhin, Πιναξ, lib. 8, sect. 2; — Tournefort, clas. 1, *campaniformes.* ASCLEPIAS VINCETOXICUM, *foliis ovatis, basi barbatis, caule erecto, umbellis proliferis;* Linné, clas. 5, *pentandrie digynie;* — Jussieu, clas. 8, ord. 14, *apocinées.*
Italien.	ASCLEPIADE; VINCETOSSICO.
Espagnol.	ASCLEPIAS; VENCETOSIGO.
Français.	ASCLÉPIADE; DOMPTE-VENIN; ASCLÉPIADE BLANCHE, Lamarck.
Anglais.	SWALLOW-WORT.
Allemand.	SCHWALBENKRAUT.
Hollandais.	ZWALLUW-KRUID; TEGENGIFT-WORTEL.

CETTE plante vivace, plus remarquable par son mode de floraison, que par les prétendues propriétés alexipharmaques auxquelles elle doit son nom, est très-commune en Europe, dans les bois, sur les côtes pierreuses, les terrains incultes; on la trouve abondamment au bois de Boulogne, près Paris.

La racine, longue d'environ deux pouces, subcylindrique, rampe obliquement sous le sol, à une légère profondeur : sa surface extérieure, grisâtre, rugueuse, marquée de cicatrices calleuses, ou d'espèces de verrues, jette çà et là une grande quantité de ramuscules filiformes, très-longs et blanchâtres. — Les tiges droites, faibles, cylindriques, simples, très-flexibles, ne s'élèvent guère qu'à la hauteur de deux pieds. — Les feuilles sont opposées, portées sur de courts pétioles pubescens, vertes et lisses en dessus, très-finement ciliées sur leurs bords, ovales-pointues, un peu en cœur à leur base. — Les fleurs s'épanouissent au mois de mai : elles sont blanches, disposées par petits bouquets pédonculés, qui sortent de l'aisselle des feuilles, principalement des supérieures. Chacune d'elles présente : un calice petit, persistant, divisé en cinq découpures étroites et pointues; une corolle monopétale, en roue, un peu campanulée, divisée très-profondément en cinq parties ovales, légèrement obliques; cinq étamines, réunies par leurs filamens en un tube pentagone, insérées à la base de la corolle, et alternes avec ses divisions; cinq petites écailles placées autour du tube staminal, qui ne sont que des appendices des étamines, et au centre desquelles paraissent les cinq anthères; cinq corpuscules noirs, luisans, cornés, marqués d'un sillon longitudinal, situés un peu plus haut que les anthères, et alternes avec elles; deux ovaires supérieurs, libres, oblongs, surmontés l'un et l'autre d'un style court, que termine un stigmate commun, charnu, cylindroïque, couronné par les anthères, au moyen des écailles [1] dont chacune d'elles est munie à son sommet [2]. — Le fruit est composé de deux follicules oblongs, ventrus, acuminés, uniloculaires, s'ouvrant d'un seul côté par une fente longitudinale, renfermant des graines nombreuses imbriquées autour d'un placenta libre, et couronnées d'une aigrette de poils fins et soyeux.

Comme presque toutes les apocinées, l'asclépiade est une plante suspecte, négligée par les bestiaux, à l'exception des chèvres, qui broutent l'extrémité de ses tiges. Les chevaux ne la mangent qu'à défaut d'autre nourriture, et seulement lorsqu'atteinte par la gelée elle a perdu la plus grande partie de son âcreté. La racine récente exhale une odeur nauséabonde, analogue à celle de l'asaret, ou de la valériane sauvage. Cette odeur, loin d'augmenter, ainsi que le prétend Bergius, s'affaiblit et se dissipe par la dessiccation. La saveur, d'abord douceâtre, ne tarde pas à devenir âcre et amère.

Des qualités physiques aussi prononcées devaient en quelque sorte donner l'éveil aux médecins. En effet, le nom de l'asclépiade semblerait indiquer son antique et brillante renommée, soit que cette plante ait été employée par le célèbre Asclépiade, qui vivait à Rome il y a près de deux mille ans, soit qu'elle ait été consacrée à Escu-

[1] Les cinq écailles qui recouvrent le sommet du stigmate commun sont ce que l'on appelle, dans les anthères des fleurs composées, les *appendices terminaux* : comme eux, elles sont le prolongement du connectif, et, comme eux, elles servent à abriter le stigmate. (T.)

[2] M. Turpin, auquel je dois l'exactitude de cette description, s'occupe d'un travail important, qui répandra une vive lumière sur la structure que présentent les fleurs apocinées, et notamment celles des asclépiades. Ce savant botaniste prouvera que la nature a suivi pour cette famille, en apparence si bizarre et si compliquée, le même plan que pour les familles les plus simples, et qu'il est facile de déchirer le voile dont elle a, pour ainsi dire, masqué ses opérations.

lape (Ασκληπιος) : mais il est bien certain que l'ασκληπιας des Grecs, et de Dioscorides en particulier, n'est point notre *vincetoxicum*. Il faut donc invoquer des témoignages, qui, pour être plus modernes, n'en seront pas moins respectables. Stahl, Duerr, Bergius, et beaucoup d'autres praticiens ont confirmé la propriété hydragogue de l'asclépiade blanche : elle ne justifie pas également le titre de *dompte-venin*, dont elle a été décorée fort indiscrètement, quoi qu'en disent Julien le Paulmier et Mathias Unzer. « Quelques auteurs, dit Gilibert, condamnent l'usage de cette racine; cependant la décoction, que nous avons souvent ordonnée à haute dose, n'a jamais causé le moindre accident : nous l'avons trouvée utile dans les dartres, les anasarques, les écrouelles, la chlorose, et la suppression des règles; elle augmente sensiblement le cours des urines; extérieurement elle déterge les ulcères, et arrête les progrès du virus scrofuleux. »

Les habitans du pays de Liège prennent communément, à titre de vomitif doux, trente à quarante grains de feuilles d'asclépiade blanche, infusés dans un verre d'eau [1].

Si l'essence alexipharmaque et la poudre de scille composée, de Stahl, possèdent quelque vertu, elles en doivent une partie à la racine du dompte-venin, qui est un des principaux ingrédiens.

Les avantages qu'offre cette plante à l'économie rurale et domestique ont été signalés par Sonnini, dont je craindrais d'affaiblir les expressions en les modifiant. « Une culture aussi facile qu'elle serait peu embarrassante, servirait à fertiliser des terrains ingrats, et à procurer des profits certains. Le duvet soyeux attaché en aigrettes aux graines de l'asclépiade blanche est propre à remplir les coussins et les matelas, ainsi qu'à ouater, et ses tiges, préparées comme celles du chanvre et du lin, donnent une filasse aussi bonne. Il existe peu de végétaux moins délicats; les terres pierreuses et arides, les expositions les moins favorables lui conviennent. »

Plusieurs autres espèces ont été beaucoup plus vantées encore pour la quantité, la finesse, l'élasticité, le moelleux et l'éclat du coton soyeux qu'elles fournissent : telles sont principalement l'asclépiade frutiqueuse, et celle de Syrie, qui porte par excellence le nom

[1] Coste et Willemet, *Mat. méd. indigène*, page 23; 1793.

de *ouatier*, ou *apocin à la ouate*[1]. Ces *précieux* succédanés du coton et de la soie, vantés, sans doute, avec exagération, sont tombés tout à coup dans un discrédit complet, dans un oubli profond, et peut-être injuste[2].

L'asclépiade pectorale, ou expectorante, *asclepias asthmatica*, est regardée comme spécifique, à l'Ile-de-France, où elle est appelée *ipécacuanha blanc*.

WOLF (Georges-Christophe), *De vincetoxico, Diss. inaug. præs. Joan. Adophe Wedel*; in-4°. *Ienæ*, 1720.

FRIESE (Frédéric-Gotthilf), *OEkonomisch-technologische Abhandlung ueber die syrische Seidenpflanze und den weissein Maulbeerbaum*; c'est-à-dire, Traité économico-technologique sur l'asclépiade de Syrie, et le mûrier blanc; in-18°. Breslau, 1791.

CAPECE-LATRO (Joseph), Mémoire sur l'apocin (*asclepias fruticosa*, L.); trad. de l'italien; in-4°. Paris, 1805.

Le traducteur de cette troisième édition ne m'ayant pas autorisé à le nommer, je respecterai sa modestie.

SONNINI (Charles-Sigisbert), Traité des asclépiades, particulièrement de l'asclépiade de Syrie, précédé de quelques observations sur la culture du coton en France; in-8° fig. color. Paris, 1810.

Cet ouvrage réunit tous les genres de mérite dont une bonne monographie est susceptible.

JACQUIN (Nicolas-Joseph), *Genitalia asclepiadearum controversa*; in-8°. fig. *Vindobonæ*, 1811.

[1] Les cinq appendices des étamines, qui ne sont dans le dompte-venin que cinq petites écailles en forme de cuilleron, se montrent ici sous la figure d'amples cornets, tronqués obliquement, fendus tout du long du côté intérieur, et du milieu desquels s'élèvent d'autres petites cornes cylindriques, pointues, et recourbées vers le centre de la fleur. (T.)

[2] On trouvera des détails pleins d'intérêt sur cet objet à l'article APOCIN du Dictionnaire d'agriculture de l'*Encyclopédie méthodique*, au mot ASCLÉPIADE du *Dictionnaire des Sciences naturelles*, etc.

EXPLICATION DE LA PLANCHE. (*La plante est de grandeur naturelle.*) — 1. Fleur entière vue de face, grossie. — 2. Calice et pistils. — 3. Fruits ou follicules de grandeur naturelle dont une a été fendue longitudinalement du côté opposé à la suture, afin de faire voir la manière dont les graines se recouvrent. — 4. Graine isolée, pourvue de son aigrette. — 5. Racine.

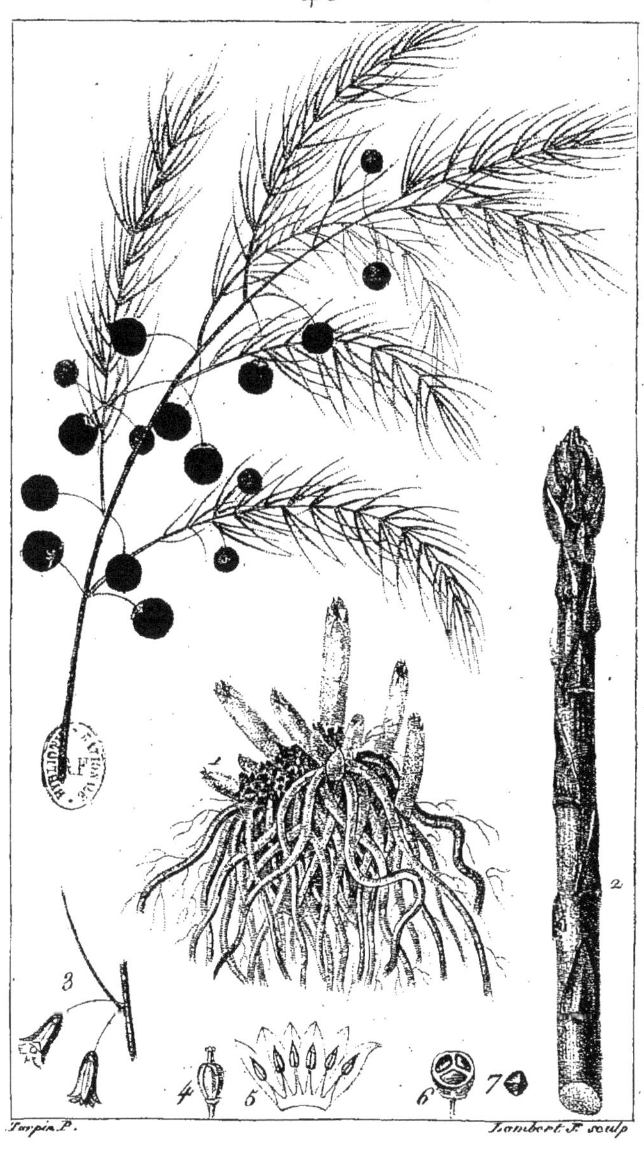

ASPERGE.

a. l. l.

XLV.

ASPERGE.

Grec. . . . . ἀσπαραγος.

Latin. . . . . ASPARAGUS SATIVA; Bauhin, Πιναξ, lib. 12, sect. 5; — Tournefort, clas. 6, *rosacées*.
ASPARAGUS OFFICINALIS, *caule herbaceo, tereti, erecto, foliis setaceis, stipulis paribus;* Linné, clas. 6, *hexandrie monogynie;* — Jussieu, clas. 3, ord. 2, *asperges*.

Italien. . . . . SPARAGIO; ASPARAGO; SPAGHERO.

Espagnol. . . . . ESPARRAGO; ESPARRAGUERA.

Français. . . . . ASPERGE.

Anglais. . . . . ASPARAGUS; SPARAGUS; SPARROW-GRASS; SPERAGE.

Allemand. . . . . SPARGEL.

Hollandais. . . . . SPARGIE.

Polonais. . . . . SZPARAG.

Bien que l'asperge préfère les pays méridionaux, elle croît spontanément dans presque tous les climats : le docteur Gilibert l'a rencontrée sur plusieurs terrains sablonneux et incultes de la Pologne; d'autres voyageurs l'ont trouvée sur les bords du Wolga, et jusqu'en Sibérie.

La racine est un paquet ou faisceau de fibres charnues, jaunâtres ou cendrées, grosses à peu près comme une plume d'oie, attachées à un collet épais, dur, capité, transversal. — La tige est remarquable en ce qu'elle s'annonce au printemps par plusieurs jets écailleux, cylindriques, verdâtres, terminée par un bouton conoïde pointu, résultant des écailles rapprochées qui recouvrent les rudimens des rameaux. Ceux-ci se montrent bientôt en grand nombre, et la plante parvient à la hauteur de plus de trois pieds. — Les feuilles sont linéaires, sétacées, molles, vertes, longues d'environ un pouce, et réunies par faisceaux de trois à trois, de quatre à quatre, ou de cinq à cinq. — Les fleurs, d'un vert jaunâtre, partent de l'aisselle des rameaux, tantôt solitaires, tantôt deux à deux, plus rarement trois à trois, soutenues chacune par un pédoncule muni, vers son milieu, d'une articulation. Chaque fleur présente : un calice campanulé, profondément divisé en six découpures, dont les trois intérieures sont recourbées en dehors à leur sommet; six étamines, insérées à la base du calice, et moins longues que lui ; un ovaire supérieur, ovale, surmonté d'un style court, terminé par un stigmate trigone. — Le fruit est une baie globuleuse qui, d'abord verte, devient d'un rouge vif en mûrissant : l'intérieur de cette baie offre trois loges, dont chacune contient deux graines anguleuses, noires, dures et glabres.

La plupart des botanistes observent que les organes mâles et femelles n'existent pas sur le même pied, et, par conséquent, ils regardent l'asperge comme dioïque. Cependant, si l'on réfléchit que l'asperge sauvage renferme généralement les deux sexes dans la même fleur, et que les pieds mâles de l'asperge des jardins ont, pour l'ordinaire, sinon un pistil complet, du moins un ovaire [1] ; il faudra ne voir, dans cette prétendue diœcie, qu'un avortement produit par la culture, et considérer, avec Linné, l'asperge comme hermaphrodite.

Tout le monde sait que les asperges servies sur nos tables sont les jeunes pousses ou jets écailleux, qui lèvent avec une rapidité surprenante, et que l'on cueille peu de temps après leur sortie de terre. La racine qui fournit ces rejetons tendres et délicats, est naturellement trisannuelle; mais il s'en développe au dessous un rang nouveau, destiné à durer le même temps, et qui, à son tour, donnera un nouvel étage de racines supérieures, jusqu'à ce que, le collet ayant atteint le niveau du sol, celles qui voudraient se former à l'avenir ne trouvent plus de place ni de nourriture. Cette disposition bien connue de la *patte* d'asperge a suggéré l'idée de la planter dans des fosses creuses, que tous les ans on charge de quelques doigts de terre, et qui, en raison de l'élévation qu'elles pourront recevoir chaque année, contribueront au plus ou moins de durée du plant [2]. De longs détails agronomiques seraient ici déplacés : il suffira de dire que l'asperge, abandonnée à elle-même, surtout dans les régions brûlantes, est ligneuse, grêle, insipide; tandis que, cultivée par un jardinier habile, elle acquiert, notamment dans les pays froids et humides, comme la Flandre, la Hollande, l'Angleterre, une saveur exquise, et un volume considérable, volume qui devient quelquefois excessif, par l'union intime, l'agglomération, je dirais

[1] Lamarck, *Encyclopédie méthodique*, Botan., tome 1, page 294.

[2] Mordant de Launay, *Le bon Jardinier*, page 9; 1814.

presque l'incorporation de plusieurs tiges en une. Ceux qui désireraient des renseignemens plus étendus sur cet objet, consulteront avec fruit le *Cours d'agriculture* de Rosier, le *Dictionnaire des Jardiniers*, par Miller, celui d'agriculture de l'Encyclopédie méthodique, celui des Sciences naturelles, et les traités *ex professo* de J.-J. Fillassier [1], de C.-F. Seidel [2], de J.-G. Vothmann [3], etc.

C'est la racine de l'asperge que les médecins emploient, pour ainsi dire, exclusivement : elle est une des cinq racines apéritives majeures; ai-je besoin d'ajouter que rarement elle justifie, même à un léger degré, ce titre fastueux? Ses qualités deviennent encore bien plus faibles, ou plutôt elles disparaissent à mesure que s'élèvent les pousses *(turiones)*. Celles-ci occupent à juste titre un des premiers rangs parmi nos plantes potagères. Crues, elles sont à peine odorantes, et leur goût ressemble beaucoup à celui du pois. Cuites, elles fournissent un aliment très-recherché, qu'on peut varier de mille manières : les Grecs et les Romains en étaient, comme nous, très-friands; ils les préparaient à l'aide d'une ébullition tellement prompte, qu'elle etait passée en proverbe.

Les plus anciens médecins, tels que Dioscorides et Galien, ont signalé l'action puissante des asperges sur les organes uropoïétiques; mais il paraît qu'Avicenne, Psellus et Siméon Sethi ont parlé les premiers de cette fétidité singulière que contracte l'urine, fétidité qu'il est aisé de prévenir, en versant dans le vase destiné à recevoir le fluide excrémentitiel, un peu de fort vinaigre, ou d'acide muriatique étendu d'eau. Les professeurs Vauquelin et Robiquet sont parvenus à déterminer assez exactement la source de cette odeur particulière, de la saveur agréable, et des autres propriétés de l'asperge. Ils ont prouvé que cette plante animalisée, et d'une constitution réellement privilégiée, pour me servir des expressions de M. Tollard [4], contient, outre une fécule verte, une cire végétale, de l'albu-

[1] Culture de la grosse asperge dite *de Hollande*, la plus précoce, la plus hâtive, la plus féconde, etc., in-12. Amsterdam et Paris, 1779. — *Id.* Paris, 1809, etc.

[2] *Kurze Anweisung*, etc.; Courte instruction sur la culture la plus économique et la plus parfaite de l'asperge; in 8°. Erlang, 1781. — *Id.* 1782. — *Id.* 1786.

[3] *Die Nurtzbarste Anlegung*, etc.; Sur la manière la plus avantageuse de former et de cultiver les plants d'asperges; in-8°. Flensbourg, 1784.

[4] *Dictionnaire des Sciences médicales*, tome II, page 362.

mine, divers phosphates et acétates, une matière sucrée analogue à la manne, et un principe cristallin, auquel ils ont donné le nom d'*asparagine*[1].

Il est peu de personnes à qui les asperges ne plaisent; mais elles ne conviennent pas à tous les tempéramens, à toutes les idiosyncrasies. Le judicieux Murray atteste que souvent elles fatiguent l'estomac débile des hypochondriaques et des hystériques. Boerhaave, Quarin et Bergius ont observé qu'elles accélèrent les paroxysmes de la goutte, de l'hémoptysie, qu'elles aggravent les symptômes de la phthisie, et causent même parfois l'hématurie. Quoi qu'il en soit, l'asperge est un aliment médicamenteux, dont l'usage modéré offre au praticien habile des ressources précieuses et multipliées.

La plupart des espèces comprises dans le genre *asparagus* sont armées d'épines plus ou moins fortes, plus ou moins allongées. Cette disposition est surtout remarquable dans l'asperge hérissée, ou terrible, *asparagus horridus*, L. En effet, dit Lamarck, elle ne présente de tous côtés que des piquans longs, raides et divergens, qui la rendent affreuse à voir[2].

CLERICIS (Ant. de), *De asparago, Diss. inaug. præs. Joan. Jac. Baier*; in-4°. *Altdorfii*, 1715.
FRANZ (J.-G.-F.), *De asparago, ex scriptis medicorum veterum, Diss.*; in-4°. *Lipsiæ*, 1778.

[1] *Annales de chimie*, tome LV, page 152, et tome LVII, page 88.

[2] Telle est probablement l'origine du mot *asparagus*, soit du latin *asper*, soit du grec σπαρασσω ou σπαραττω, je déchire : car qui voudrait adopter l'opinion d'Athénée, renouvelée par Ventenat et par d'autres, qui dérivent *asparagus* de α privatif, et σπειρω, je sème, parce que les plus belles asperges ne viennent pas de semences? J'avoue qu'il serait plus simple, et même en apparence plus raisonnable, de considérer, avec certains étymologistes, ασπαραγος, dont *asparagus* est l'imitation latine littérale, comme un mot générique par lequel les Grecs désignaient les jeunes et tendres pousses de plantes. Mais ασπαραγος n'est bien certainement pas un terme radical : c'est un composé, dont il faudrait chercher les élémens; la difficulté serait donc éloignée plutôt que résolue.

EXPLICATION DE LA PLANCHE. (*La plante est de grandeur naturelle.*) — 1. Racine réduite. — 2. Jeune pousse ou asperge proprement dite, de moyenne grosseur. — 3. Deux fleurs de grandeur naturelle, axillaires, sur les pédoncules desquelles on remarque une articulation. — 4. Pistil composé d'un ovaire supérieur, surmonté d'un style court, triquètre, terminé par un stigmate trilobé. — 5. Calice ouvert, dans lequel on voit six étamines insérées à sa base. — 6. Fruit coupé horizontalement pour faire voir les trois loges et les graines qu'elles contiennent. — 7. Graine isolée.

46.

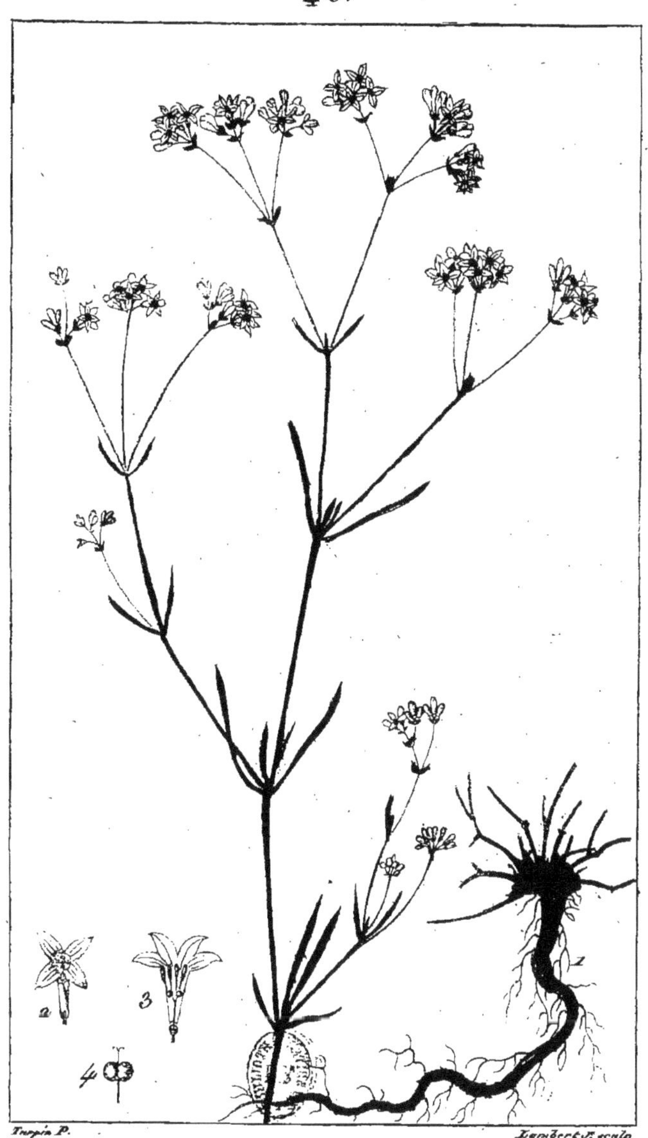

Turpin P. Lambert J.^r sculp.

ASPÉRULE.

a. l. l.

XLVI.

ASPÉRULE.

Latin.	RUBIA CYNANCHICA ; Bauhin, Πιναξ, lib. 9, sect. 1. RUBEOLA VULGARIS QUADRIFOLIA LÆVIS; Tournefort, clas. 2, *infundibuliformes*. ASPERULA CYNANCHICA, *foliis quaternis linearibus, superioribus oppositis, caule erecto, floribus quadrifidis;* Linné, clas. 4, *tétrandrie monogynie;* — Jussieu, clas. 11, ord. 2, *rubiacées*.
Italien.	ASPERELLA.
Espagnol.	ASPERULA.
Français.	ASPÉRULE; HERBE A L'ESQUINANCIE; RUBÉOLE; PETITE GARANCE.
Anglais.	WOODROOF; SQUINANCY-WORT.
Allemand.	WALDMEISTER; MASERICH; BRÆUNEKRAUT.
Hollandais.	KLEEFKRUID.

CETTE plante vivace croît dans presque toute l'Europe : elle est commune sur les collines et dans les prés arides, où elle fleurit aux mois de juin et de juillet.

La racine, grosse, ligneuse, rouge-brunâtre, s'enfonce profondément dans le sol, s'amincissant par degrés, et jetant çà et là quelques filamens capillaires. — La tige est singulièrement modifiée par la nature du terrain : grêle, couchée, et longue à peine de quelques pouces, dans les lieux secs et stériles, elle est droite, rameuse, et s'élève jusqu'à la hauteur d'un pied et demi, sur un sol humide, gras et cultivé. — Les feuilles sont étroites, linéaires, glabres, rassemblées par quatre, quelquefois cinq ou six aux verticilles inférieurs, simplement opposées aux verticilles supérieurs. — Les fleurs sont petites, terminales, blanches ou rougeâtres, trifides ou quadrifides, et disposées par petits faisceaux pédonculés. Chacune d'elles présente: un calice très-petit, supérieur, et à quatre dents; une corolle monopétale, infundibuliforme, dont le limbe est partagé en quatre découpures réfléchies en dehors; quatre étamines non saillantes; un ovaire inférieur arrondi, didyme, d'où s'élève un style terminé par un double stigmate. — Le fruit consiste en deux capsules globuleuses, accolées, dont chacune renferme une graine blanche, sphéroïde.

ASPÉRULE.

Les qualités physiques et les propriétés médicinales de l'aspérule sont très-faibles. On préparait jadis avec ses feuilles une tisane, des gargarismes, et des cataplasmes, qu'on disait propres à guérir l'angine. Il est reconnu aujourd'hui que cette plante a usurpé, comme tant d'autres, sa réputation et son titre [1], dont le judicieux Linné n'a pas osé la dépouiller [2]. A-t-elle des droits plus légitimes au nom de *petite garance*, qu'elle partage avec l'*asperula tinctoria?* L'illustre botaniste suédois atteste que dans le Nord elle est employée avantageusement pour teindre les laines en rouge.

Il est une aspérule remarquable par l'odeur suave qu'elle exhale, surtout de ses fleurs soigneusement desséchées. Aussi l'appelle-t-on communément le *muguet* ou la *reine des bois*, *matrisilva* : Linné la nomme spécialement *asperula odorata*. Elle fleurit au mois de mai, dans la plupart de nos forêts. Elle n'est pas sans efficacité : elle rend plus abondant et plus savoureux le lait des vaches, qui aiment à s'en nourrir; les chevaux, les moutons et les chèvres n'en sont pas moins friands : elle communique aux liqueurs alcooliques un goût et un arôme agréables; Linné dit qu'elle chasse les insectes nuisibles. On l'a vantée pour la guérison de la paralysie, de l'épilepsie, et même de l'hydrophobie. En rejetant avec dédain ces vertus purement imaginaires, le médecin observateur reconnaît dans l'infusion théiforme de l'aspérule odorante une boisson légèrement tonique, qui stimule avantageusement l'appareil digestif, et peut convenir au traitement de la dyspepsie, de la chlorose, de l'ictère.

La racine de la plupart des aspérules possède la faculté de teindre en rouge : quelques espèces portent un fruit hérissé ou velu, comme celui de l'aspérule odorante; d'autres ont une tige ou des feuilles *âpres* au toucher, qui justifient ou du moins expliquent la dénomination imposée au genre entier.

[1] *Herbe à l'esquinancie.*

[2] *Cynanchica.*

EXPLICATION DE LA PLANCHE. (*La plante est de grandeur naturelle.*) — 1. Racine. — 2. Fleur entière grossie. — 3. La même, dont on a ouvert la corolle, le pistil et l'insertion des quatre étamines. — 4. Fruit.

47.

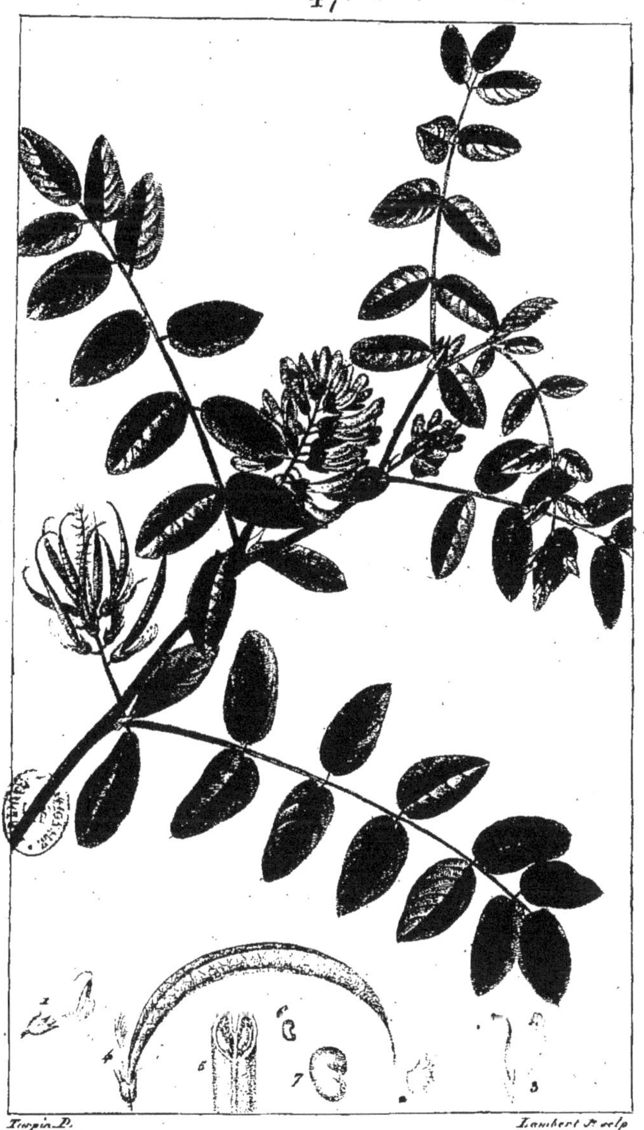

Turpin P. Lambert Sc. sculp

ASTRAGALE.

a. l. l.

XLVII.

ASTRAGALE.

Grec.	*αστραγαλος*.
Latin.	GLYCYRRHIZA SILVESTRIS, *floribus luteo-pallescentibus;* Bauhin, Πιναξ, lib. 9, sect 6. ASTRAGALUS LUTEUS, PERENNIS, PROCUMBENS, VULGARIS *sive* SILVESTRIS; Tournefort, clas. 10, *papilionacées*. ASTRAGALUS GLYCYPHYLLOS, *caulescens, prostratus, leguminibus subtriquetris arcuatis, foliis ovalibus, pedunculo longioribus;* Linné, clas. 17, *diadelphie décandrie;* — Jussieu, clas. 14, ord. 11, *légumineuses*.
Italien.	REGOLIZIA SALVATICA; LIQUIRIZIA SALVATICA.
Espagnol.	ASTRAGALO DE HOJA DE OROZUZ; OROZUZ SILVESTRE.
Français.	ASTRAGALE; ASTRAGALE RÉGLISSIER; RÉGLISSE SAUVAGE; RÉGLISSE BATARDE, Thuillier.
Anglais.	SWEET MILK-VETCH, LIQUORICE-VETCH; WILD LIQUORICE.
Allemand.	WILDES SUESSHOLZ.
Hollandais.	WILDE ZOETHOUT.

CETTE plante est commune en Europe, dans les bois, les prairies ombragées.

La racine vivace, ligneuse, produit de nombreux rameaux qui se répandent au loin[1]. — Les tiges, qui meurent chaque année, sont diffuses, couchées sur la terre, glabres, et longues d'environ deux pieds. — Les feuilles alternes, ailées avec une impaire, sont composées de cinq, six ou sept couples de folioles ovales, d'un vert clair, garnies de stipules géminées et lancéolées. — Les fleurs, disposées en épis courts, soutenus par des pédoncules communément moins longs que les feuilles, sont d'un jaune pâle un peu verdâtre, et s'épanouissent aux mois de juin et de juillet. Chaque fleur présente : un calice monophylle, tubulé, à cinq dentelures aiguës, dont les trois inférieures sont graduellement plus petites; une corolle papi-

[1] Nous n'avons que des notions très-imparfaites sur l'αστραγαλος des Grecs, qui doit ce nom à la figure de sa racine noueuse. M. Mordant de Launay trouve une forme analogue dans les fleurs de quelques-uns de nos astragales, disposées autour d'un axe, par anneaux qui peuvent se séparer, et représenter en quelque sorte une vertèbre, αστραγαλος.

lionacée, formée d'un étendard plus grand que les autres pétales, presque droit, à sommet obtus, à bords réfléchis, de deux ailes oblongues, plus courtes que l'étendard, et d'une carène à peu près de la longueur des ailes; dix étamines, dont neuf ont leurs filets réunis inférieurement en une gaîne qui enveloppe le pistil, et la dixième a son filet libre; un ovaire supérieur, surmonté d'un style recourbé, que termine un stigmate obtus. — Le fruit est une gousse allongée, pointue, arquée, munie en dessus d'un sillon longitudinal, divisée intérieurement en deux loges qui renferment des semences réniformes.

La facilité avec laquelle l'astragale prospère et se multiplie dans les terrains les plus stériles devrait engager à cultiver cette plante, dont les bestiaux sont fort avides. C'est un fourrage savoureux, très-nourrissant, et qui augmente le lait des vaches. Aussi les docteurs Anderson et Gilibert pensent-ils qu'on en pourrait former d'excellentes prairies artificielles. Ce dernier, non moins habile médecin que savant naturaliste, a prescrit avec succès l'astragale contre les dartres, les stranguries, les coliques, et autres maladies qui exigent des substances douces.

Diverses espèces d'astragale offrent à l'art de guérir des secours beaucoup plus efficaces : telles sont surtout celles qui fournissent la gomme adragant. Les fibres dont la tige et les branches de l'*astragalus creticus (tragacantha cretica incana*, T.) sont tissues, se raccourcissant dans les grandes chaleurs, expriment le suc glaireux dont toute cette plante est imprégnée. Ce suc extravasé se congèle en gros filets dans l'intérieur des branches, ainsi que dans les trachées de l'écorce; il s'y racornit par son séjour, et les fibres végétales, continuant de se raccourcir, font avancer les filets gommeux, pour ainsi dire comme autant de petits vermisseaux qui crèvent l'écorce dans les endroits où elle résiste le moins[1].

La gomme adragant n'est pas exclusivement fournie par l'astragale de Crète; Labillardière l'a vu recueillir au mont Liban sur une autre espèce qu'il a nommée *gummifer;* le professeur Olivier sur une troisième, etc.

Il est aujourd'hui démontré, dit le docteur Gilibert, et nous nous

[1] Tournefort, *Relation d'un voyage du Levant*, 1717.

en sommes assurés par des observations nombreuses, que toutes les gommes ont les mêmes propriétés : ainsi, que l'on adopte l'adragant, l'arabique, ou celle de cerisier, c'est à peu près la même chose. Cette décision d'un médecin distingué ne doit pourtant pas être prise à la rigueur. En effet, la gomme adragant diffère de l'arabique par des caractères tranchés; elle est infiniment moins dissoluble dans l'eau, forme avec ce liquide un magma beaucoup plus visqueux, et trouble complètement sa transparence. Elle entre dans une foule de préparations pharmaceutiques, tantôt à titre de calmant, de lubréfiant, de béchique, tantôt pour faciliter certains mélanges, ou leur donner la fermeté convenable; plus souvent, elle offre tous ces avantages réunis, comme dans les loochs, les juleps, les pastilles, les tablettes. On fait avec la gomme adragant des crêmes, des gelées; elle augmente considérablement la force agglutinative de la colle; les teinturiers en soie, les gaziers, les enlumineurs, s'en servent pour donner de la consistance et du lustre à leurs ouvrages [1].

On a prodigieusement exalté les vertus antisyphilitiques de la racine de l'*astragalus exscapus*, L.; mais l'observation clinique n'a point confirmé les éloges fastueux prodigués à cette plante par Winterl [2] Quarin [3], Endter [4], Wegerich [5], Tietz [6]. Girtanner lui-même, dont la circonspection n'était pas la vertu dominante, crut devoir, après de nombreuses tentatives, modifier, restreindre le jugement trop favorable qu'il avait porté sur l'astragale *antivénérien*.

PALLAS (Pierre-Simon), *Species astragalorum descriptæ et iconibus coloratis* (91) *illustratæ, cum Appendice;* in-folio. *Lipsiæ*, 1800-1802.

DECANDOLLE (Auguste-Pyrame), *Astragalogia, nempè astragali, biserrulæ et oxytropidis, necnon phacæ, coluteæ et lessertiæ historia, iconibus* (50) *illustrata;* in-folio. *Parisiis*, 1802.

[1] Jaumes, dans le *Dictionnaire des sciences naturelles*, tome III, page 266.

[2] *Ind. hort. Pest.*, page 14.

[3] *Animadv. pract.*, page 320.

[4] *De astragalo exscapo, Diss. inaug.*, in-8°. *Gottingæ*, 19 *jun.* 1789.

[5] *De astragali exscapi radice, Diss. inaug.*, in-4°. *Erfordiæ*, 1789.

[6] *De virtute astragali exscapi antivenereâ memorabili exemplo confirmatâ, Diss. inaug.*, in-4°. *Francofurti ad Viadrum*, 1790.

ASTRAGALE.

EXPLICATION DE LA PLANCHE. (*La plante est réduite à la moitié de sa grandeur naturelle.*) — 1. Fleur entière de grandeur naturelle. — 2. Calice. — 3. Étamines et pistil. — 4. Fruit de grandeur naturelle. — 5. Le même coupé horizontalement et grossi, dans l'intérieur duquel on distingue les graines, les bords reutrans des valves qui rendent ce fruit biloculaire, et les poils qui tapissent l'intérieur des loges. — 6. Graine de grosseur naturelle. — 7. La même grossie.

48.

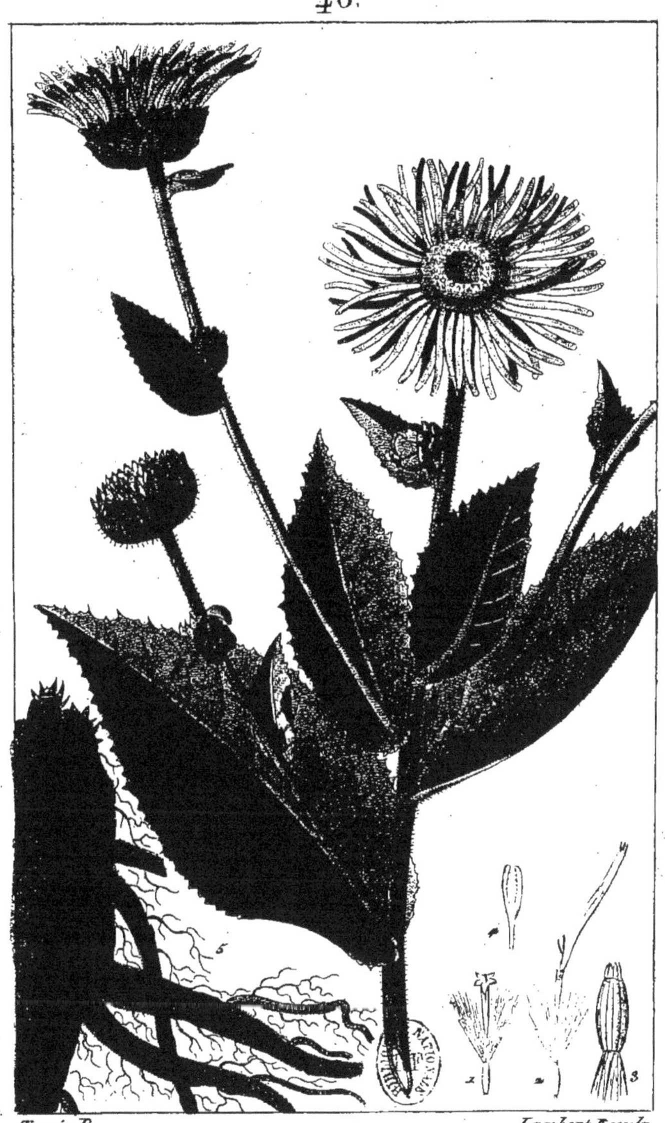

AUNÉE.

a. l. l.

XLVIII.

AUNÉE.

Grec . . . . ἐλένιον.

Latin . . . .
- ENULA CAMPANA; vulg.
- HELENIUM VULGARE; Bauhin, Πίναξ, lib. 7, sect. 4.
- ASTER OMNIUM MAXIMUS, HELENIUM *dictus;* Tournefort, clas. 14, *radiées.*
- INULA HELENIUM, *foliis amplexicaulibus, ovatis, rugosis, subtus tomentosis, calicum squamis ovatis;* Linné, clas. 19, *syngénésie polygamie superflue;* — Jussieu, clas. 10, ord. 3, *corymbifères.*

Italien . . . . ENOLA CAMPANA; ELENIO; ELLA.
Espagnol . . . . ENULA CAMPANA; ALA.
Français . . . . AUNÉE; ÉNULE CAMPANE; INULE AUNÉE, Lamarck.
Anglais . . . . ELECAMPANE.
Allemand . . . . ALANT.
Hollandais . . . . ALANT; ALANTKRUID.
Polonais . . . . OMAN.

CETTE plante vivace croît dans les prairies grasses et ombragées[1] de l'Italie, de l'Angleterre, de la Hollande, de l'Allemagne, de la France; elle embellit, au mois de juillet, les bois de Senart et de Montmorency près Paris.

La racine est grosse, charnue, rameuse, fauve ou brune à sa surface, blanche intérieurement. — La tige droite, ferme, cannelée, velue, porte plusieurs rameaux, et s'élève à la hauteur de quatre à cinq pieds. — Les feuilles radicales sont très-amples, longues d'un pied et plus, pétiolées, ovales-lancéolées, dentelées, vertes et ridées en dessus, nerveuses, cotonneuses, blanchâtres en dessous; les feuilles caulinaires, moins grandes, sont ovales-pointues, sessiles, et même un peu amplexicaules : les unes et les autres sont alternes. — Les fleurs terminales, solitaires, radiées, présentent un large disque de couleur d'or. Le calice commun est formé d'écailles ovales,

[1] Est-ce de cette habitation dans les prés humides, et parmi les aunes ou aulnes (*betula alnus*), que dérive le mot *aunée* ou *aulnée?* D'autres étymologistes aiment mieux le regarder comme une inversion, une sorte d'anagramme de *enula*, qui lui-même est une altération de *helenium*, ἐλένιον. Ces deux derniers mots rappellent la brillante imagination des anciens, qui faisaient naître une fleur des larmes d'Hélène, comme ils voyaient dans le succin les pleurs versés par les sœurs de Méléagre, ou par celles de Phaëthon.

élargies, imbriquées; les fleurons du centre hermaphrodites, tubuleux, quinquéfides, ont leurs anthères terminées chacune à leur base par deux filets libres et pendans; les demi-fleurons de la circonférence sont nombreux, femelles, ligulés ; le réceptacle est nu. — Le fruit consiste en plusieurs graines oblongues, couronnées d'une aigrette simple et sessile.

Si l'on cultive parfois l'aunée dans les jardins d'agrément, à cause de la beauté de ses fleurs, on ne cherche point à la multiplier dans les pâturages. Car les bestiaux la négligent. On voit pourtant les chevaux et les chèvres la brouter, à défaut de meilleur fourrage. Mais, de toutes les parties de cette plante, la racine est la seule qui possède une utilité réelle. Récente, elle exhale une odeur forte, pénétrante, qui, par la dessiccation, devient analogue au parfum de la violette. Son goût est singulier, dit Gilibert : il tient de l'amertume; mais, en la mâchant, elle fournit un principe aromatique, piquant. Examinée tour-à-tour par Malouin, Geoffroi, Neumann, Cartheuser, Vogel, Lewis, elle a été analysée plus exactement par Rose et par Funke [1]. Le résultat de ces travaux, exposé avec beaucoup de précision par le docteur Virey [2], présente une huile volatile très-concrescible, une substance extractive, de la résine, de l'albumine végétale, et principalement une sorte de fécule grise odorante, que Rose a découverte, et que Thomson a nommée *inuline* : elle a pour caractère de former une matière résineuse lorsqu'on la soumet à l'action des acides, ce que ne fait aucune autre fécule. On trouve encore de l'acide acétique, et des acétates de potasse et de chaux dans la racine fraîche d'aunée.

Les vertus médicinales de cette plante sont incontestables. Gilibert la regarde comme une des plus précieuses que possède la thérapeutique. Elle occupe en effet une place distinguée dans les ouvrages des pharmacologistes et des praticiens.

Dioscorides, dont le témoignage n'est pas à dédaigner, signale l'utile influence qu'elle exerce sur l'organe utérin, sur les voies urinaires, et sur l'appareil respiratoire. Hippocrate et Galien ne jugent pas moins favorablement l'aunée, dont les modernes ont à leur tour

[1] *Annales de chimie*, tome LXXVI, page 98.

[2] *Dictionnaire des Sciences médicales*, tome II, page 458.

constaté les propriétés toniques, stimulantes, béchiques. Toutefois certains auteurs l'ont vantée avec une exagération que je suis loin d'approuver : aussi me garderai-je de lui prodiguer, avec Diemerbroek, ces titres d'alexitère et d'alexipharmaque: j'attendrai de nouveaux essais pour admettre l'assertion de Hermann, qui prétend que la racine d'aunée dissipe le tremblement des membres produit par le mercure. Mais ce qui paraît hors de doute, c'est l'efficacité de l'onguent et de la décoction d'aunée pour guérir la gale de l'homme et celle des brutes. Elle fait la base de diverses compositions pharmaceutiques Les anciens nous ont transmis les formes variées sous lesquelles ils l'administraient : tantôt ils la donnaient en poudre, tantôt infusée dans l'eau, dans le vin; tantôt ils l'incorporaient dans un looch, tantôt ils en préparaient une sorte de rob. Dioscorides recommande en outre de fomenter avec la décoction vineuse des feuilles les membres affectés de douleurs sciatiques. J'ai fréquemment prescrit avec succès la racine d'aunée pulvérisée à la dose d'un gros. Le docteur Alibert fait souvent usage du vin d'enula campana ; il emploie également le sirop, ainsi que les extraits aqueux et spiritueux. Confites dans le sucre, les tranches de racine d'aunée sont un stomachique utile et agréable [1].

L'art tinctorial peut encore, selon Willich, tirer parti de cette racine, pour communiquer aux étoffes une couleur bleue.

Deux autres espèces d'inule ont des propriétés médicinales très-analogues à celles de l'aunée. La première est l'inule odorante, qui se plaît dans les climats chauds; la seconde est l'inule des prés, trop louée par Linné, qui l'a décorée d'un titre que l'expérience clinique n'a point sanctionné, *inula dysenterica :* elle est ordinairement désignée dans les pharmacies sous le nom de *conyza* ou *conyza media.*

WOLF (J.-G.), *De viribus inulæ helenii in scabie persananda, Epistola;* in-4°. *Lipsiæ*, 1787.

BECK (JEAN-FRÉDÉRIC), *De helenio, Dissertatio inaug. Joan. Adolph. Wedel;* in-4°. *Ienæ*, 1719.

[1] *Enula campana, hæc reddit præcordia sano.*

SCHOLA SALERN.

AUNÉE.

EXPLICATION DE LA PLANCHE. (*La plante est réduite à la moitié de sa grandeur naturelle.*) — 1. Fleuron hermaphrodite du centre, de grandeur naturelle. — 2. Demi-fleuron de la circonférence, simplement femelle, de grandeur naturelle. — 3. Anthères réunies et grossies d'un fleuron du centre, dont chaque anthère se termine par deux soies. — 4. Sommet d'un style grossi. — 4. Racine réduite.

49.

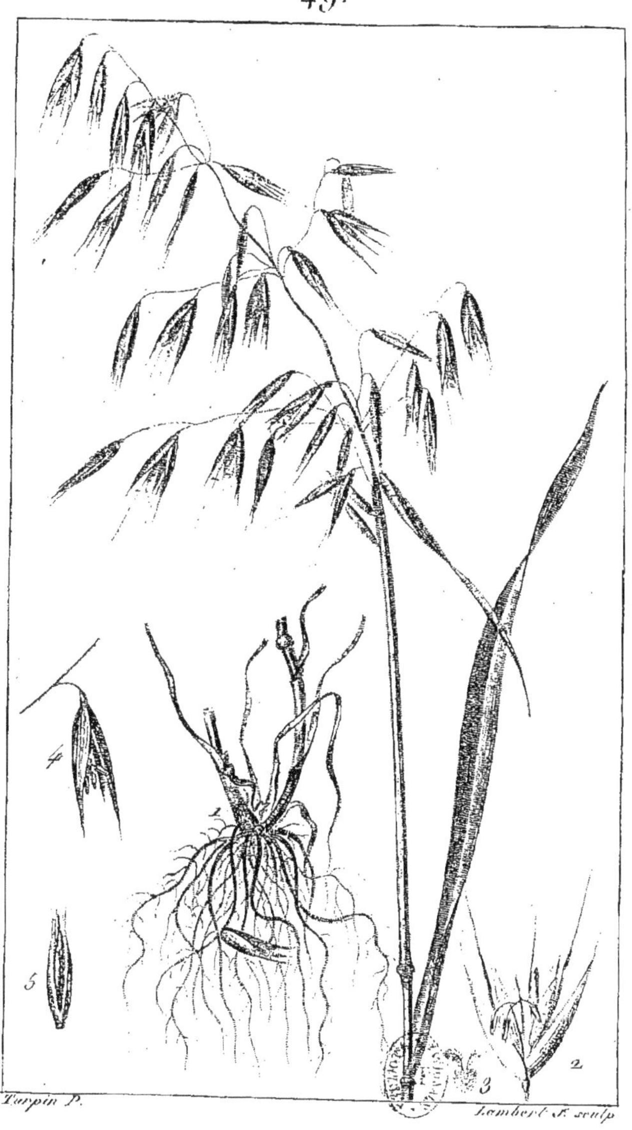

Turpin P. *Lambert J. sculp*

AVOINE

a. l. l.

XLIX.

AVOINE.

Grec.	βρωμος.
Latin.	AVENA VULGARIS, etc.; Bauhin, Πιναξ, lib. 1, sect. 4; — Tournefort, clas. 15, *fleurs apétales.* AVENA SATIVA, *paniculata, calicibus dispermis, seminibus lævibus, altero aristato;* Linné, clas. 3, *triandrie digynie;* — Jussieu, cl. 2, ord. 4, *graminées.*
Italien.	AVENA; VENA.
Espagnol.	AVENA.
Français.	AVOINE.
Anglais.	OAT; OATS.
Allemand.	HABER; HAFER.
Hollandais.	HAVER.
Polonais.	OWIES.

BIEN que cette utile graminée, originaire de l'Asie, puisse être partout cultivée, elle préfère aux climats chauds et secs ceux dans lesquels une température peu élevée s'accompagne d'une légère humidité.

La racine, annuelle, se compose de fibrilles nombreuses, très-menues, et qui pourtant sont garnies dans presque toute leur longueur de filamens capillaires. — La tige droite, creuse, articulée, parvient jusqu'à la hauteur de trois pieds. — Les feuilles ont, comme celles de la plupart des graminées, une longueur considérable; elles sont larges seulement de quatre ou cinq lignes, vertes, et un peu rudes, surtout quand on les glisse à contre-sens entre les doigts. — Les fleurs, dit Lamarck, naissent en panicule lâche, terminale, longue de six à sept pouces. Les épillets, inclinés sur le pédoncule, ont leur bâle formée de deux valves verdâtres, lisses, striées, très-aiguës, et plus longues que les fleurs, qu'elles enveloppent. Ces fleurs sont au nombre de deux dans chaque épillet, ont chacune, ou l'une des deux seulement, une barbe fort longue, tortillée, que la culture fait souvent disparaître; trois étamines, munies d'anthères oblongues; un ovaire supérieur, chargé de deux styles, dont les stigmates sont plumeux. — Le fruit est une graine allongée, pointue aux deux bouts, glabre, sillonnée par une rainure dans toute sa longueur : chaque bâle renferme deux de ces graines, qui sont blanches, fauves ou noires, selon les variétés.

Le temps de semer l'avoine diffère suivant le climat, la nature du sol et sa hauteur : en France, on sème depuis le mois de septembre jusqu'au mois d'avril. Les agriculteurs de la Beauce sèment ordinairement de l'avoine dans les champs qui l'année précédente ont donné du froment; ils profitent ainsi du fumier qui n'a pas été entièrement consommé. L'avoine semée en février ou en mars, époque la plus ordinaire dans les provinces de France, montre ses épis au mois de juin : alors elle n'a que huit ou dix pouces; si le temps devient favorable, elle acquiert promptement une hauteur double, et monte à proportion de la bonté du terrain. Elle fournit surtout une abondante récolte, s'il ne tarde pas à pleuvoir après qu'elle a été semée. On a remarqué qu'elle réussissait à merveille quand les mois d'avril et de mai étaient froids, juin et une partie de juillet pluvieux, la fin de juillet très-chaude, et août sans grandes chaleurs [1].

Les recherches du savant agronome Teissier semblent prouver que l'avoine est de toutes les graminées celle qui contracte le plus aisément des maladies, et notamment le charbon. Elle n'offre point cette matière végéto-animale, ce gluten examiné avec un soin scrupuleux par Zambeccari et Kesselmeier. Aussi la farine d'avoine ne se lie-t-elle jamais en pâte longue, comme celle du froment. Vauquelin a constaté la présence du phosphate de chaux et de la silice dans les cendres de cette graine. L'écorce qui la recouvre est dure, coriace, douée d'une saveur amère, nauséabonde, qui se communique au pain et à la bière qu'on en prépare. Toutefois cette amertume plaît singulièrement aux chevaux et à plusieurs autres animaux domestiques [2]. Divers peuples, moins délicats que nous, plaçaient l'avoine au premier rang de leurs plantes alimentaires. Réduite en bouillie, elle formait la principale nourriture des anciens Ger-

[1] Thouin, dans le *Dictionnaire des Sciences naturelles*, tome III, page 341.

[2] Vossius et d'autres étymologistes aperçoivent ici l'origine du mot *avena; quod eam edere aveant pecudes*. En rejetant cette opinion peu vraisemblable, je ne saurais admettre comme évidente celle de Théis, qui voit dans *avena* une simple altération du nom celtique de cette graminée, *atem;* lequel vient lui-même de *etan*, manger.

mains[1], et les Suisses n'ont point encore abandonné cet usage. Les pauvres habitans de la Norwège, de la Suède, ceux de quelques provinces de l'Angleterre, de l'Allemagne et de la France, mangent du pain d'avoine. On fait avec cette graine, dépouillée de sa pellicule, un excellent gruau, qui, diversement préparé, fournit un aliment agréable, substantiel, propre aux estomacs naturellement faibles, ou débilités par de longues maladies.

Hippocrate prescrivait la tisane d'avoine comme un des antiphlogistiques les plus efficaces, et les modernes ont mille fois confirmé le jugement du père de la médecine. Ce sont les Anglais et les Allemands qui ont surtout exalté les vertus de cette boisson. Elle serait une merveilleuse panacée, s'il fallait en croire Richard Lower[2], ses traducteurs et commentateurs Frank et Nordenheim, ainsi que l'illustre, mais parfois trop crédule ou trop enthousiaste Frédéric Hofmann[3].

L'eau, aigrie sur la farine d'avoine, forme avec le sucre et une petite dose de bon vin blanc une limonade antiseptique et stimulante, dont le docteur Pringle a constaté les précieux avantages pour arrêter les progrès du scorbut. Hofmann, Macquart, Gilibert, disent que la farine d'avoine frite avec du vinaigre est un épithème utile pour calmer les douleurs de la colique et de la pleurésie; on en fait aussi des cataplasmes résolutifs. Les bâles calicinales forment de très-bonnes paillasses pour coucher les enfans, et des coussinets que les chirurgiens emploient dans une foule de circonstances[4].

Il me reste à mentionner quelques autres espèces d'avoine, soit pour faire connaître leur utilité, soit pour signaler leurs inconvéniens.

1°. L'avoine nue, *avena nuda*, L., se rapproche beaucoup de la cultivée, dont peut-être elle n'est qu'une variété. On la préfère quelquefois pour le gruau, bien que son grain soit plus petit.

2°. L'avoine élevée, le fromental, le ray-grass de France, *avena elatior*, L., est un fourrage très-estimé; on en fait des prairies arti-

[1] Pline, *Historia mundi*, lib. XVIII, cap. 17.

[2] Βρωμογραφια, etc., in-8°. *Amstelodami*, 1669, etc.

[3] *De cura avenacea, Diss. inaug. resp. Fiedler;* in-4°. *Halæ Magdeburgicæ*, 1714, etc.

[4] Mouton, dans le *Dictionnaire des Sciences médicales*, tome VII, page 228.

ficielles qui durent long-temps, et peuvent se faucher deux ou trois fois par an avant la fleur [1].

3°. L'avoine folle, ou avron, *avena fatua*, L., que Lamarck et Thouin regardent comme une simple variété de la stérile, étouffe les grains utiles au milieu desquels elle croît, sa précocité lui donnant de l'avance sur eux. Quand elle s'est emparée du terrain, elle s'y perpétue et s'y multiplie aux dépens de tout ce qu'on y sème, ce qui a fait dire que les blés se changeaient en avron [2]. Quoique les chevaux, les moutons et les chèvres ne refusent pas de s'en nourrir, elle leur cause de l'irritation au fond de la bouche, par les poils dont sa base est environnée. Dès que cette herbe a germé, ses graines, ornées de leurs barbes, peuvent servir d'hygromètre; elles rampent dans les granges jusques aux murs [3].

[1] De Launay, *Le bon Jardinier*, 1814, page 102.
[2] *Dictionnaire des Sciences naturelles*, tome III, page 346.
[3] Gilibert, *Démonstr. élément. de botan.*, 1796, tome III, page 192.

EXPLICATION DE LA PLANCHE. (*La plante est légèrement réduite.*) — 1. Racine. — 2. Épillet, composé d'un calice commun, bivalve, dans lequel sont deux fleurs munies de barbes. — 3. Pistil. — 4. Épillet renfermant des fleurs dépourvues de barbes. — 5. Fruit.

50.

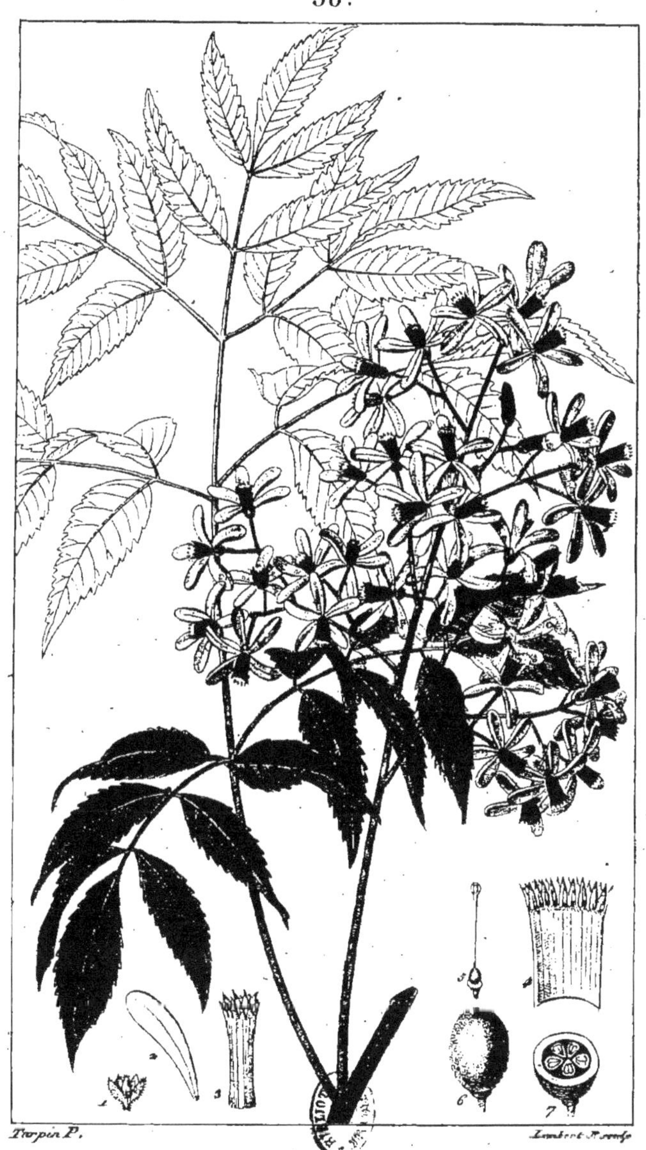

Turpin P.   Lambert J. sculp.

AZÉDARACH.

a. l. l.

L.

AZÉDARACH.

Grec.	ψευδοσυκομορος, C.
Latin.	ARBOR FRAXINI FOLIO, *flore cæruleo ;* Bauhin, Πιναξ, lib. 11, sect. 4. AZEDARACH ; Tournefort, clas. 21, *arbres rosacés.* MELIA AZEDARACH, *foliis bipinnatis;* Linné, clas. 10, *décandrie monogynie;* — Jussieu, clas. 13, ord. 11, *azédarachs.*
Italien.	AZADARAC ; FALSO SICOMORO.
Espagnol.	AZADARAC ; CINAMOMO, Ortega.
Français.	AZÉDARACH ; LILAS DES INDES ; MARGOUSIER ; FAUX SYCOMORE ; ARBRE SAINT ; ARBRE A CHAPELET ; AZÉDARAC BIPINNÉ, Lamarck.
Anglais.	AZEDARAK ; BEAD-TREE ; FALSE SYCAMORE.
Allemand.	ZEDERACH.
Hollandais.	AZEDARAK ; VALSCH VYGENBOOM.

CET arbrisseau, ou plutôt ce grand et bel arbre, originaire des Indes Orientales, prospère dans tous les climats chauds, tels que le Portugal, l'Espagne, et même dans les provinces méridionales de la France, où Belon l'a introduit. Il réussit en Amérique comme dans son pays natal : la figure qui accompagne cette description est une copie exacte d'un dessin fait par M. Turpin, à Saint-Domingue, en 1799.

La tige, presque toujours unique et droite, se divise à son sommet en rameaux irréguliers, et s'élève parfois jusqu'à la hauteur de soixante pieds ; elle est recouverte d'une écorce verdâtre et lisse. — Les feuilles sont rapprochées comme par bouquets vers le haut des branches, larges, deux fois ailées, à folioles ovales-pointues, dentées, glabres, impaires, communément au nombre de cinq à sept[1]. — Les fleurs naissent aux sommités des rameaux, en plusieurs grappes droites, moins longues que les feuilles : elles sont d'un blanc bleuâtre, mêlé de violet, dit Lamarck, et paraissent

[1] La ressemblance *imparfaite* de ce feuillage avec celui du frêne, μελια des Grecs, a inspiré la dénomination harmonieuse de *melia* au génie poétique de Linné, qui n'a pas voulu désigner un joli genre de plante sous le titre barbare de *azedarach*, ou *azadarach*, employé par l'Arabe Avicenne.

agréablement panachées par la couleur plus foncée du tube cylindrique staminifère[1]. Chaque fleur présente : un calice très-petit, monophylle, légèrement velu, partagé en cinq découpures droites et pointues ; cinq pétales ovales et ouverts en rose ; un tube particulier cylindrique, environnant le pistil, et dont le bord est découpé en dix dentelures; dix étamines, dont les filamens très-courts s'insèrent entre les dents du tube particulier, et soutiennent de petites anthères oblongues, qui ne débordent presque point; un ovaire supérieur, conique, surmonté d'un style cylindrique, lequel est terminé par un stigmate en tête et à cinq valves conniventes. — Le fruit est une noix globuleuse, charnue, grosse à peu près comme une cerise, recouverte d'un brou assez épais, qui, d'abord vert, jaunit en mûrissant : elle contient un noyau obrond, marqué de cinq sillons, et divisé en cinq loges, qui renferment chacune une graine oblongue[2].

La taille élevée de l'azédarach, l'élégance de son port, les nuances agréables et variées de ses fleurs, l'odeur suave qu'elles exhalent, l'avantage qu'elles ont de s'épanouir durant la majeure partie de l'année, assignent sans doute à ce bel arbre une place distinguée dans les parcs et dans les bosquets. Ce ne sont pourtant là que ses moindres qualités. Les voyageurs assurent qu'on peut extraire des fruits de l'azédarach une huile bonne à brûler, et surtout une cire propre à faire des bougies qui donnent beaucoup de lumière et ne répandent aucune mauvaise odeur. Il serait donc très-important de cultiver abondamment le margousier dans nos provinces méridionales, où il pourrait ouvrir une nouvelle branche de commerce d'autant plus profitable, qu'il croît dans des terrains assez médiocres, et fournit chaque année une très-grande quantité de fruits[3]. Les noyaux ne sont pas même *complètement* inutiles, puisque les dévots catholiques en font des chapelets: telle est l'origine des dénominations tout à la fois pieuses et ridicules de *saint bois* et de *bead-tree.*

L'action de diverses parties de l'azédarach, et spécialement de son fruit, sur l'organisme animal, est prodigieusement difficile à déter-

[1] Cet arbrisseau porte à Saint-Domingue le nom de *lilas*, à cause de la ressemblance dans les pannicules et la couleur de ses fleurs avec notre lilas. Ce qu'il y a de surprenant, c'est que l'odeur est absolument la même. (T.)

[2] Lamarck, *Encycl. méthod.; Botanique*, tome 1, page 341.

[3] Thouin, dans le *Dict. d'agricult. de l'Encycl. méthod.*, tome 1, page 771.

miner avec précision. Cet arbre est-il réellement aussi vénéneux que le prétend Avicenne? La décision du médecin arabe a été adoptée, répétée comme par écho et sans preuves, par presque tous les médecins qui l'ont suivi. Jean Bauhin, Mattioli, Rauwolf, Bœcler, veulent qu'on exile l'arbre saint de l'économie domestique, des pharmacopées, et même des jardins. Le savant Alibert pense que les fruits, et notamment le suc des racines, ne sont point sans quelque danger. Plusieurs observations semblent prouver, selon le docteur Biett, que les fruits mûrs de l'azédarach empoisonnent les chiens. Cependant M. Turpin a souvent préparé avec ces fruits des pâtées copieuses, que des chiens ont mangées sans répugnance, et sans qu'il leur soit survenu le plus léger accident. M. Biett lui-même nous dit[1] que dans les deux Carolines les enfans mangent les fruits de l'azédarach, qui, loin de produire des symptômes alarmans, expulsent les vers dont le tube intestinal de ces jeunes individus est fréquemment infesté. Cette propriété anthelmintique est encore plus remarquable dans les racines, que l'on administre en décoction, ou dont on exprime le suc. Toutefois les essais tentés par Barton, Valentin et Grafton Duvall, ont besoin d'être confirmés par de nouveaux faits, par des expériences cliniques irrécusables. A plus forte raison, je regarde, sinon comme absolument illusoires, du moins comme très-suspectes, les qualités apéritives, emménagogues, calmantes, attribuées aux feuilles, aux fleurs, et même à l'écorce d'azédarach, par certains pharmacologistes, qui joignent encore à ces vertus celles de tuer les poux et de faire croître les cheveux [2]. Ces dernières propriétés sembleraient plutôt appartenir aux fruits, dont la pulpe forme effectivement la base d'un onguent dont les Persans se servent pour guérir la teigne et la gale, ainsi que le rapporte André Michaux.

L'azédarach ailé ou penné, nimbo d'acosta, margousier à feuilles de frêne, *melia azadirachta*, L., porte des fruits semblables à de petites olives, d'abord jaunâtres, acquérant par la maturation une teinte purpurine. Les Malabares en extraient une huile qu'ils regardent comme un de leurs plus précieux vulnéraires.

[1] *Dictionnaire des Sciences médicales*, tome 11, page 508.

[2] *J. Bœcler, Cynosuræ mat. med. contin.* 2, *Argentorati*, 1731, page 322.

AZÉDARACH.

EXPLICATION DE LA PLANCHE. (*La plante est réduite aux deux tiers de sa grandeur naturelle.*) — 1. Calice un peu plus grand que nature, légèrement velu. — 2. Pétale grandi. — 3. Tube anthérifère, divisé à son sommet en dix parties. — 4. Le même ouvert, au sommet duquel, et alternativement à ses découpures, on voit dix anthères sessiles, et immédiatement au dessous quelques poils. — 5. Pistil, stigmate à cinq lobes. — 6. Fruit de grosseur naturelle. — 7. Le même coupé horizontalement, pour faire voir d'une part l'épaisseur de la chair, et de l'autre le noyau osseux à cinq loges monospermes.

51.

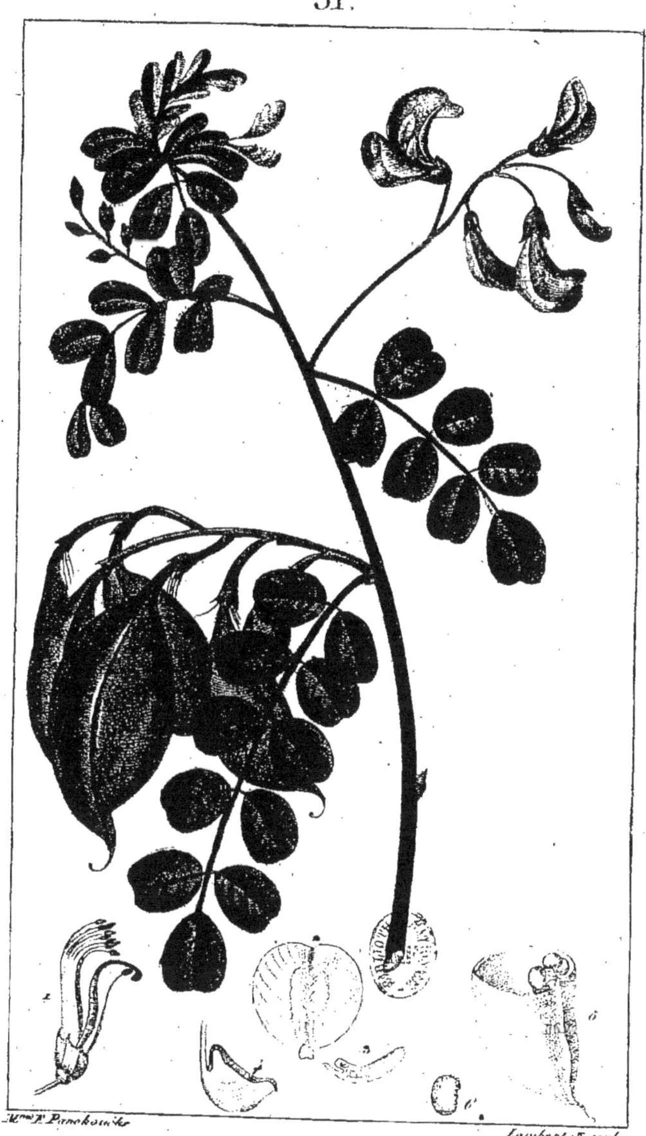

BAGUENAUDIER.

a. l. l.

LI.

BAGUENAUDIER.

Grec.	κολουτεα; κολυτεα.
Latin.	COLUTEA VESICARIA; Bauhin, Πιναξ, lib. 11, sect. 1; — Tournefort, clas. 22, *papilionacés.* COLUTEA ARBORESCENS, *arborea, foliolis obcordatis;* Linné, clas. 17, *diadelphie décandrie;* — Jussieu, clas. 14, ord. 11, *légumineuses.*
Italien.	VESCICARIA.
Espagnol	ESPANTALOBOS.
Français.	BAGUENAUDIER; COLUTIER, Coste; FAUX SÉNÉ.
Anglais.	BLADDER-SENA, Miller; BLADDER-NUT-TREE.
Allemand.	SCHAFLINSEBAUM; BLASENBAUM, Planer.
Hollandais.	SCHAAP-LINSEBOOM; LOMBARDSCH LINZEBOOM; WILD SENNEBOOM.

Ce joli arbrisseau croît spontanément sur les montagnes de l'Italie, de la Suisse, de l'Autriche, et des provinces méridionales de la France.

Les tiges, très-rameuses, s'élèvent à la hauteur de dix à quinze pieds, sous la forme d'un buisson médiocrement touffu; l'écorce est d'un gris-brun; celle des rameaux est plus claire et assez unie. — Les feuilles sont alternes, ailées avec une impaire, composées de sept à onze folioles ovales-arrondies, légèrement échancrées à leur sommet, ce qui les rend presque cordiformes, vertes et glabres en dessus, glauques en dessous. — Les fleurs sont disposées en grappes peu garnies, naissant, par de longs pédoncules, de l'aisselle des feuilles supérieures. Chaque fleur présente: un calice persistant, monophylle, campanulé, droit, à cinq dents courtes et pointues; une corolle jaune, papilionacée, formée d'un étendard ventru portant à sa base une ligne rougeâtre courbée en cœur, de deux ailes courtes aplaties lancéolées, et d'une carène figurant une sorte de casque; dix étamines, dont neuf ont leurs filets réunis inférieurement en une gaîne, et la dixième est libre; un ovaire supérieur, oblong, comprimé, pédiculé, surmonté d'un style que termine un stigmate en crochet et velu en dessous. — Le fruit est une gousse membraneuse, diaphane, très-enflée, vésiculeuse, presque vide, parfaitement uniloculaire, contenant de petites graines noires, réniformes, attachées aux deux bords de la suture supérieure.

Peu de végétaux sont plus faciles à naturaliser et à multiplier que le baguenaudier. Il fleurit en mai, et donne pour la seconde fois, au commencement d'août, des fleurs qui se succèdent jusqu'au mois d'octobre; aussi fait-il l'ornement des bosquets du printemps et de l'automne. Les enfans et les oisifs font claquer les gousses vésiculeuses, pour s'amuser et *baguenauder*, d'où certains étymologistes [1] dérivent le nom français de cet arbrisseau, et même ses dénominations grecque et latine [2].

Je crois devoir répéter ici ce que j'ai dit ailleurs [3] des propriétés médicinales attribuées aux feuilles du baguenaudier : elles sont regardées par Gesner, Bartholin, Garidel, comme propres à remplacer le séné du Levant; l'illustre Boerhaave n'hésite pas même à leur donner le nom de *séné d'Europe*. Ce titre ne me paraît pas complètement mérité; car les feuilles du baguenaudier ont une action très-faible, et même à peine sensible sur les sujets robustes, comme l'observe Gilibert. Pour rendre ce prétendu séné purgatif, il faut quelquefois en porter la dose jusqu'à près d'un hectogramme dans un litre d'eau, ce qui forme un breuvage dégoûtant.

Le docteur J.-F. Coste prescrit de récolter ces feuilles vers le milieu de septembre, de les dessécher à l'ombre, et de ne pas les soumettre à la décoction, qui leur enlèverait la vertu purgative; la simple infusion suffit pour en extraire les parties vraiment efficaces. M. Coste attribue au principe gommeux, beaucoup plus abondant que le résineux, la saveur acerbe que manifeste la tisane préparée avec les feuilles du baguenaudier : mais, loin de regarder cette acerbité comme un défaut, il lui suppose un effet tonique secondaire,

[1] Saumaise établit avec une *égale* vraisemblance une généalogie inverse : *baguenaudarum arbor folliculo prædita est prætumido et pellucente; hinc res futiles et inanes vocamus* baguenaudas, *et homines leves ac nugatores* baguenaudarios.

L'étymologie celtique proposée par Théis, de *baghanodad*, niaiser, a bien aussi son mérite.

Enfin Caseneuve et Ménage dérivent les mots *baguenaude* et *baguenaudier*, de *bacca*, baie, à cause des petites graines noires, bacciformes, que l'on trouve dans la cosse de cet arbrisseau.

[2] De κωλυτηρ, ou κωλυτης, *impediens*, *morator*, musard.

[3] *Dictionnaire des Sciences médicales*, tome II, page 517.

caractérisé par une plus grande fermeté dans les muscles, et la disparition de ces petites évacuations, fréquentes et dangereuses, qui suivent généralement l'usage des autres purgatifs.

Quelle confiance peut-on ajouter à l'observation du docteur Kœnig, qui prétend avoir guéri la mélancolie et l'hypochondrie avec l'infusion des feuilles du baguenaudier?

On a proposé les gousses ou légumes vésiculaires de cet arbrisseau comme succédanées des follicules de séné; mais leurs qualités médicamenteuses sont encore moins constatées par l'expérience que celles des feuilles.

Plusieurs autres espèces de baguenaudiers décorent agréablement les jardins; tels sont :

1°. Le baguenaudier du Levant, *colutea orientalis,* dont les feuilles sont d'un vert argenté, et les fleurs rouges, marquées de deux taches jaunes;

2°. Le baguenaudier d'Éthiopie, *colutea frutescens,* L., petit et délicat, mais orné de fleurs rouges et éclatantes;

3°. Le baguenaudier à feuilles de galega, *colutea galegifolia,* apporté récemment de la Nouvelle-Hollande, et qui donne, depuis le mois de juin jusqu'à celui d'octobre, des grappes de fleurs d'un écarlate safrané, qui exhalent une odeur douce de vanille[1].

[1] De Launay, *Le bon Jardinier,* 1814, page 540, et *Herbier général de l'amateur.*

EXPLICATION DE LA PLANCHE. (*La plante est un peu plus petite que nature.*) — 1. Calice, étamines et pistil. — 2. Étendard. — 3. Aile. — 4. Carène. — 5. Fruit ou légume coupé horizontalement, afin de faire voir la situation des graines. — 6. Graine isolée.

52.

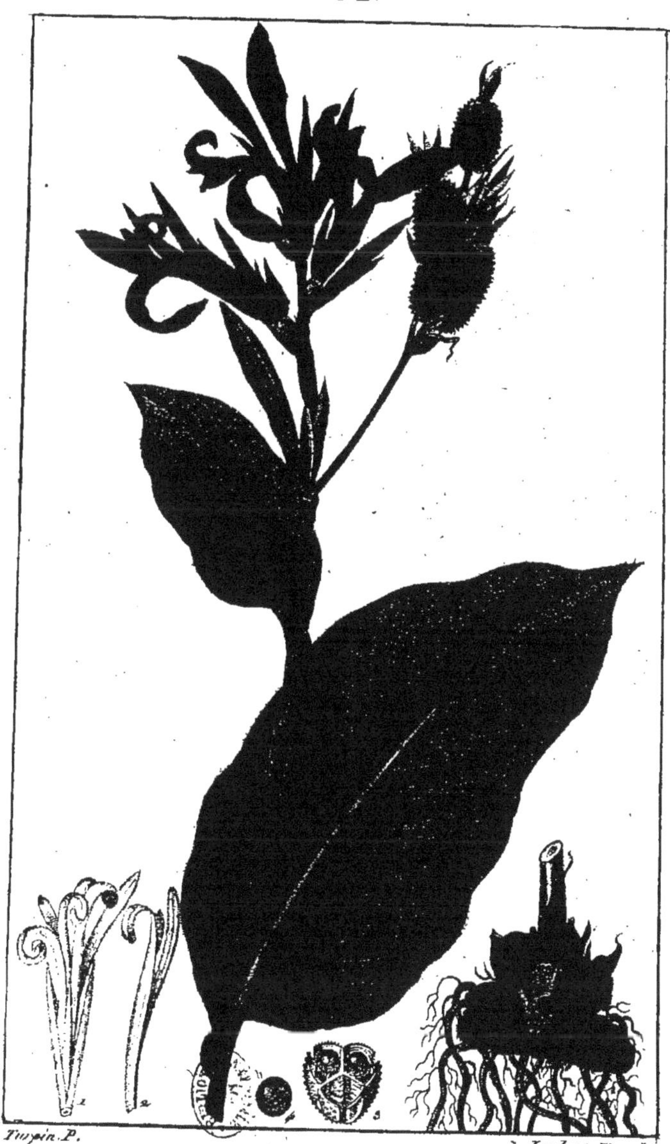

BALISIER.

a. l. l.

LII.

BALISIER.

Grec.	καννα ; καννη.
Latin.	ARUNDO INDICA LATIFOLIA ; Bauhin, Πιναξ, lib. 1, sect. 3. CANNACORUS LATIFOLIUS VULGARIS ; Tournefort, clas. 9, *liliacées.* CANNA INDICA, *foliis ovatis, utrinque acuminatis, nervosis;* Linné, clas. 1, *monandrie monogynie;*—Jussieu, clas. 4. ord. 2, *balisiers.*
Italien.	CANNA D'INDIA.
Espagnol.	CANA DE LAS INDIAS.
Français.	BALISIER ; CANNE D'INDE.
Anglais.	INDIAN CANE.
Allemand.	BLUMENROHR.
Hollandais.	BLOEMRIET ; INDIAANSCH RIET.

CONRAD GESNER et Charles Lécluse ont les premiers fait mention de cette plante vivace, qui croît sur le bord des ruisseaux, dans les régions les plus ardentes de l'Asie, de l'Afrique et de l'Amérique.

La racine est en quelque sorte bulbo-tubéreuse, charnue, noueuse, horizontale, garnie de fibres. — La tige, droite, solide, simple, s'élève à la hauteur de trois à quatre pieds. — Les feuilles, d'abord roulées en cornet, deviennent graduellement très-amples, acquièrent parfois plus de dix-huit pouces de longueur sur huit de largeur; elles sont alternes, ovales-pointues, engaînantes à leur base, vertes, glabres, munies de nervures parallèles très-fines, et marquées en leurs bords d'un filet blanc — Les fleurs, disposées en épi au sommet de la tige, presque sessiles, sortent alternativement de l'aisselle d'une écaille courte et spathacée. Chaque fleur présente : un calice coloré, membraneux, supérieur, composé de trois ou quatre folioles lancéolées, persistantes; une corolle imitant celle des liliacées, cependant monopétale, tubulée à sa base, divisée profondément en six découpures irrégulières, dont cinq sont presque droites, et la sixième est réfléchie en dehors; une seule étamine, dont le filament est une languette pétaliforme, bifide, portant une anthère adnée au bord de la division supérieure, un ovaire inférieur, surmonté d'un style pétaloïde ensiforme, adhérant inférieurement à la corolle, et terminé supérieurement par un stigmate linéaire adné. — Le fruit est une capsule ovale, à trois côtes, hérissée d'aspérités, couronnée par les folioles du calice, et divisée intérieurement en trois loges, qui renferment plusieurs graines noires, globuleuses, insérées sur un axe central, et rangées horizontalement.

Bien que le balisier soit originaire de la zone torride, il se naturalise aisément dans les zones tempérées, et supporte même l'influence des climats froids. Il a réussi en pleine terre, non-seulement aux environs de Paris, mais à Grodno, en Pologne. Il fait l'ornement des jardins par l'étalage de ses vastes feuilles, par le nombre, la grandeur et l'éclat de ses belles fleurs rouges. Sa racine est tellement mucilagineuse, qu'elle sécrète une sorte de gomme, qui se ramasse au collet, en consistance de gelée. Aussi le docteur Gilibert la regarde-t-il avec raison comme partageant les propriétés de la racine de guimauve. Si parfois elle s'est montrée diurétique et détersive, c'est en calmant l'irritation qui s'opposait à l'écoulement de l'urine, ou entretenait le mauvais état d'un ulcère. Au reste, la thérapeutique possède tant d'autres émolliens indigènes, qu'elle met très-rarement cette substance à contribution.

On emploie à divers usages les feuilles amples et solides du balisier; tantôt pour étendre et faire sécher le cacao, tantôt pour envelopper des gommes et des résines destinées au commerce, tantôt pour fabriquer des paniers et autres ustensiles domestiques [1], tantôt enfin pour couvrir des cases, ainsi qu'on le pratique à Caïenne. Les Indiens se servent des graines rondes et dures en guise de balles de mousquets, tandis que dans certains pays catholiques on en fait des chapelets. Ces graines donnent en outre une belle couleur pourpre, mais que l'art n'a pu réussir encore à fixer convenablement.

C'est par le balisier que s'ouvre le système sexuel de Linné.

[1] Je pense, avec Théis, que c'est là l'origine du mot *balisier*, de l'espagnol *balija*, valise. L'étymologie de *canna* est trop claire pour avoir besoin d'explication.

EXPLICATION DE LA PLANCHE. (*La plante est réduite à la moitié de sa grandeur naturelle.*) — 1. Fleur entière, moitié grandeur naturelle. — 2. Étamine et pistil. — 3. Fruit ou capsule, coupe horizontalement. — 4. Graine de grosseur naturelle. — 5. Racine.

Cette figure est une copie exacte de celle que M. Turpin a exécutée à Saint-Domingue.

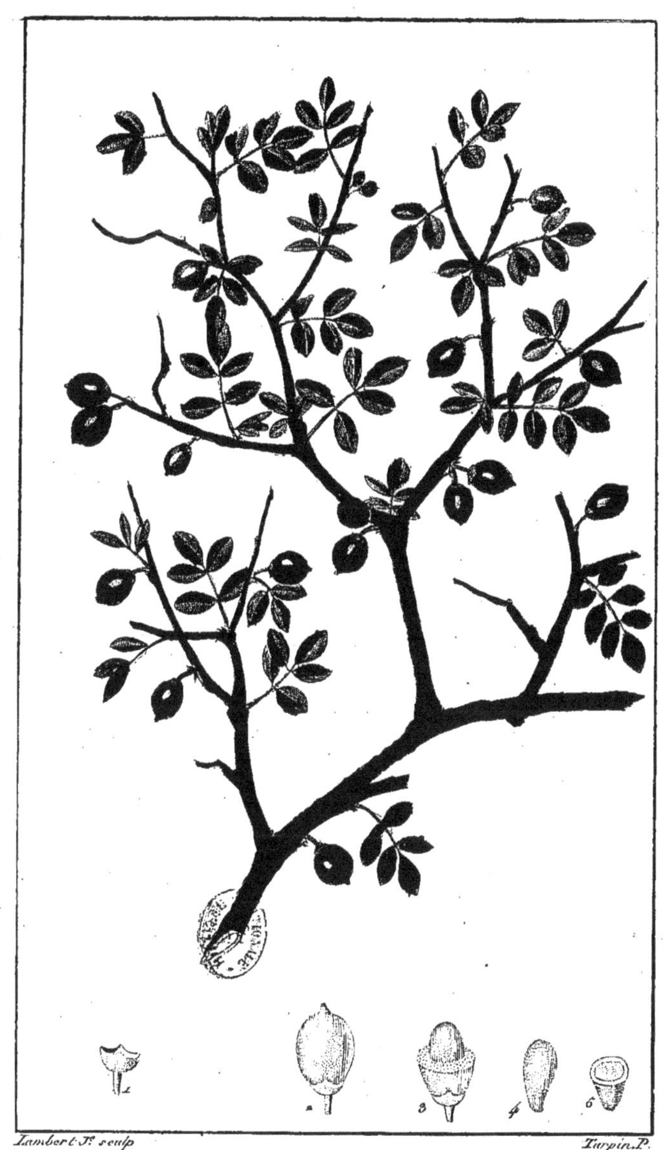

Lambert J.e sculp

Turpin P.

BALSAMIER DE LA MECQUE.

a.l.l.

LIII.

BALSAMIER DE LA MECQUE.

Grec.	βαλσαμον ; οποβαλσαμον.
Latin.	BALSAMUM SYRIACUM RUTÆ FOLIO; Bauhin, Πιναξ, lib. 2, sect. 2. AMYRIS OPOBALSAMUM, *foliis pinnatis, sessilibus;* Linné, clas. 8, *octandrie monogynie* [1]; — Jussieu, clas. 14, ord. 12, *térébinthacées.* BALSAMEA MECCANENSIS ; Gleditsch.
Italien.	OPOBALSAMO ; BALSAMO DELLA MECCA.
Espagnol.	OPOBALSAMO ; BALSAMO DE LA MECA.
Français.	BALSAMIER DE LA MECQUE ; BALSAMIER DE JUDÉE ; BALSAMIER BLANC.
Anglais.	BALSAM-TREE ; MECHA BALM-TREE.
Allemand.	BALSAMENSTRAUCH ; MECKABALSAMSTRAUCH.
Hollandais.	WAERE BALSEM-BOOM.

Depuis un temps immémorial le baume de la Mecque jouissait d'une grande célébrité, et l'on ignorait encore l'arbre qui le produit. On doit à Pierre Belon les premiers renseignemens sur ce végétal. Prosper Alpini publia des détails nouveaux et précieux : enfin Gerlach, Hasselquist, Forskal, Niebuhr, Gleditsch, Bruce, complétèrent la partie descriptive que les deux premiers voyageurs avaient seulement ébauchée. Ils nous ont appris que le balsamier est un arbrisseau toujours vert, qui croît dans divers lieux de l'Arabie, et surtout entre Médine et la Mecque.

La tige, qui s'élève à la hauteur de cinq à sept pieds, est recouverte d'une écorce brunâtre : elle fournit de nombreux rameaux, flexibles, et d'une teinte moins foncée. — Les feuilles sont ailées avec impaire, et composées de trois, cinq, ou sept folioles sessiles. — La fleur présente : un calice monophylle, petit, persistant, à demi divisé en quatre dents pointues; quatre pétales oblongs et ouverts; huit étamines de la longueur de la corolle; un ovaire supérieur, ovale, surmonté d'un style court, dont le stigmate est un peu capité. — Le fruit est une espèce de baie drupacée, sphéroïde, renfermant un noyau olivaire [2].

[1] La dénomination générique *amyris* offre absolument le même sens que le mot vulgaire *balsamum;* car elle a pour radical μυρον, qui signifie onguent, huile odoriférante, baume.

[2] Lamarck, *Dict. bot. de l'Encyclop. méthod.*, tome 1, page 359.

BALSAMIER DE LA MECQUE.

Pendant les chaleurs de la canicule, le tronc et les rameaux du balsamier distillent un suc résineux, d'une odeur très-suave, que l'on désigne sous les noms variés de baume de la Mecque, baume de Judée, baume d'Égypte, baume du grand Caire, baume de Constantinople, baume blanc. On facilite par des incisions l'écoulement de ce baume, auquel on attribue des qualités merveilleuses, et dont le prix est énorme. Aussi est-il réservé pour les personnes les plus distinguées par le rang et la fortune. Quand la distillation de ce suc *vierge* a cessé, on coupe les rameaux et les jeunes tiges, qui, soumises à l'ébullition dans l'eau, donnent une résine liquide, claire, transparente, légère, destinée aux dames turques, qui l'emploient à titre de cosmétique et de parfum. Une seconde ébullition, beaucoup plus forte et plus longue que la première, exprime un suc résineux plus épais, plus fixe, moins diaphane. Cette troisième espèce, apportée par les caravanes, est la seule qui soit livrée au commerce et employée en médecine; encore est-elle souvent altérée par la résine de copahu, la térébenthine, l'huile de sésame, la graisse d'autruche. Elle ne possède presque plus aucun dès caractères qui distinguent les deux premières espèces. Au lieu de former, comme elles, une pellicule transparente à la surface de l'eau, elle se précipite au fond du liquide. Vainement y cherche-t-on cette odeur suave et pénétrante qu'exhale le vrai baume de la Mecque. Celui-ci est aux yeux des Turcs un antidote infaillible, le meilleur remède prophylactique et curatif de la peste; ils le prescrivent comme sudorifique dans les fièvres putrides et malignes. Les Égyptiennes espèrent combattre la stérilité au moyen de cette *panacée*, qu'elles avalent, ou dont elles forment des suppositoires. Elles prétendent surtout que rien n'est plus propre à relever l'éclat de leur beauté. Toutefois, la célèbre Worthley Montague, femme de beaucoup d'esprit, et prodigieusement amoureuse de sa personne, n'eut pas à se louer de ce prétendu cosmétique : loin d'embellir les traits de l'aimable Anglaise, il détermina un gonflement inflammatoire qui dura trois jours, pendant lesquels milady fut obligée de renoncer aux plaisirs, dont elle était immensément avide.

Les éloges fastueux, prodigués par les Orientaux à leur baume, ont été répétés avec la même emphase par les médecins européens. Il serait aussi facile que superflu d'accumuler ici les témoignages.

BALSAMIER DE LA MECQUE.

On verrait le baume de la Mecque recommandé pour la guérison d'une foule de maladies tellement dissemblables, qu'il est souverainement absurde de leur opposer le même remède.

Les sucs résineux les plus odorans, et auxquels on a supposé de grandes qualités, ont été, par analogie, honorés du titre de *baume*. L'art pharmaceutique s'est exercé de mille manières à imiter ces *précieuses* productions de la nature. Les empiriques ne connaissent pas de moyen plus propre à séduire l'ignorant vulgaire, que de lui offrir, sous le nom de *baumes*, des drogues parfois inertes, et plus souvent de véritables poisons.

Quelques observateurs, célèbres par leur discernement et leur sagacité, ont soumis à l'examen clinique le baume trop vanté. Peyrilhe avoue qu'il trompe fréquemment l'attente des praticiens. Murray atteste qu'il peut être aisément remplacé par diverses substances indigènes très-communes. Quarin a démontré que les propriétés du meilleur baume de la Mecque ne surpassent point celles de la térébenthine fournie par nos sapins. L'opinion du docteur Geoffroy ne lui est guère plus favorable; enfin, les savans thérapeutistes Alibert et Schwilgué gardent un profond silence sur cette résine balsamique, dans leurs excellentes pharmacologies.

Toutes les parties du balsamier répandent une odeur analogue à celle du suc résineux, mais plus faible; aussi toutes sont recueillies avec soin, et employées à divers usages. Les petites branches sont brûlées dans les temples, et dans les palais des riches, en guise d'encens; on les trouve même quelquefois, sous le nom de *xylobalsamum*, dans les officines de nos droguistes, lesquels conservent plus religieusement encore les fruits (*carpobalsamum*), parce qu'ils entrent dans la thériaque, et dans l'électuaire presque aussi monstrueux appelé *mithridate*.

PEREZ (G.), *Del balsamo y de sus utilitades para las enfermedades del cuerpo humano ;* Du baume, et de son utilité pour la guérison des maladies du corps humain ; in-4°. Séville, 1530.

ALPINI (prosper), *De balsamo dialogus, in quo verissima balsami plantæ, opobalsami, carpobalsami et xylobalsami cognitio, plerisque antiquorum atque juniorum medicorum occulta, nunc elucescit ;* in-4°. *Venitiis*, 1591. — *Ibid.*, 1594. — *Id. Patavii*, 1639.

CHIOCCO (André), *De balsami naturâ et viribus juxtà Dioscoridis placita, Carmen ;* in-4°. *Veronæ*, 1596.

LOBEL (mathias de), *Balsami, opobalsami, et xylobalsami cum suo cortice explanatio ;* in-4°. *Londini*, 1598. — *De balsamo et zingibere Libellus ;* in-4°. *Londini*, 1599.

BALSAMIER DE LA MECQUE.

GUIBERT (Nicolas), *De balsami, ejusque lacrymæ, quæ* opobalsamum *dicitur, naturâ, viribus, et facultatibus admirandis*; in-8°. *Argentorati*, 1603.

DOERING (Michel), *Διατριβη de opobalsamo syriaco, judaico, ægyptiaco, peruviano, tolutano et europæo*; in-4°. *Ienæ*, 1620.

PONA (Jean), *Del vero balsamo degli antichi, Comentario supra l'istoria di Dioscoride, nel quale si prova che solo l'opobalsamo arabico è il legittimo, e s'esclude ogni altro licuore abbracciato sotto il nome di balsamo*; Du vrai baume des anciens, Commentaire sur l'histoire de Dioscorides, dans lequel on prouve que l'opobalsamum d'Arabie est le seul légitime, à l'exclusion de toute autre liqueur désignée sous le nom de baume; in-4°. Venise, 1623.

CASTELLI (Pierre), *Opobalsamum examinatum, defensum, judicatum, absolutum et laudatum*; in-4°. *Messanæ*, 1640.

Cette production fut bientôt suivie d'une seconde intitulée : *Opobalsamum triumphans*. Dans l'une comme dans l'autre, le docteur Castelli, médecin d'ailleurs très-instruit, discute gravement et avec feu sur l'espèce de baume qui doit entrer dans la fameuse thériaque. Cette *importante* question divisa la république médicale, et donna lieu aux nombreux et insignifians écrits polémiques de Perla, de Zacchia, de Bonanni, de Baldi, de Vesling, de Parisani, de Nardi, que l'on trouve rassemblés dans l'ouvrage de Jean-George Volckamer, intitulé : *Opobalsami orientalis in theriaces confectione Romæ revocati examen*; in-12. *Norimbergæ*, 1644.

WEISMANN (Jean-Frédéric), *De balsamo vero, sive opobalsamo, Diss. inaug. præs. Joan. Hadr. Slevogt*; in-4°. *Ienæ*, 1705.

HEINSIUS (Jean-Daniel), *De opobalsamo, Diss. inaug. præs. Joan. Hadr. Slevogt*; in-4°. *Ienæ*, 1717.

VATER (Abraham), *Balsami de Meccâ naturam et usum exponit*; *Progr.* in4°. *Wittenbergæ*, 1720.

NICOLAI (Jean-Frédéric), *De balsamo de Meccâ, Diss. inaug. præs. Mart. Gotth. Læscher*; in-4°. *Wittenbergæ*, 1726.

CARTHEUSER (Jean-Frédéric), *De præcipuis balsamis nativis, Diss. inaug. resp. Zebuhle*; in-4°. *Francofurti ad Viadrum*, 1755.

Le même professeur a publié, en 1770, une autre Dissertation sur l'opobalsamum; toutes deux se retrouvent dans le recueil choisi de ses Opuscules.

VOGEL (Rodolphe-Augustin), *De verioribus balsami meccani notis*; *Progr.* in-4°. *Gottingæ*, 1763.

LEMOINE (Guillaume), *Opobalsamum declaratum, Diss. inaug. præs. Car. Linné*; in-4°. *Upsaliæ, 22 decembr.* 1764.

EXPLICATION DE LA PLANCHE. (*La plante est de grandeur naturelle.*) — 1. Calice, quadridenté. — 2. Fruit entier grossi. — 3. Le même, dont on a coupé horizontalement une partie de la chair, afin de faire voir le noyau. — 4. Noyau isolé. — 5. Le même coupé horizontalement.

54 bis.

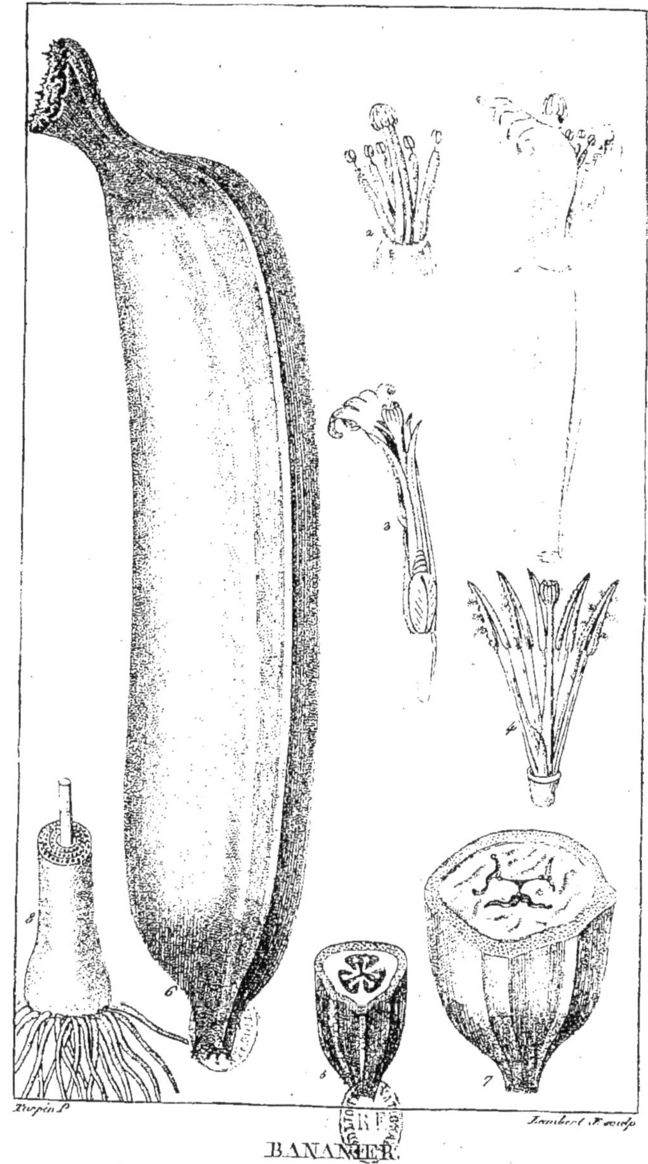

BANANIER.

a. t. l.

54.

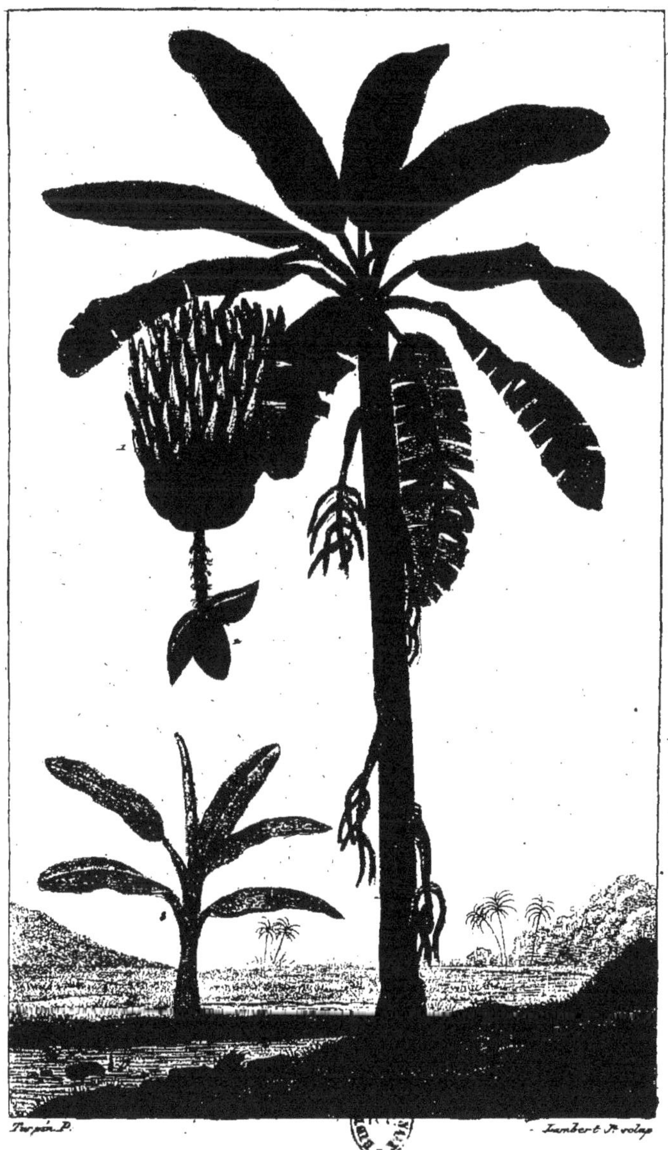

Turpin P. Lambert J. sculp.

BANANIER.

a. l. l.

LIV.

BANANIER.

Grec.	συκος αδαμ; C.
Latin.	PALMA HUMILIS LONGIS LATISQUE FOLIIS; Bauhin, Πιναξ, l. 12, sect. 6. MUSA [1] PARADISIACA, *spadice nutante, floribus masculis persistentibus;* Linné, clas. 23, *polygamie monœcie;* — Jussieu, clas. 4, ord. 1, *bananiers*.
Italien.	MUSA; FICO D'ADAMO; ALBERO DEI BANANI.
Espagnol.	PLATANO; HIGUERA DE ADAMO.
Français.	BANANIER; FIGUIER D'ADAM; PLANTAIN DES INDES.
Anglais.	PLAINTAIN-TREE; BANANA-TREE; ADAM'S FIG-TREE; ADAM'S APPLE, Knowles.
Allemand.	PARADIES FEIGENBAUM; BANANENBAUM.
Hollandais.	PARADYS VYGEN-BOOM; BANANEN-BOOM.

Il n'est point de végétal qui puisse vanter une origine aussi antique et aussi noble. En effet, on prétend que le bananier est tout à la fois l'arbre de vie, dont le fruit tenta et perdit nos premiers parens, et celui dont ils employèrent la feuille pour cacher leur nudité. « Les Portugais superstitieux qui abordèrent aux Grandes-Indes, dit Bernardin de Saint-Pierre [2], crurent apercevoir, en coupant son fruit transversalement, le signe de la rédemption dans une croix que je n'y ai jamais vue [3]. Cette plante offre, à la vérité, dans ses feuilles larges et longues, la ceinture du premier homme, et figure assez bien, dans son régime hérissé de fruits, et terminé par un gros cône violet qui renferme les corolles de ses fleurs, le corps et la tête du serpent qui le tenta. »

Il me semble qu'avant de discuter ces *graves* questions, il faudrait d'abord prouver incontestablement l'existence d'Adam et de

[1] Ce terme générique est bien évidemment l'imitation euphonique de celui par lequel les Arabes désignent le bananier. Toutefois, rien n'empêche d'y voir en outre, avec Linné, le nom du célèbre Antonius Musa, médecin d'Auguste.

[2] *Harmonies de la nature*, publiées par Louis-Aimé Martin, tome 1 (1815), page 64.

[3] La coupe transversale d'une banane présente réellement, non pas une croix, mais bien la figure plus ou moins informe d'un Christ : cette figure est due à l'avortement des graines et au rapprochement des placentas. (T.)

son paradis terrestre : je me garderai bien d'entreprendre cette tâche difficile.

On trouve les bananiers dans toute la zone torride, en Afrique, en Asie, et dans les deux Amériques, dans les îles de leurs mers, et jusque dans les plus reculées de la mer du Sud[1]. Nulle part ils ne végètent avec plus de vigueur que dans les plaines de Java, dont la température est chaude et humide, le sol mou, gras et argileux[2]. — La racine est une sorte de bulbe oblong, obtus, garni de fibres. — La tige, toujours simple, est formée par les gaînes des pétioles des feuilles, qui se recouvrent et s'enveloppent. Aussi, quoique cette tige parvienne souvent jusqu'à la hauteur de plus de quinze pieds, et soit grosse comme la cuisse, elle est tendre et facile à couper. Son sommet est couronné par un faisceau de huit à douze feuilles simples, qui, roulées en cornet dans leur jeunesse, se développent successivement, et acquièrent une longueur de six à neuf pieds sur plus d'un pied de large; les unes étendues presque horizontalement, les autres obliques, légèrement penchées, obtuses à leur extrémité, traversées dans le milieu par une côte longitudinale très-saillante en dessous : elles sont d'un joli vert satiné, et ornées d'une grande quantité de nervures latérales très-fines, et très-régulièrement parallèles. — Du centre de cette couronne de feuilles, sort un gros et long pédoncule, analogue à la hampe d'une jacinthe; il sert d'axe, de spadice à de nombreuses fleurs sessiles, cachées sous les écailles spathacées, imbriquées, formant un épi écailleux, conique et rougeâtre. Chaque écaille de l'épi est ovale-pointue, d'un rouge brun, recouvre environ cinq fleurs, et tombe peu après leur épanouissement. Ces fleurs présentent : un calice profondément bipartite, dont le lobe extérieur plus grand se divise au sommet en cinq dents, et l'intérieur plus court est entier, concave, à peu près cunéiforme; six étamines dont les anthères sont linéaires, adnées dans la moitié supérieure des filamens, et dont cinq avortent presque toujours dans les fleurs de la base du spadice, tandis qu'il n'en avorte ordinairement qu'une seule dans les fleurs qui terminent l'épi commun; un ovaire inférieur, oblong, triangulaire, surmonté d'un style cylindrique, terminé par un stigmate ovoïde muni de six angles peu sail-

[1] *Harmonies de la nature*, page 63.

[2] Thouin, dans le *Dictionnaire des Sciences naturelles*, tome IV, page 4.

lans. — Les fruits sont des baies longues de cinq à huit pouces, un peu courbées, obtusément triangulaires, analogues à nos concombres, devenant jaunâtres à mesure que leur maturité approche, disposées par paquets, et comme verticillées autour du pédoncule, qui porte alors le nom de *régime*. Le nombre de bananes que soutient chaque pédoncule s'élève communément de quatre-vingts à cent.

Personne, ce me semble, n'a peint le bananier avec des couleurs plus gracieuses, plus vives et plus fidèles, que l'illustre Bernardin de Saint-Pierre [1], dont la littérature et l'histoire naturelle déplorent la perte presque irréparable.

« Le bananier aurait pu suffire seul à toutes les nécessités du premier homme. Il produit le plus salutaire des alimens, dans ses fruits du diamètre de la bouche et groupés comme les doigts d'une main. Une seule de ses grappes fait la charge d'un homme. Il présente un magnifique parasol dans sa cime étendue et peu élevée, et d'agréables ceintures dans ses feuilles d'un beau vert, longues, larges et satinées. Comme elles sont fort souples dans leur fraîcheur, les Indiens en font toutes sortes de vases pour mettre de l'eau et des alimens. Ils en couvrent leurs cases, et ils tirent un paquet de fil de la tige, en la faisant sécher. Deux de ces feuilles peuvent couvrir un homme de la tête aux pieds par devant et par derrière. Un jour que je me promenais, à l'Ile de France, près de la mer, parmi des rochers marqués de caractères rouges et noirs, je vis deux nègres qui portaient sur leurs épaules un bambou auquel était attaché un long paquet enveloppé de deux feuilles de bananier. C'était le corps d'un de leurs infortunés compagnons d'esclavage, auquel ils allaient rendre les derniers devoirs dans ces lieux écartés. Ainsi, le bananier seul fournit à l'homme de quoi le nourrir, le loger, le meubler, l'habiller et l'ensevelir.

« Ce n'est pas tout : cette belle plante, qui ne produit son fruit, dans nos serres, qu'au bout de trois années, donne le sien, sous la ligne, dans le cours d'un an, après lequel la tige se flétrit; mais elle est entourée d'une douzaine de rejetons de diverses grandeurs, qui en portent successivement, de sorte qu'il y en a en tout temps, et que tous les mois il en paraît un nouveau.

[1] *Harmonies de la nature*, tome 1, pages 11 et 59.

BANANIER.

« Ce végétal, le plus utile de tous les végétaux, présente une foule de variétés. J'ai vu à l'Ile de France des bananiers nains, et d'autres gigantesques originaires de Madagascar, dont les fruits longs et courbés s'appellent *cornes de bœuf*. Une seule de leurs bananes suffit pour le repas d'un homme. L'espèce commune est onctueuse, sucrée, farineuse, et offre une saveur mélangée de celles de la poire de bon-chrétien et de la pomme de reinette. Elle est de la consistance du beurre frais en hiver, de sorte qu'il n'est pas besoin de dents pour y mordre, et qu'elle convient également aux enfans du premier âge et aux vieillards édentés. Elle ne porte point de semences apparentes ni de placenta, comme si la nature avait voulu en ôter tout ce qui pouvait apporter le plus léger obstacle à l'aliment de l'homme[1]. C'est de toutes les fructifications la seule que je connaisse qui jouisse de cette prérogative[2]. Elle en a encore quelques-unes non moins rares. C'est que, quoiqu'elle ne soit revêtue que d'une peau, elle n'est jamais attaquée, avant sa maturité parfaite, par les insectes et par les oiseaux, et qu'en cueillant son régime un peu auparavant, il mûrit très-bien dans la maison, et se conserve un mois dans toute sa bonté. »

Les voyageurs européens, lors de leur départ des pays fertiles en bananiers, embarquent ordinairement une provision de farine préparée avec la pulpe desséchée du fruit de cet arbre. Cette farine fournit, pendant la traversée, une nourriture saine et agréable. A la Grenade, on fait avec les bananes du pain qui est d'un grand usage. Dans les Antilles, ainsi qu'à Caïenne, on en fait communément une boisson, nommée vin de banane, et on peut en retirer une eau-de-vie très-suave. Les tiges sont un fourrage recherché par les bestiaux; on prépare avec la moelle une bonne bouillie; le suc abondant dont elles sont imprégnées, analysé par Fourcroy et Vauquelin, est regardé comme un astringent utile pour modérer les flux

[1] . . . . . *Nec illis*
Semen inest nucleusve ullus, sapor optimus ore
Gustatisque semel vescendi invicta cupido.
KNOWLES.

[2] Plusieurs fruits sont dans le même cas que la banane : tels sont ceux de l'arbre à pain, de l'ananas, de diverses espèces de pommes et de poires, de la nèfle sans noyau, du raisin de Corinthe, etc. (T.)

diarrhéiques. Hapel-la-Chenaye a découvert dans ces tiges un nouveau produit, qui semble devoir enrichir la physiologie végétale et l'économie domestique. Chaque tronc de bananier donne jusqu'à un gros et demi de trachées, dont les fils sont plus longs, plus élastiques et plus disposés à se lier entre eux, que ceux des diverses espèces de coton. Il sera possible, sans doute, d'en fabriquer des étoffes d'une extrême légèreté, ainsi que des chapeaux. Cette matière est encore excellente pour faire des mèches, lesquelles ne forment point, comme celles de coton, ce champignon qui diminue beaucoup la lumière, et les chandelles n'ont besoin d'être mouchées que rarement[1].

Le bananier des sages, *musa sapientum*, L., ressemble beaucoup à celui du paradis. Son régime porte un plus grand nombre de fruits plus serrés, courts et droits. Ces fruits, nommés vulgairement *bacoves* ou *figues-bananes*, sont très-savoureux : les uns sont aromatisés d'ambre et de cannelle; les autres de fleur d'oranger; aussi les sert-on au dessert, et avec les sucreries, sur les tables les plus délicates. Ils sont excellens à manger crus, tandis que les bananes longues, plus pâteuses, moins fondantes, moins parfumées, deviennent meilleures par la cuisson. Les bacoves sembleraient donc plus propres à stimuler les organes génitaux, et à justifier l'opinion des auteurs qui voient dans le bananier le *dudaïm* de la Bible[2]. Mais le docteur Virey, qui a discuté cette matière avec une profonde érudition, pense que le fameux aphrodisiaque de Rachel, était un orchis, comme j'aurai occasion de le dire en parlant de ce végétal utile et curieux.

Le savant agronome André Thouin a exposé l'art de cultiver le bananier dans nos serres, « de manière à obtenir des plantes aussi

[1] *Annales du Muséum d'hist. nat. de Paris*, tome IX, page 294.

M. Turpin observe à ce sujet que les trachées, à la vérité très-abondantes et très-visibles dans le bananier, sont grossières, peu consistantes, et ne peuvent en aucune manière se comparer à du coton : si jamais on parvient à en former des tissus, ils seront tout au plus bons à faire des emballages.

[2] Bauhin, Πιναξ, page 507.

KNOWLES : *Olim triticeæ collectos tempore messis*
Attulit ad matrem Reuben, oracula Mosis
Arcana hebræo dudaïm *cognomine dicunt.*

Massé, dans le *Dictionnaire des Sciences naturelles*, tome IV, page 10.

fortes que dans leur pays natal, et des fruits aussi parfaits et aussi bons que ceux qu'on recueille dans les deux Indes[1]. »

[1] *Dictionnaire des Sciences naturelles*, tome IV, page 7.

LINNÉ (charles), *Musa Cliffortiana florens Hartecampi prope Harlemum;* in-4°. fig. *Lugduni Batavorum*, 1736.

Excellente monographie, qui renferme, en 46 pages, l'histoire complète du bananier. Cet arbre, introduit en Europe depuis plus de deux siècles, n'y avait cependant fleuri que trois fois; il produisit, cette année, des fruits parfaitement mûrs, dans le jardin de George Clifford, riche protecteur du jeune et pauvre Linné.

EXPLICATIONS. — PLANCHE 54. (*Cette plante est réduite au trentième de sa grandeur naturelle.*) — 1. Régime chargé de fruits ou bananes, dont une partie a déjà acquis la couleur jaune qui indique leur maturité. Chaque régime porte entre quatre-vingts et cent bananes. — 2. Popote ou bourgeon conique, composé d'un grand nombre de spathes, sous chacune desquelles se trouve une patte de fleurs. — 3. Jeune bananier de trois mois environ, pour faire voir la manière dont les jeunes feuilles sont roulées en cornet.

PLANCHE 54 *bis*. — 1. Fleur entière, hermaphrodite, fertile. — 2. La même, dépouillée de son calice, afin de faire voir que dans cette fleur le stigmate est bon, et que les anthères sont avortées. — 3. Fleur entière, hermaphrodite, stérile. — 4. La même, dépouillée de son calice, afin de faire voir qu'ici le contraire existe : le stigmate est avorté, et les cinq anthères sont fertiles. On observe en outre, à la base de l'ovaire, un cinquième filament stérile. — 5. Très-jeune fruit coupé, pour faire voir les trois loges et les deux rangées d'ovules que l'on observe dans chacune d'elles. — 6. Fruit entier mûr. — 7. Coupe horizontale du même, dans laquelle les loges se sont oblitérées et remplies de pulpe. (*Toutes ces parties sont représentées moitié de grandeur naturelle.*) — 8. Cette figure, extrêmement réduite, représente la base d'un bananier, afin de faire connaître que ce faux tronc, tout-à-fait semblable, pour son organisation, à la partie inférieure d'un porreau, donne naissance, dès le plateau où sont attachées les racines, à la hampe, qui, après avoir traversé toute la longueur du tronc, porte le régime de fruit.

Ces deux planches offrent une réduction exacte de deux grands dessins peints à Saint-Domingue par M. Turpin.

56

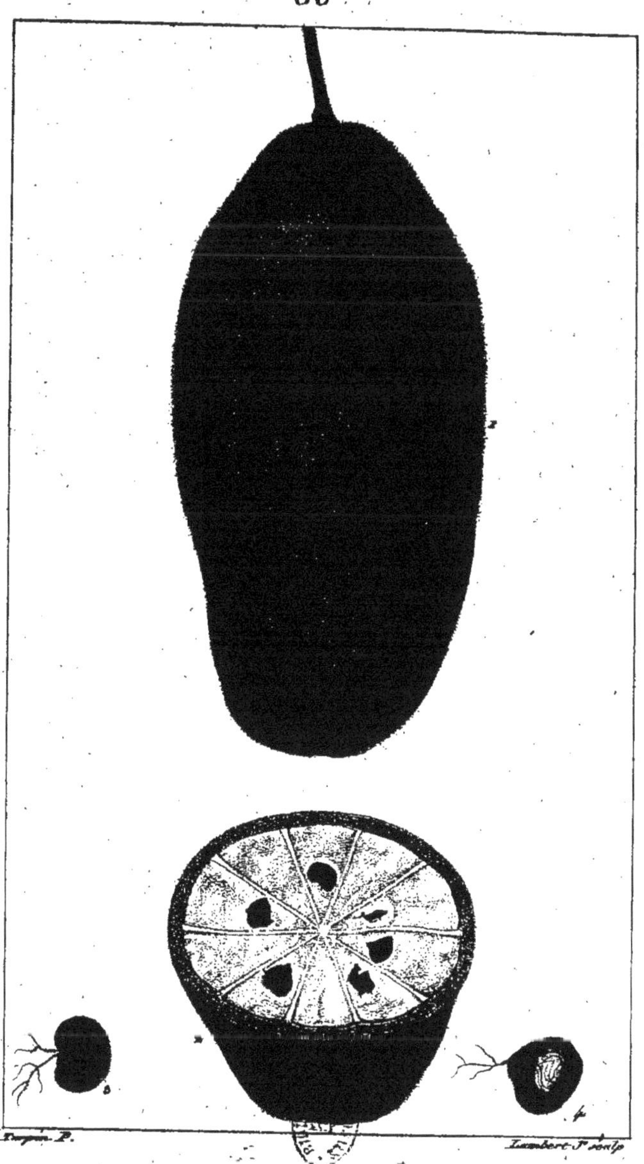

BAOBAB.

a. II.

55.

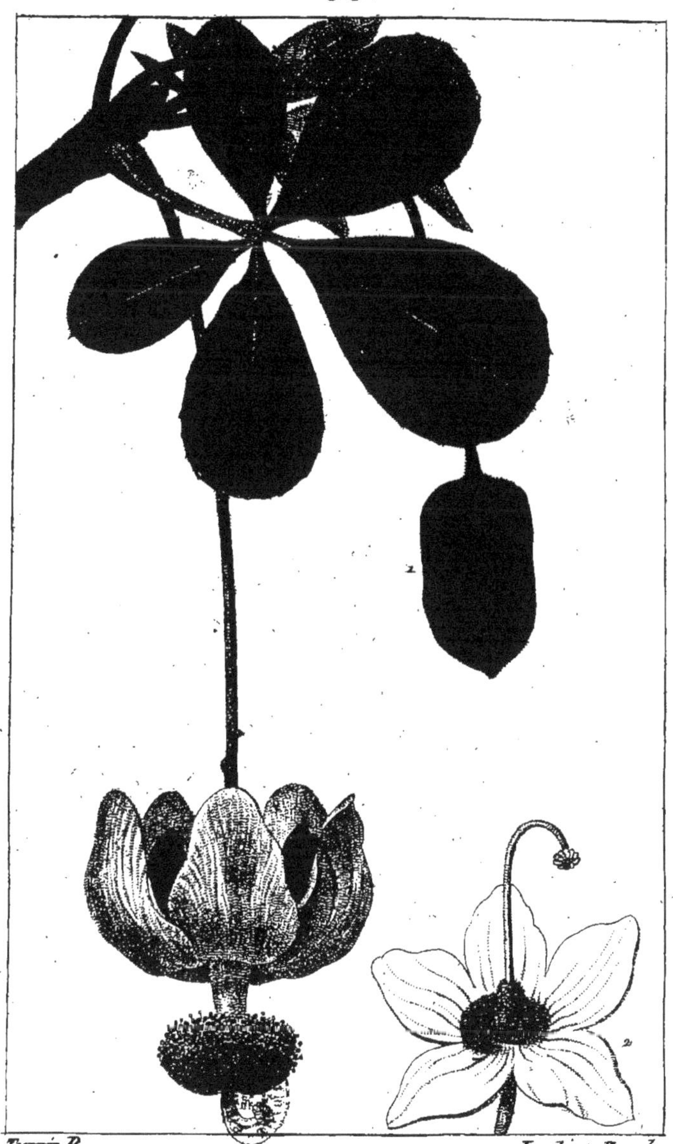

Turpin P. Lambert J.e sculp.

BAOBAB.

a 22

LV ET LVI.

BAOBAB.

Latin..........	ABAVO, *arbor radice tuberosâ;* Bauhin, Πιναξ, lib. 2, sect. 6. ADANSONIA DIGITATA; Linné, clas. 16, *monadelphie polyandrie;* — Jussieu, clas. 13, ord. 14, *malvacées.*
Italien..........	BAOBAB.
Espagnol..........	BAOBAB.
Français..........	BAOBAB.

Le célèbre Adanson a tracé l'histoire exacte et complète de ce monstrueux végétal [1], auquel il a, en quelque sorte malgré lui [2], attaché son nom. Le baobab se plaît dans les terres sablonneuses, mobiles et très-humides des contrées occidentales de l'Afrique, et notamment au Sénégal. Thevet est le premier voyageur, et Prosper Alpini le premier botaniste, qui en aient fait mention.

Les racines, à peu près aussi nombreuses et aussi grosses que les branches, auxquelles elles correspondent, sont d'une longueur prodigieuse. Celle du milieu forme un pivot qui pique verticalement à une assez grande profondeur; mais celles des côtés s'étendent horizontalement et presque à fleur de terre, quelquefois jusqu'à l'énorme distance de plus de cent cinquante pieds. — Le tronc ne s'élève guère qu'à la hauteur de douze pieds; mais sa circonférence en acquiert plus de soixante-quinze. Ce tronc immense est couronné d'un grand nombre de branches, remarquables par leur grosseur et encore plus par leur longueur, qui est de cinquante à soixante pieds. Celle qui part de son centre monte verticalement; celles des côtés s'élèvent à peine sous un angle de trente degrés; elles suivent même,

[1] *Mémoires de l'Académie des Sciences de Paris*, année 1761, page 218.

[2] Inébranlable dans la résolution de conserver aux plantes les noms qu'elles portent dans leur pays natal, Adanson désigna constamment le *baobab* par cette dénomination africaine, et n'employa jamais que comme synonyme celle de *Adansonia*, bien propre cependant à flatter son amour-propre, puisqu'elle consacrait un hommage rendu par l'illustre Bernard Jussieu.

pour la plupart, une direction horizontale, d'où il arrive que souvent leur propre poids en fait traîner l'extrémité jusqu'à terre. Il résulte de cette disposition que le baobab ressemble de loin à une masse hémisphérique de verdure, de cent quarante à cent cinquante pieds de diamètre : de près, on croit voir une forêt plutôt qu'un seul arbre. L'écorce qui recouvre le tronc et les branches est épaisse d'environ neuf lignes, d'un gris cendré, grasse au toucher, luisante et comme vernissée au dehors, d'un vert picoté de rouge au dedans. Le bois en est très-mou et assez blanc ; l'écorce des jeunes branches de l'année est verdâtre, et parsemée de poils rares. — Les feuilles, qui naissent uniquement sur les jeunes rameaux, sont alternes, pétiolées, digitées, composées de trois, cinq ou sept folioles ovales, presque cunéiformes, munies, vers leur sommet, de quelques dents plus ou moins sensibles ; la foliole du milieu est longue d'environ cinq pouces, sur deux de large ; les deux qui l'avoisinent sont plus petites, et ainsi successivement. Adanson a remarqué à la base du pétiole deux stipules triangulaires de mêmes couleur et substance que la feuille, et qui tombent peu après son développement. Ce naturaliste observe en outre qu'il y a une différence notable entre les feuilles des arbres adultes et celles des plants qui commencent à lever. Dans ceux-ci, les feuilles sont ordinairement solitaires, presque sessiles, et armées de dentelures vers leur extrémité supérieure : elles ne commencent à naître au nombre de deux, trois, cinq ou sept sur un même pétiole, pour former l'éventail, que quand l'arbre, haut d'un pied, commence à se diviser en plusieurs rameaux. — Les fleurs du baobab surpassent en dimension toutes les fleurs connues, de même que l'arbre surpasse tous les autres en grosseur. Encore en boutons, elles forment un globe de trois pouces de diamètre, et acquièrent, en s'épanouissant, quatre pouces de longueur sur six de largeur. Elles naissent, solitaires, de l'aisselle des deux ou trois feuilles inférieures de chaque branche, suspendues à un pédoncule cylindrique, long d'un pied, accompagné de deux ou trois écailles dispersées sur sa longueur, analogues aux stipules pétiolaires, et qui, par un nouveau trait de ressemblance, se détachent au premier épanouissement de la fleur. Celle-ci offre : un calice monophylle, coriace, cyathiforme, velu à l'intérieur et à l'extérieur, partagé en cinq découpures profondes, égales et réfléchies en dehors ; une corolle composée de cinq pétales blancs, égaux, nerveux, un peu plus longs que le calice, et, comme lui, recourbés en dehors; plus de sept cents étamines, dont les filamens réunis dans leur moitié inférieure, en un tube colomniforme, qu'ils couronnent par leur partie libre, se rabattent en manière de houpe; un ovaire supérieur, conoïde, velu, surmonté d'un style très-long, creux, couronné par dix à quatorze stigmates prismatiques. — Le fruit est une grosse capsule ovoïde, ligneuse, longue de quinze à dix-huit pouces, couverte à l'extérieur d'un duvet épais, verdâtre, et partagée intérieurement, par des cloisons membraneuses, en dix à quatorze loges, dont chacune contient environ cinquante à soixante graines dures, noirâtres, luisantes, figurées en rein, de la sinuosité duquel partent des filamens rougeâtres qui vont s'attacher horizontalement, comme à un placenta, au bord intérieur des cloisons; ces graines sont nichées dans une chair spongieuse qui, en se desséchant, devient friable, et se change en une pulpe farineuse.

Au mois de novembre, le baobab quitte ses feuilles, même au Sénégal, où la plupart des arbres conservent les leurs; il en reprend de nouvelles en juin, fleurit en juillet, et parfait la maturité de ses fruits en octobre.

Originaire des contrées les plus brûlantes de l'ancien monde, le baobab a été transporté en Amérique, où il prospère comme dans son pays natal. Thibault de Chanvallon l'a rencontré à la Martinique; M. Turpin et d'autres voyageurs en ont observé de très-gros à Saint-Domingue; on peut même le cultiver dans nos climats froids et brumeux. Le professeur Lamarck en a vu, dans les serres du jardin impérial de Vienne en Autriche, deux individus, dont l'un avait environ douze pieds de hauteur, et portait une tête arrondie, régulière, qui lui donnait la forme d'un bel oranger.

La crue du baobab, d'abord très-rapide, diminue successivement, et ne s'opère plus, au bout d'un certain temps, qu'avec une lenteur extrême. Toutefois, les calculs d'Adanson ne reposent que sur des analogies, ainsi qu'il en convient. Suivant lui, le baobad n'atteindrait qu'à sa millième année quatorze pieds de diamètre. « Il est vraisemblable, dit ce naturaliste, que son accroissement, qui est très-lent relativement à sa monstrueuse grosseur, doit durer plusieurs milliers d'années, et peut-être remonter jusqu'au déluge; fait assez singulier pour faire croire que le baobab serait le plus ancien des monumens vivans que puisse fournir l'histoire du globe terrestre. »

On retrouve le caractère mucilagineux, les propriétés émollientes des malvacées dans le baobab, surtout dans son écorce et dans ses feuilles. Celles-ci, desséchées à l'ombre et pulvérisées, constituent le *lalo* des Nègres, qu'ils mêlent à leurs alimens, et notamment au *couscous* : bouillies dans l'eau, elles forment une tisane dont l'illustre Adanson préconise la vertu calmante. Il en prenait chaque jour une chopine le matin, et autant le soir, pendant les mois de septembre et d'octobre, époque à laquelle des fièvres ardentes, des diarrhées rebelles, des ardeurs d'urine, tourmentent les naturels du Sénégal, et plus encore les Européens qui habitent ce pays. Grâce à la tisane de baobab et à l'abstinence du vin, Adanson et un officier français jouirent seuls d'une santé inaltérable, tandis que tous leurs compatriotes étaient alités.

Dans son état de fraîcheur, le fruit du baobab, que les Français nomment *pain de singe*, a une saveur aigrelette qui plaît. Desséché, il fournit une pulpe, laquelle, réduite en poudre, est prescrite, soit en substance, soit infusée dans l'eau, pour calmer l'ardeur de la soif, modérer ou même dissiper les flux diarrhéiques et dysentériques. La coque ou l'écorce ligneuse de ce fruit, et celui-ci lorsqu'il est gâté, servent aux Nègres à faire un excellent savon, en tirant la lessive de ses cendres, et la mêlant à l'huile de palmier qui commence à rancir.

Les Nègres font encore un usage bien singulier du baobab. La carie creuse souvent le tronc de cet arbre monstrueux : ils savent profiter de ces cavités, qu'ils régularisent, pour en former des chambres obscures, ou plutôt de vastes cavernes, dans lesquelles ils pendent les cadavres des individus qu'ils jugent indignes des honneurs de la sépulture ; tels sont les *Guiriots*, espèce de jongleurs, des deux sexes, poètes-musiciens, chargés de présider aux fêtes, très-nombreux à la cour des rois nègres, qu'ils divertissent et flattent à outrance dans leurs chansons [1]. Le peuple noir regarde ces bouffons

[1] Les cours de nos monarques civilisés sont certainement plus dépravées, plus corrompues que celles des Nègres et de tous les autres peuples que nous appelons barbares et sauvages. N'est-ce pas chez nous que fourmillent ces êtres dégradés et indignes du nom d'homme, qui lisent leur destinée dans les regards d'un

comme des sorciers, les craint et les respecte pendant leur vie, et les voue à l'exécration dès qu'ils n'existent plus. Les cadavres ainsi suspendus se dessèchent parfaitement, et deviennent de véritables momies, sans aucune préparation.

Homère raconte qu'Ulysse s'était fait à Ithaque un bois de lit complet d'un tronc d'olivier tenant à ses racines, autour duquel il fit ensuite bâtir une chambre. Si ce prince avait eu dans l'enceinte de son palais un baobab, il aurait pu se procurer la chambre et tous les meubles taillés dans la même pièce de bois [1].

despote? N'est-ce pas chez nous que pullulent cette vermine dégoûtante qui se traîne sous les pieds d'un maître, cette canaille adulatrice, ces vils folliculaires prêts à vendre leur plume à qui veut la payer? N'est-ce pas chez nous qu'on rencontre par milliers ces écrivains mercenaires que l'infortuné Desorgues a parfaitement signalés et flétris dans la personne du prétendu Pindare français?

> Oui, le fléau le plus funeste
> D'une lyre banale obtiendrait des accords;
> Si la peste avait des trésors,
> Lebrun serait soudain le chantre de la peste.

[1] *Mémoires de l'Académie des sciences de Paris*, année 1762; *Histoire*, page 85.

EXPLICATIONS. PLANCHE 55. *(La plante est réduite à la moitié de sa grandeur naturelle.)* — 1. Bouton de fleur. — 2. Calice et pistil.

PLANCHE 56. — 1. Fruit entier réduit au quart de sa grandeur naturelle. — 2. Le même coupé horizontalement, pour faire voir qu'il se divise en dix loges, au moyen de dix cloisons membraneuses, chaque loge remplie d'une pulpe farineuse dans laquelle sont nichées un assez grand nombre de graines. — 3. Graine de grosseur naturelle, isolée. — 4. La même coupée horizontalement, afin de faire voir les plicatures de l'embryon.

Observation. Le calice, peu divisé à son sommet en cinq parties, se déchire en cinq lobes pour donner passage et faciliter l'épanouissement des autres parties de la fleur; il est persistant et non caduc, comme le dit Lamarck dans son Dictionnaire. Cette figure, qui est une copie exacte de celle que j'ai faite à Saint-Domingue, où j'ai eu occasion d'observer de très-gros baobabs, diffère assez de celle qu'a donnée Cavanilles; mais si l'on se rappelle que toutes les figures de Cavanilles ont été exécutées d'après la nature morte, on n'en sera point étonné. Je ne parle point de celle de l'*Encyclopédie*, qui n'est qu'une mauvaise copie de la première.

(T.)

57.

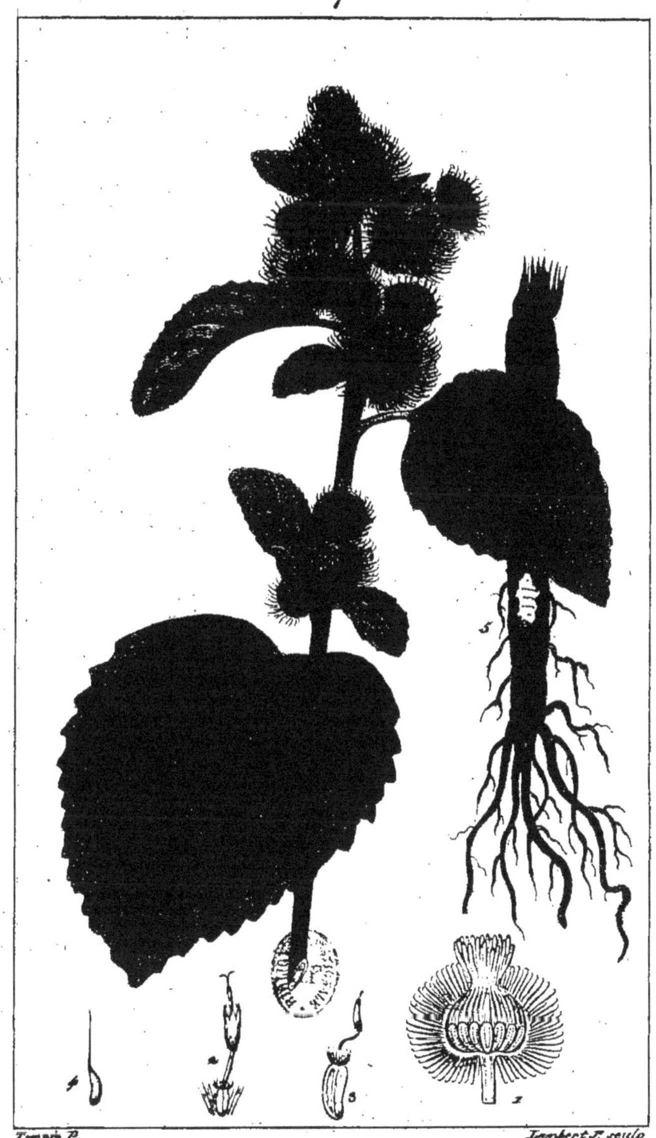

Turpin P. — Lambert J.ⁿ sculp

BARDANE.

LVII.

BARDANE.

Grec	αρκειον ; αρκτιον ; προσωπιον ; προσωπις.
Latin	LAPPA MAJOR ; Bauhin, Πιναξ, lib. 5, sect. 6 ; — Tournefort, clas. 12, *flosculeuses*. ARCTIUM LAPPA, *foliis cordatis, inermibus, petiolatis* ; Linné, cl. 19, *syngénésie polygamie égale*. LAPPA ; Jussieu, clas. 10, ord. 2, *cinarocéphales*. LAPPA GLABRA ; Lamarck.
Italien	BARDANA ; ARSIO ; LAPPA MAGGIORE ; LAPPOLA MAGGIORE.
Espagnol	BARDANA ; LAPA, LAMPAZO.
Français	BARDANE ; GLOUTERON.
Anglais	BUR ; BURDOCK ; BURREDOCK ; CLOT-BURR.
Allemand	KLETTE ; KLETTEN ; KLETTENKRAUT.
Hollandais	KLIS ; KLISSE ; KLISSEKRUID ; KLIT ; DOKKEBLADEN.
Polonais	LOPIAN.

CETTE plante, commune dans presque tous les climats, croît le long des chemins, sur les terrains incultes, au voisinage des masures.

La racine, bisannuelle, est grosse, longue, cylindrique, fusiforme, brune en dehors, blanche en dedans, garnie çà et là de filamens et de ramuscules, surtout vers le bas. — La tige herbacée, annuelle, striée, rameuse, parvient à la hauteur de deux ou trois pieds. — Les feuilles inférieures sont très-amples [1], cordiformes, pétiolées, dentées ou plutôt crénelées en leurs bords, vertes en dessus, légèrement cotonneuses en dessous. Les supérieures deviennent successivement moins grandes, et simplement ovales ; les unes et les autres sont alternes. — Les fleurs, portées sur de courts pédoncules, sont purpurines, et plus nombreuses vers le sommet de la tige. Elles présentent : un calice globuleux, verdâtre, composé d'écailles im-

[1] Je m'estois caché dessoubz une feuille de bardane qui n'estoit moins large que l'arche du pont de Montrible, dit Rabelais.

Le mot *bardane* vient-il de ce que les acteurs, les chanteurs, *bardi*, se masquaient avec les feuilles de cette plante, ce qui expliquerait à la fois les termes grecs προσωπιον, προσωπις, et le mot latin *personata*? ou bien la bardane a-t-elle été nommée ainsi parce que ses larges feuilles ont été comparées à la housse, au caparaçon, qui recouvre la croupe du cheval : *barda* des Italiens et des Espagnols ?

briquées, lancéolées, dont chacune se termine par une pointe acérée, recourbée en hameçon[1]; des fleurons nombreux, tous hermaphrodites, monopétales, tubulés, quinquéfides, réguliers, environnés par le calice commun, et posés sur un réceptacle également commun et chargé de pailles sétacées. — Le fruit consiste en plusieurs graines solitaires, brunes, oblongues, anguleuses, couronnées d'une aigrette simple et courte.

Les qualités physiques de la bardane ne semblent guère propres à justifier les vertus médicamenteuses qu'on s'est plu à lui accorder. Je ne conçois pas surtout ce qui a pu mériter à la racine la place éminente qu'elle occupe dans diverses pharmacologies. Van Swieten lui assigne la prééminence sur la squine; Cartheuser et Withering la croient supérieure à la salsepareille; le docteur Bodard la substitue au gaïac; Samuel Formy prétend qu'elle contribua puissamment à guérir de la vérole le roi très-chrétien Henri III; elle est proclamée le spécifique de la goutte par Jean Hill[2], qui succomba pourtant à cette maladie; d'autres la regardent comme emménagogue et aristolochique; les habitans de certaines contrées la nomment *herbe aux teigneux*, et sont persuadés que ce titre n'est point usurpé[3]; elle est inscrite dans la plupart des dispensaires au premier rang des boissons antipsoriques, à la dose d'une à deux onces sur une pinte d'eau.

Me sera-t-il permis de réduire à leur juste valeur ces éloges fastueux? Toutes les fois que je goûte la racine de bardane, je suis étonné de ne pas la rencontrer plus souvent dans les cuisines que dans les pharmacies. Elle peut s'apprêter de même que celle de scorsonère, tandis que les jeunes pousses, cueillies au printemps, se mangent comme les artichauts, les cardons et les asperges.

[1] On voit ici l'étymologie des mots *arctium* et *lappa*. Les barbes rudes dont le calice est hérissé ont été comparées au poil grossier de l'ours (αρκτος): ces calices saisissent en quelque sorte les vêtemens des passans, s'y attachent, s'y accrochent (λαβειν, prendre, saisir; ou λαπτειν, lécher).

[2] *Menagement of the gout with the virtues of burdock, first used in the author's own case;* c'est-à-dire, Traitement de la goutte par la bardane, employée d'abord par l'auteur sur lui-même; sixième édition, in-8°. Londres, 1758.

[3] On donne avec plus de raison, dans quelques provinces, le nom de *teignes*, aux têtes de fleurs de la bardane, qui s'attachent, s'accrochent, *comme teigne*, aux habits des passans, aux toisons des troupeaux : dans le Lyonnais, on appelle ces têtes *catoles*.

BARDANE.

L'amertume des feuilles de la bardane n'est pas assez prononcée pour éloigner tous les bestiaux; car les vaches et les chèvres la broutent quelquefois, ainsi que les brebis de la Craux-d'Arles, suivant Peyrilhe. Toutefois, cette plante n'est pas un bon fourrage. Virgile recommandait d'en purger les prairies, et les agronomes de nos jours donnent le même conseil.

Depuis une longue suite de siècles on applique les feuilles de glouteron sur les tumeurs, sur les ulcères de mauvaise nature. Chomel et Schonheyder rapportent des observations qui tendent à confirmer les propriétés mondificatives, fondantes et anodines de ces feuilles. M. Percy vante surtout une espèce de *nutritum* préparé avec un demi-verre de suc de feuilles de bardane non clarifié, et autant d'huile, qu'on triture et qu'on agite à froid, avec plusieurs balles de plomb, dans un vase d'étain : il en résulte une pommade verte, contenant un peu d'oxide de plomb, qui ajoute encore aux propriétés du suc. La plupart de ces ulcères atoniques variqueux, si opiniâtres aux jambes, guérissent très-facilement en les recouvrant d'un plumaceau trempé dans cet onguent, et par dessus d'une feuille de bardane; il est rare de les voir résister à ce puissant topique : il en ramollit les bords calleux, y attire une suppuration de bonne qualité; enfin, cette pommade a été souvent appliquée avec succès sur des tumeurs scrofuleuses ouvertes, et même sur des cancers, dont elle a ralenti la marche et calmé les douleurs.

On ne fait plus aucun usage des graines de bardane, qui, sous une écorce très-amère, renferment une chair farineuse et huileuse; elles étaient regardées comme diurétiques par Pauli, et comme purgatives par Linné.

Je ne dois pas oublier de dire que l'économie domestique a tiré parti de la bardane. Dambourney avait proposé de la cultiver, pour en extraire la potasse, que toutes les parties de la plante fournissent en grande quantité par l'incinération. La racine donne de l'amidon, et peut, comme la saponaire, servir à nettoyer le linge. Schæffer a fabriqué avec l'écorce de la tige un papier blanc verdâtre.

BARDANE.

EXPLICATION DE LA PLANCHE. *(La plante est réduite aux deux tiers de sa grandeur naturelle.)* — 1. Calice commun de grandeur naturelle, coupé verticalement, dans lequel on voit la situation du fruit. — 2. Fleuron entier, grandeur naturelle, dont on voit à la base de l'ovaire quelques soies. — 3. Fruit de grosseur naturelle. — 4. Une écaille du calice commun. — 5. Racine réduite au tiers de sa grandeur nrturelle.

58.

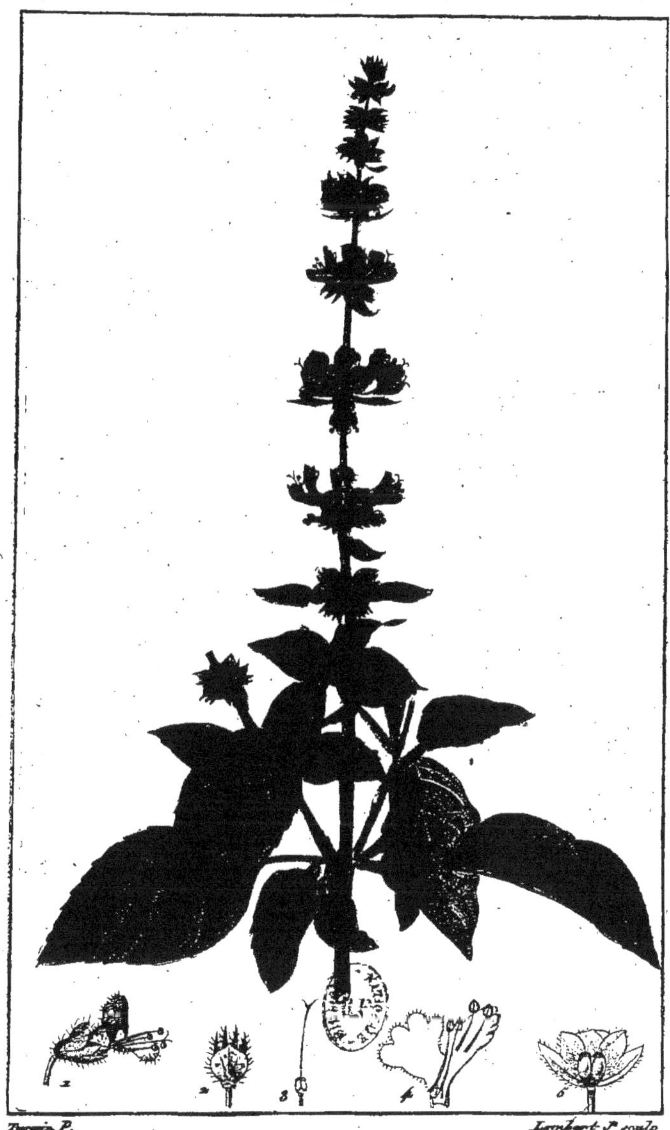

BASILIC.

a.l.l.

LVIII.

BASILIC.

Grec. . . . . ωκιμον; Cασιλικον.

Latin. . . . . { OCIMUM CARYOPHYLLATUM MAJUS, etc.; Bauhin, Πιναξ, lib. 6, sect. 4; — Tournefort, clas. 4, *labiées*.
OCIMUM BASILICUM, *foliis ovatis, glabris, calicibus ciliatis*; Linné, clas. 14, *didynamie gymnospermie*; — Jussieu, clas. 8, ord. 6, *labiées*. }

Italien. . . . . BASILICO; BASSILICO; OCIMO; OZZIMO.

Espagnol. . . . . ALBAHACA.

Français. . . . . BASILIC.

Anglais. . . . . BASIL.

Allemand. . . . . BASILIKUM; BASILIEN, Planer; BASILIENKRAUT; HIRNKRAUT, Hagen.

Hollandais. . . . . . . BASILIKUM; BASILIENKRUID.

Polonais. . . . . BAZYLIK.

CETTE plante annuelle, native des Indes Orientales et de la Chine, réussit parfaitement dans nos jardins, où elle produit plusieurs variétés, caractérisées par la forme diverse des feuilles et par la teinte des fleurs. Nous décrirons l'espèce originelle, non modifiée, non altérée par la culture.

La racine est dure, fibreuse, brune. — La tige, qui s'élève de dix à douze pouces, est droite, garnie de rameaux quadrangulaires, opposés en croix. — Les feuilles sont opposées, pétiolées, ovales, plus ou moins lancéolées, planes, lisses, un peu charnues. — Les fleurs, disposées en épis verticillés autour de la tige et des rameaux, sont de couleur blanche ou purpurine. Les verticilles caulinaires, ordinairement composés de six fleurs, sont accompagnés à leur base de deux petites bractées opposées. Chaque fleur présente : un calice monophylle, court, barbu, labié, ayant sa lèvre supérieure orbiculée, plane, relevée, et l'inférieure divisée en quatre dents aiguës; une corolle monopétale, labiée, renversée, dont une lèvre est quadridentée et l'autre entière; quatre étamines, dont deux plus longues portent à leur base un appendice velu; un ovaire supérieur quadrilobé, surmonté d'un style filiforme, que termine un stigmate bifide. — Le fruit consiste en quatre graines nues, ovales, brunâtres, attachées au fond du calice.

BASILIC.

Comme le basilic a pour patrie un climat moins rigoureux que le nôtre, il faut le semer, chez nous, en mars, sur couche chaude et sous cloche. Lorsque le plant, qui croît avec rapidité, est assez fort, on le repique en pots, que l'on replace sur la couche à l'ombre, et sans cloche si le temps est doux. Dès qu'il est repris, on l'expose au grand soleil, et on l'arrose copieusement. Ainsi traité, le basilic forme un joli petit buisson bien touffu, bien arrondi, duquel s'exhale une odeur très-suave, qu'on aime à retrouver dans la plante desséchée.

La saveur forte, piquante, agréable, et comme anisée du basilic, lui assigne un rang parmi nos meilleures épices.

Dioscorides, qui accorde à cette plante la vertu diurétique, lui reproche, sans raison plausible, d'affaiblir la vue lorsqu'on en fait un usage trop abondant. Les feuilles fournissent une grande quantité d'huile volatile, vantée par l'illustre Frédéric Hofmann comme céphalique et nervine. Cette huile, dit Gilibert, est utile dans les névroses atoniques, telles que la paralysie et la goutte-sereine. Desséchées et pulvérisées, les feuilles de basilic deviennent un sternutatoire employé avec succès dans la perte de l'odorat causée par l'épaississement de la morve.

Proposé par le docteur Bodard comme succédané du camphre, le basilic est banni par d'autres de la matière médicale, et borné aux usages culinaires. Ces deux opinions s'éloignent de la vérité. Le camphre est un remède héroïque, dont l'art de guérir pourrait difficilement se passer, et que jusqu'à présent on a vainement essayé de remplacer. Le basilic partage les propriétés toniques, stimulantes, de la plupart des labiées, telles que la sauge, le romarin, la mélisse, le thym, le serpolet, la lavande.

Quelques espèces d'*ocimum* répandent une odeur encore plus aromatisée que le basilic ordinaire : tels sont le petit basilic, *ocimum minimum*, L., que nous élevons communément dans des pots, pour parfumer nos appartemens, et celui de Ceylan, *ocimum gratissimum*, que M. Bodard substitue à la vanille et au giroflier.

EXPLICATION DE LA PLANCHE. *(La plante est réduite aux deux tiers de sa grandeur naturelle.)* — 1. Fleur entière de grandeur naturelle. — 2. Calice vu du côté de la lèvre supérieure. — 3. Pistil. — 4. Corolle ouverte, dans laquelle on voit l'insertion des quatre étamines; les deux inférieures, coudées à leur base, ont un appendice velu. — 5. Calice ouvert, faisant les fonctions de capsule, dans le fond duquel sont placées quatre graines ovales.

ICONOGRAPHIE

DE LA

BIBLIOTHÈQUE

LATINE-FRANÇAISE

Nous nous sommes bornés à vingt-quatre portraits, parce que les autres offraient trop peu de certitude historique.

MM. les Souscripteurs verront avec intérêt, au dessous de chaque buste, une belle suite de médailles sur les deux faces, et qui, par un coloriage perfectionné, rappelleront exactement le métal d'or, d'argent ou de bronze qui les compose.

Avec la dernière livraison, nous publierons une description de ces médailles et de leur revers, d'après l'ouvrage du savant Mionnet, membre de l'Institut.

Ces VINGT-QUATRE portraits seront divisés en *six* livraisons; il paraîtra une livraison, composée de quatre portraits, tous les deux ou trois mois.

Le prix est fixé à 5 francs la livraison de quatre portraits. Ce prix, si peu élevé, ne sera accordé qu'aux Souscripteurs de la *Bibliothèque Latine-Française ;* tout autre souscripteur paiera un prix double.

La dépense pour chaque Souscripteur sera donc seulement de TRENTE francs, payables par sixièmes, en quinze ou dix-huit mois.

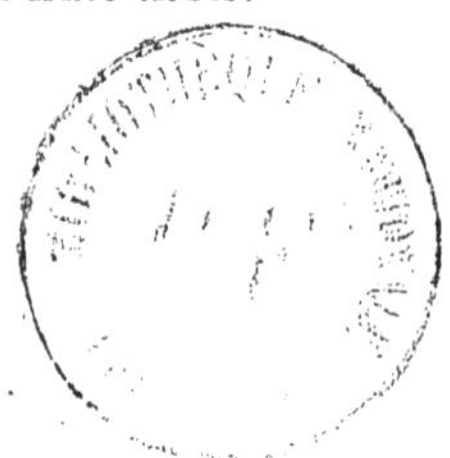

ORDRE DES LIVRAISONS

(La première livraison a paru.)

I.

J. CÉSAR.
AUGUSTE.
LIVIE.
JULIE.

II.

AGRIPPA.
TIBÈRE.
DRUSUS.
GERMANICUS.

III.

CLAUDE.
MESSALINE.
NÉRON.
AGRIPPINE.

IV.

SÉNÈQUE.
CALIGULA.
GALBA.
OTHON.

V.

VITELLIUS.
VESPASIEN.
TITUS.
DOMITIEN.

VI.

TÉRENCE.
CICÉRON.
POMPÉE.
BRUTUS.

ON SOUSCRIT

CHEZ C. L. F. PANCKOUCKE

ÉDITEUR

RUE DES POITEVINS, N° 14

ET CHEZ TOUS LES LIBRAIRES

QUI REÇOIVENT LA BIBLIOTHÈQUE LATINE-FRANÇAISE.

M DCCC XXXIII.

www.ingramcontent.com/pod-product-compliance
Ingram Content Group UK Ltd.
Pitfield, Milton Keynes, MK11 3LW, UK
UKHW012157240726
13966UKWH00002B/391